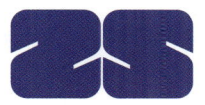

© Verlag Zabert Sandmann GmbH
München
1. Auflage 2011
ISBN 978-3-89883-265-6

| | |
|---|---|
| Redaktion | Karen Guckes-Kühl |
| | Karin Kerber |
| Redaktionelle Mitarbeit | Dr. Petra Thorbrietz |
| Wissenschaftliche Mitarbeit | Dr. Hartmut Henß |
| | Barbara Kirschbaum |
| | Dr. Felix Joyonto Saha |
| | Ilka Schwidde |
| Grafische Gestaltung | Georg Feigl |
| Illustrationen | Johann Brandstetter |
| | Frank Duffek |
| Umschlagsfoto | Thomas Pritschet |
| Herstellung | Karin Mayer |
| | Peter Karg-Cordes |
| Lithografie | Christine Rühmer |
| Druck und Bindung | Mohn media Mohndruck GmbH |
| | Gütersloh |

 Beim Druck dieses Buchs wurde durch den innovativen Einsatz
der Kraft-Wärme-Kopplung im Vergleich zum herkömmlichen Energie-
einsatz bis zu 52 % weniger CO₂ emittiert. *Dr. Schorb, ifeu.Institut*

Besuchen Sie uns auch im Internet unter www.zsverlag.de

*Prof. Dr. Gustav Dobos · Dr. Sherko Kümmel*

# GEMEINSAM GEGEN KREBS

*Naturheilkunde und Onkologie –*
*Zwei Ärzte für eine menschliche Medizin*

unter Mitarbeit von Dr. Petra Thorbrietz

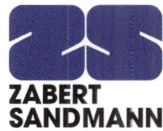

ZABERT SANDMANN

# Inhalt

# Liebe Leserin, lieber Leser,

Diagnose: Krebs. Im ersten Moment können die Betroffen keinen klaren Gedanken fassen. Der Kopf versucht staunend, die Botschaft zu verstehen, während der Körper schon längst realisiert hat, dass es um Leben und Tod geht: Kaskaden von Botenstoffen überschwemmen den Organismus, schicken heiße und kalte Wellen durch den Leib, schnüren die Kehle zusammen, lassen das Herz rasen und den Bauch revoltieren. Es ist nur natürlich, Angst zu haben, wenn man von einem Ereignis erfährt, welches das ganze Leben auf den Kopf stellen wird. Plötzlich ist man krank, auch wenn man sich eben noch nicht so gefühlt hat – und ist Lichtjahre von der Normalität der anderen Menschen entfernt.

Das Trauma, vom Tod bedroht zu sein, um sein Leben kämpfen zu müssen, um den Preis vielleicht, weibliche Attribute wie eine Brust oder männliche wie die Erektionsfähigkeit einzubüßen, ist unendlich groß. Es verändert nicht nur psychisch, sondern auch körperlich: Jede einzelne Zelle wird von ihm erschüttert. Umso wichtiger ist es, den Folgen dieses Schocks entgegenzuwirken – von Anfang an, also schon bevor mit einer Chemotherapie, Bestrahlung oder Operation begonnen wird.

## Die Allianz von Onkologie und Naturheilkunde

Gemeinsam gegen Krebs – in diesem Buch geht es um neue Allianzen im Kampf gegen Krebs. Da ist erstens die Zusammenarbeit von Onkologen und naturheilkundlich spezialisierten Internisten. Lange Zeit wollte die eine Seite nichts von der anderen wissen – und umgekehrt. »Was wollen Sie denn mit Heilkräutern? Sie haben eine lebensgefährliche Krankheit!«, wurden die Patienten von den Onkologen beschieden. »Wenn Sie eine Chemotherapie anfangen, zerstören Sie die Reste Ihrer Widerstandskraft«, warnten die Anhänger traditioneller Heilverfahren.

Im Grabenkrieg zwischen moderner, naturwissenschaftlich orientierter Hochleistungsmedizin und der Naturheilkunde mit ihrem jahrtausendealten Erfahrungsschatz wurden viele Chancen verschenkt – und die Patienten häufig alleingelassen. Denn die meisten von ihnen waren zwar bereit, alles Notwendige gegen den Krebs zu tun, aber gleichzeitig wollten sie sich auch dem Medizinapparat nicht passiv ausliefern, sondern auch selbst etwas zu ihrer Gesundung beitragen. Aus Angst, dass dieses Ansinnen von ihrem Arzt abgelehnt wird, wenden sich Schätzungen und Umfragen zufolge drei von vier Krebspatienten einem oder mehreren traditionellen Heilverfahren zu, ohne darüber mit dem Onkologen zu sprechen. Die Risiken aber, die ein solches Vorgehen birgt, sind beträchtlich.

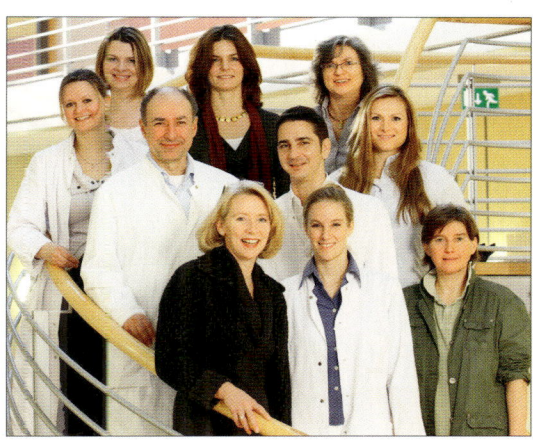

*Gemeinsam für den Patienten: Das multidisziplinäre Therapeutenteam am Brustzentrum der Kliniken Essen-Mitte. In der Mitte die Autoren Prof. Dr. G. Dobos und PD Dr. S. Kümmel. Weiterhin C. Hohmann (o.l.), S. Lange (o.m.), Dr. P. Klose (o.r.), Dr. P. Voiß (m.l.), C. Handmann (m.r.), Dr. A. Paul (u.l.), I. Schwidde (u.m.) und S. Conrad (u.r.). Nicht mit im Bild: Dr. F. J. Saha.*

Es muss Schluss sein mit den Heimlichkeiten, der Kommunikationslosigkeit und den Vorurteilen. Es geht nicht mehr um konkurrierende Weltbilder, sondern um reproduzierbare Erfahrungen, um nachprüfbare Daten und um wissenschaftliche Erklärungen. Liegen diese vor, muss der beste Therapieplan für den jeweiligen Patienten vorurteilsfrei aufgrund dieser Erkenntnisse gefunden werden. Dieser muss an jedem Punkt der Behandlung immer wieder überprüft und neu überdacht werden: Mal ist ein modernes Antibrechmedikament das Mittel der Wahl, mal reagieren ein Patient oder eine Patientin so gut auf eine Akupunktur, dass sie alle Ängste löst und keine weitere Arznei nötig wird. Eine Antihormontherapie, die von vielen Betroffenen vorzeitig abgebrochen wird, kann durch eine naturheilkundliche Begleittherapie deutlich verträglicher gemacht werden. Das steigert ihre Akzeptanz. Auch den negativen Begleiterscheinungen einer Chemotherapie oder Bestrahlung kann vonseiten der Patienten aktiv entgegengewirkt werden.

## Die Allianz von Ärzten und Patienten

Das ist die zweite neue Allianz in der Krebsmedizin, deren Wichtigkeit keinesfalls unterschätzt werden sollte: Die Patienten werden zu Partnern der Ärzte. Die Stressforschung hat herausgefunden, dass sowohl Psyche als auch Immunsystem durch die Möglichkeit verändert werden, einer Belastung bewusst begegnen zu können –

anstatt ihr hilflos ausgeliefert zu sein. Und das erhöht auch die Widerstandskraft. Naturheilkundliche Verfahren bieten viele Möglichkeiten, aktiv zu werden: Sie wirken direkt auf Nervensystem, Psyche und Stoffwechsel. Das gilt vor allem für die Verfahren der Mind-Body-Medizin, in denen sich uralte Traditionen der Meditation mit modernen Bewusstseinstechniken auf der Basis der Stress- und Hirnforschung verbinden.

### Auf den Patienten zugeschnittene Therapien

Jeder Betroffene reagiert anders, und kein Tumor gleicht dem anderen – die Erkenntnis, dass die Medizin sich »individualisieren« muss, will sie in dem komplexen Krebsgeschehen ihre Erfolge verbessern, bringt die auf der Molekularbiologie basierende Hochleistungsmedizin der Naturheilkunde näher. Diese hat schon immer Patienten behandelt und nicht Krankheitsbilder, was wegen des individuellen und schwer messbaren Vorgehens häufig als »unwissenschaftlich« angesehen wurde. Dass sie ihre Verfahren besser begründen und nachvollziehbar machen muss, haben inzwischen auch die Experten für traditionelle Heilverfahren akzeptiert, und sie arbeiten daran – mit den modernen Mitteln der Molekularbiologie.

Die Integrative Onkologie, von der dieses Buch handelt, ist daher mehr als Medizin mit ein wenig Naturheilkunde *on top*. Sie ist, so Matthew P. Mumber, ein amerikanischer Strahlentherapeut, »ein umfassender evidenzbasierter Ansatz der Krebsbehandlung, der sämtliche daran Beteiligten auf allen Ebenen ihres Seins und ihrer Erfahrungen mit einbezieht«. All die Empfehlungen, die Sie in diesem Buch finden werden, wurden einer strengen wissenschaftlichen Prüfung unterzogen. Sie sind entweder durch kontrollierte Studien belegt oder zumindest »empirisch«, also durch nachweisbare praktische Erfahrung an einer Vielzahl von Patienten belegt.

### Die Evolution der Krebsmedizin

Die Integrative Onkologie, bisher nur an wenigen, wenn auch renommierten Kliniken praktiziert, bedeutet eine riesige Evolution der Krebsmedizin. Sie bietet keine »alternativen« Heilverfahren und distanziert sich nicht von der klassischen Krebsmedizin – im Gegenteil: Sie nutzt all ihre Errungenschaften. Gleichzeitig sprengt sie aber auch die Strukturen der herkömmlichen Onkologie. Denn sie umfasst mehrere Dimensionen gleichzeitig – neben der Krebszelle den ganzen Körper, neben der Psyche auch den Geist, neben der stofflichen Seite des Menschen auch seine energetischen Ebenen.

In der klassischen Onkologie werden die Kranken von den Medizinern meist aufgefordert, möglichst wenig in die Behandlung einzugreifen, um die komplexen Veränderungen im Körper durch die Therapie nicht zu stören. »Gehen Sie viel spazieren, entspannen Sie sich«, heißt es maximal. Doch das ist leichter gesagt als getan.

Die Integrative Onkologie dagegen will die Patienten aktivieren. An die Stelle des Gefühls der Hilflosigkeit treten langfristige Strategien zur Bewältigung der Krankheit, die von den Betroffenen selbst mitbestimmt und getragen werden. Wie es ihnen selbst geht, warum sie vielleicht krank geworden sind, was ihnen in diesem Moment guttut, das können nur sie selbst wissen oder ergründen. Die Integrative Onkologie bildet Sie zu wachsamen und achtsamen Experten für sich selbst aus.

Das Wort »Gesundheit« ist ein trügerischer Begriff. Eigentlich gibt es keinen solchen Zustand der stabilen Unversehrtheit. Leben ist Veränderung, und nur wer auf diesen Wandel immer wieder reagieren kann, ist »gesund«. Wer das einmal erkannt hat, meint der französische Psychiater David Servant-Schreiber, der selbst an einem Hirntumor erkrankt war, der macht sich auf einen Weg, der vielleicht zur Heilung führt.

Der Schweizer Literat Adolf Muschg hat das sehr treffend ausgedrückt, als er schrieb: »Ich wünsche mir als Patient nichts weiter als einen Fachmann. Zu dem würde gehören, dass er (der Arzt) den Menschen, bevor er ihn untersucht, wahrnimmt. Zu dem würde gehören, dass er die Grenzen seines Faches so gut kennt, dass er sich traut, den Patienten an dieser Erkenntnis zu beteiligen. Denn diese Grenzen sind es, wo der Patient für seine Gesundheit selbstverantwortlich tätig werden kann und soll.«

Herzlichst
Ihr


*Prof. Dr. med. Gustav J. Dobos*  und  *PD Dr. med. Sherko Kümmel*

# Krebs als Schicksal – Hoffnung auf die Wende

*Onkologie wie Natur-heilverfahren haben beide in der Krebs-behandlung ein gro-ßes Potenzial, aber sie müssen richtig – und in Abstimmung untereinander – ein-gesetzt werden.*

Viele Patienten haben mehr Angst vor der Tumormedizin als vor dem Tumor selbst. Das ist einerseits verständlich – wegen der massiven Nebenwirkungen, die Chemotherapie und Bestrahlung mit sich bringen können. Aber es ist auch fatal, denn mit »sanfter« Medizin lässt sich ein so komplexes Geschehen wie Krebs nicht aus der Welt räumen. Gegen die lebensbedrohliche Krankheit helfen nur entschiedenes Handeln und der Mut, trotz vielfacher Belastungen den Kampf mit der Krankheit aufzunehmen.

Weil sie sich von der Onkologie nicht umfassend behandelt fühlen, wenden drei von vier Krebspatienten Naturheilverfahren an – ohne das mit ihrem Onkologen zu besprechen. Das aber kann weitreichende negative Folgen haben: Schon ein paar Gläser Grapefruitsaft oder eine Hochdosis Vitamin C im falschen Moment können die onkologische Therapie gefährden oder sogar zunichtemachen. Die Patienten haben dann möglicherweise sogar subjektiv den Eindruck, dass es ihnen besser geht. Doch sie vertragen vielleicht die gefürchtete Chemotherapie nur deshalb besser, weil diese selbst – und nicht nur deren Nebenwirkungen – abgeschwächt wird.

## Onkologie und Naturheilkunde sind kein Gegensatz

Es geht in diesem Buch darum, mit den Vorurteilen gegenüber der Onkologie wie der Naturheilkunde aufzuräumen: Weder ist die eine unmenschlich und kalt, noch ist die andere sanft und ungefährlich. Die Leistungen der Schulmedizin werden in der Bevölkerung unterschätzt, den Naturheilverfahren wird zu viel Vertrauen geschenkt, und bei den Ärzten ist es genau umgekehrt: Sie überschätzen die Möglichkeiten der modernen Hochleistungsmedizin und vernachlässigen die der traditionellen Heilverfahren.

Onkologie wie Naturheilverfahren haben beide in der Krebsbehandlung ein großes Potenzial, aber sie müssen richtig – und in Abstimmung untereinander – eingesetzt werden. Das setzt bei den Ärzten Wissen voraus und bei den Patienten Aufklärung. Doch statt von Fakten werden die Ansichten auf allen Seiten immer noch von Vorurteilen bestimmt.

Das spielt der Armada unseriöser Geschäftemacher und Heilsversprecher in die Hände, die mit »biologischen« Verfahren werben, ohne irgendeine Gewähr für deren Behandlungserfolg geben zu können, spezielle Krebsdiäten verkünden oder fragwürdige Rezepturen gegen Krebs verkaufen. Sie preisen die »Ganzheitlichkeit« ihrer Verfahren genauso an, wie sie die angeblichen »Verschwörungen« der Pharmaindustrie gegen den Patienten verdammen. Das Geschäft mit der Angst ist ein besonders düsteres Kapitel im Umgang mit der Krankheit Krebs.

Dieses Buch ist geschrieben worden, um ein Zeichen gegen die Angst zu setzen – und zu zeigen, dass Onkologie und Naturheilkunde kein Gegensatz sind, sondern vielmehr gemeinsam gegen den Krebs wirken können. Die Zeit der Grabenkämpfe zwischen den naturwissenschaftlich geschulten Medizinern und den naturheilkundlichen Ärzten und Therapeuten ist vorbei. Die neue Ära der individualisierten Medizin führt, wie wir zeigen werden, beide Ansätze zusammen, dort, wo sie wissenschaftlich begründet sind und sich Respekt in der klinischen Praxis erwerben konnten.

*Die neue Ära der individualisierten Medizin führt Onkologie und Naturheilkunde zusammen, dort, wo sie wissenschaftlich begründet sind und sich Respekt in der klinischen Praxis erwerben konnten.*

## Paradigmenwechsel in der Krebsmedizin

Wer die Berichte über die Behandlung von Krebs in den Medien aufmerksam verfolgt, wird feststellen, dass die Onkologie im Aufbruch ist. Von »neuen Generationen« von Medikamenten ist da die Rede, von Tumorgenetik, Stammzelltherapie, Antikörpern und Nanomedizin. Vor allem die Fortschritte in der Molekularbiologie haben den Blick auf eine der schicksalsschwersten Krankheiten unserer Gesellschaft völlig verändert.

In der Integrativen Onkologie, einem noch jungen Zweig der Tumormedizin, erhalten naturheilkundliche und traditionelle Heilverfahren eine neue Rolle, die vor allem darin besteht, die Betroffenen aus ihrer Hilflosigkeit herauszuholen, und sie dabei unterstützt, die Krankheit aktiv zu bewältigen. Auf diese Weise wird der Patient zum Partner des Arztes. Es gibt wieder Hoffnung.

# PRINZIP UNENDLICHKEIT: WAS IST KREBS?

Unser Organismus besteht aus etwa 100 Billionen Zellen. Wenn sie beschädigt oder zu alt sind, töten sie sich selbst. Bis zu 50 Millionen Zellen werden täglich neu gebildet, um ausgediente oder fehlerhafte Exemplare zu ersetzen. Wenn alles reibungslos verläuft, fügt sich die neue Zelle an ihrem Platz ein und leistet ihre Arbeit – zum Beispiel in der Lunge, in der Leber, im Gehirn oder in den Knochen.

### Auf Chaos programmiert

Doch Krebszellen tun das nicht: Sie sind auf Chaos programmiert, teilen sich ständig, ungezügelt und unnötig. Ihr Selbstmordprogramm ist abgeschaltet. Erhalten sie genügend Sauerstoff und Energie, vervielfältigen sie sich immer weiter – trotz schwerer Schäden, die sie nun unendlich kopieren und weitergeben.

### Gestörte Kommunikation

Gesunde Zellen haben eine Art Sozialverhalten: Sie sind kommunikativ und tauschen über Kontaktstellen und Kanäle an ihren Oberflächen Botschaften aus. Wenn sie sich teilen, sorgen sie zum Beispiel dafür, dass sie ihren Nachbarn nicht zu nahe kommen: Sie schicken chemische Stoppsignale an ihre Nachbarn. Das verhindert unnötige Teilungen. Auf diese Weise begrenzen sich die Zellen gegenseitig in ihrer Anzahl. Normale Zellen sind außerdem

spezialisiert: Sie sind präzise auf die Bedürfnisse des Organs ausgerichtet, zu dem sie gehören. Herzzellen zum Beispiel können sich rhythmisch zusammenziehen, Knochenzellen bilden ein dichtes Balkengerüst, Lungenzellen tragen eine feine Schleimhaut.

Krebszellen sind ganz anders: Auf Signale der anderen Zellen reagieren sie nicht, die Erfüllung ihrer Aufgaben verweigern sie. Stattdessen wachsen sie zu einem nutzlosen Zellhaufen heran – dem Tumor.

### Blinde Passagiere

Beschädigte Zellen kreisen ununterbrochen durch den Organismus. Sie senden Signale aus, die zeigen, dass sie krank, entartet oder beschädigt sind. Das Abwehrsystem markiert die betroffenen Zellen und zerstört sie in einer Signalkette aus verschiedenen Immun- und Killerzellen.

Krebszellen aber können solche Signalstoffe unterdrücken, die auf sie hinweisen. Manche verändern immer wieder ihre Oberflächenstruktur, um den Wächtern des Immunsystems zu entgehen, oder sie scheiden Hemmsubstanzen aus, um sich die Abwehrzellen vom Leib zu halten.

### Anzapfen der Blutgefäße

Sobald ein Haufen von Zellen zu einem Tumor heranwächst, beginnt ein Kampf um Ressourcen. Gesunde Zellen sind genüg-

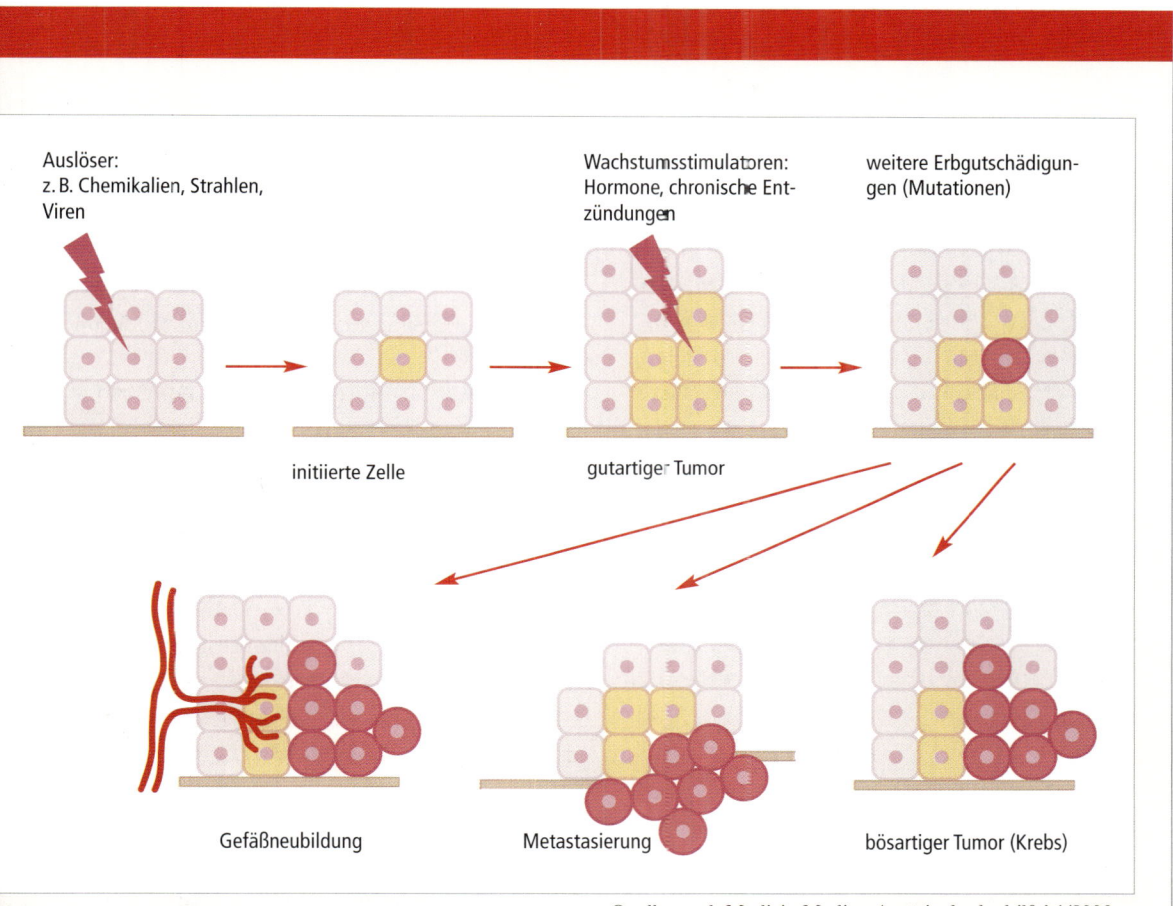

Auslöser:
z. B. Chemikalien, Strahlen, Viren

initiierte Zelle

Wachstumsstimulatoren: Hormone, chronische Entzündungen

gutartiger Tumor

weitere Erbgutschädigungen (Mutationen)

Gefäßneubildung

Metastasierung

bösartiger Tumor (Krebs)

Quelle: nach Medizin Medien Austria, krebs:hilfe! 1/2006

sam, sie erhalten ihren Sauerstoff und ihre Nahrung über die Blutgefäße, die das Organ versorgen. Doch ein Tumor wächst ständig und verbraucht viel Energie durch die häufigen Zellteilungen. Darum zapfen die Krebszellen nahe gelegene Blutgefäße an und produzieren chemische Stoffe, die das Wachstum von weiteren Blutgefäßen anregen. Diese bilden irgendwann ein eigenes Versorgungsnetz für den Tumor.

## Wandernde Tumorzellen

Die letzte Stufe der Krebsentwicklung ist erreicht, wenn sich Zellen von dem Tumor ablösen und über Blut- und Lymphbahn in andere Körperregionen gelangen. Während gesunde Zellen an ihr jeweiliges Organ angepasst sind und dort bleiben – sie wandern nicht, wenn es sich nicht um Blut- oder Lymphzellen handelt –, können manche Tumorzellen ihren Körper sogar zu-

## WAS IST KREBS? (FORTSETZUNG)

sammenziehen und sich wie eine Amöbe auf diese Weise fortbewegen. Biologen kennen diese Fähigkeit von den weißen Blutkörperchen – die Krebszelle eignet sich also für ihre Verbreitung eine Überlebenstechnik an, die eigentlich zu einem ganz anderen Zelltyp gehört.

Warum sich Tumorzellen überhaupt auf Wanderschaft machen, ist bislang noch nicht geklärt. Die Deutsche Forschungsgemeinschaft finanziert ein aufwendiges Forschungsprojekt der Universität Freiburg und des Max-Planck-Instituts für Immunbiologie, um diese Frage zu klären. Bekannt ist bisher nur, dass es Parallelen zwischen dem Krebswachstum und der Embryonalentwicklung gibt.

### Metastasenbildung

Die Zelldifferenzierung im Ungeborenen durch Wanderung (Morphogenese) ist präzise reguliert, unter anderem durch ein Programm, das »epitheliale mesenchymale Transition« (EMT) heißt. Wird dies fälschlicherweise in den Krebszellen reaktiviert, durchlaufen die Zellen eine ganze Palette von Veränderungen, die es ihnen ermöglichen, mobil zu werden. Zum Beispiel verlieren sie die Haftung an ihre Nachbarzellen. Durch andere Gewebsschichten dringen sie, indem sie Proteasen absondern – das sind Enzyme, die Membranen auflösen. Diese Prozesse werden vermutlich durch irregeleitete Signalketten des Immunsystems unterstützt.

### Streuen der Geschwulst

Doch auch, wenn die Krebszelle mobil wird, ist damit noch lange nicht gesagt, dass sie sich an anderer Stelle anheften kann. Gehäuft bilden sich Metastasen deshalb dort, wo Blut- oder Lymphstrom besonders langsam fließen, oder die Gefäße besonders eng sind, beispielsweise in den Kapillaren, feinsten Gefäßen, und Lymphknoten. So ist die Lunge so häufig betroffen, weil sie das erste Kapillargeflecht ist, welches das Blut von vielen Organen kommend erreicht. Ein anderer typischer Ansiedelungsort ist die Leber, die der Blutstrom aus dem Dickdarm als erstes Organ durchfließt. An ihrem neuen Platz bildet die Krebszelle dann eine Tochtergeschwulst – die gefürchtete Metastase.

### Gut und Böse

Tumoren lassen sich in gutartig (lateinisch: benigne) und bösartig (maligne) unterscheiden. Gutartige Tumoren kopieren meist genau das Gewebe, aus dem sie entstehen. Entsprechend sind die einzelnen Zellen gut entwickelt und gesunden Zellen sogar zum Verwechseln ähnlich. Gutartige Tumoren wachsen in der Regel langsam, haben klare Grenzen und sind auf das betroffene Organ beschränkt. Sie zerstören also die Umgebung nicht und verursachen lange Zeit keine oder zumindest nur wenige Beschwerden.

## Langsames Wachstum

Gutartige Geschwulste bilden keine Metastasen. Sie lassen sich meist durch einen chirurgischen Eingriff gut entfernen und sind selten lebensbedrohlich. Durch ihr Wachstum können allerdings benachbarte Organe oder Blutgefäße abgedrückt und dadurch andere Organe in der Umgebung geschädigt werden. Gefährlich wird das, wenn für Wachstum der Platz fehlt – zum Beispiel im Kopf. Ein Hirntumor kann wichtige Regionen des Nervengewebes von der Blutversorgung abschneiden und auf diese Weise auch tödlich sein. Beispiele für gutartige Tumoren sind die Fettgeschwulst, also das Lipom des Fettgewebes, und der Nävuszellnävus der Haut – auch als Leberfleck oder Muttermal bezeichnet.

## Isolierter Genschaden

Krebs ist eine Krankheit der Gene, aber keine Erbkrankheit. Denn dabei verändert sich nur die Erbsubstanz einzelner Körperzellen, nicht aber die Erbsubstanz des ganzen Körpers. Krebs wird also nur in sehr seltenen Ausnahmefällen direkt von der Mutter oder dem Vater auf das Kind übertragen. Meistens ist Krebs ein Leiden des höheren Lebensalters. Das mittlere Erkrankungsalter liegt bei Männern bei 66, bei Frauen bei 67 Jahren, so das Robert Koch-Institut. Der Zusammenhang zwischen Lebensalter und Krebs lässt vermuten, dass die Kontroll- und Abwehrmechanismen des Körpers irgendwann erschöpft sind.

## Krebs im Alter

Weil immer mehr Menschen länger leben, steigt die Zahl der Krebskranken in der Bevölkerung der westlichen Industrieländer insgesamt rapid. Ältere Patienten kommen aber in Therapiestudien nur selten vor. Dies liegt unter anderem daran, dass ältere Patienten Grunderkrankungen haben, die eine Behandlung mit den intensiven Therapiekonzepten der Onkologie nicht erlauben. Für diese wachsende Patientengruppe müssen die Behandlungsstrategien angepasst und weiterentwickelt werden.

## Mehr als 200 Arten

Weil jeder Mensch genetisch verschieden ist, ist kein einziger Krebsfall identisch mit einem anderen. Außerdem gibt es so viele Tumorarten, wie es Zelltypen gibt: mehr als 200 verschiedene.

Generell lassen sie sich in Karzinome unterscheiden (ausgehend vom Deckgewebe von Haut und Schleimhaut), Sarkome (aus Bindegewebe, Knochen und Muskel), Lymphome (in Lymphdrüsen) und Leukämien (Krebs der Blutzellen).

# 40 Jahre »Krieg gegen den Krebs« – was hat sich getan?

Jahrzehntelang hatten sich die Fronten zwischen der Medizin und der Krankheit, die sie bekämpfen wollten, kaum verschoben. Der »war on cancer«, zu dem der US-amerikanische Präsident Richard Nixon 1971 aufgerufen hatte, ist auch 40 Jahre später längst nicht gewonnen – trotz der 100 Milliarden Dollar, die allein das *National Cancer Institute* bisher in die Forschung investiert hat.

*Mehr als jeder zweite Krebs wird erfolgreich kuriert. Übersetzt aus dem Medizinerdeutsch bedeutet das, dass fünf Jahre lang kein Rezidiv, kein erneuter Tumor, auftritt.*

Zwar ist die Rate der an einem Tumor Verstorbenen in der US-Bevölkerung um rund 18 Prozent gesunken (1974 – 2006, Daten des *National Cancer Institutes*). Bei anderen Volksleiden waren die Erfolge aber deutlich größer: So sank im Vergleichszeitraum, schreibt die *New York Times,* die Rate der Opfer durch Lungenentzündung oder Grippe um 58 Prozent und die der Herz-Kreislauf-Toten sogar um 64 Prozent. Krebs ist eine Krankheit mit vielen Gesichtern. Das macht es unmöglich, so zeigt sich immer deutlicher, ein »Patentrezept« dagegen zu entwickeln.

Immerhin wird in Deutschland heute jeder zweite Krebs erfolgreich behandelt, was in der statistischen Interpretation bedeutet, dass zumindest fünf Jahre lang kein erneuter Tumor auftritt. Das betrifft 60 Prozent der weiblichen und 53 Prozent der männlichen Tumorpatienten (2000 – 2004, Zahlen des Robert Koch-Instituts). Die Onkologie kann sich auch einige spektakuläre Erfolge auf die Fahnen schreiben: Über 90 Prozent der Männer mit Hodenkrebs besiegen heute die Krankheit, 1960 lag die Sterblichkeit noch deutlich höher (rund 58 Prozent). Neuartige Medikamente halten die chronische myeloische Leukämie jahrelang in Schach, und die Überlebensraten bei krebskranken Kindern sind deutlich gestiegen: von 67 Prozent in den 80er-Jahren auf nunmehr 80 Prozent.

Erfreulich sind auch die Zahlen bei Brustkrebs: Die Sterblichkeit ist hier in den vergangenen 30 Jahren um fast ein Drittel gefallen. Inzwischen überleben 83 bis 87 Prozent der Brustkrebspatientinnen (2005 – 2006, Zahlen des Robert Koch-Instituts von 2010) dank spezialisierter zielgerichteter Therapien, zum Beispiel antihormoneller Medikamente. Vor allem die verbesserte Früherkennung hat die Behandlungschancen deutlich erhöht.

Hat der Tumor jedoch bereits gestreut, wenn die Therapie beginnt, bleiben ihre Chancen eingeschränkt: Die Überlebensrate bei metastasierendem Dickdarm- (rund 10 Prozent) oder Prostatakrebs (rund 30 Prozent) hat sich in 40 Jahren kaum verbessert, geschweige denn die von Lungenkrebs, die immer noch unter 10 Prozent liegt. Grund dafür ist, dass die onkologische Therapie, wenn der Tumor nicht mehr lokal begrenzt ist, den gesamten Organismus erfasst. Sie wirkt dann »systemisch«, um alle oder möglichst viele Absiedelungen (Metastasen) zu erfassen. Häufig wird der Körper dabei so stark geschwächt, dass das überforderte Immunsystem irgendwann kapituliert und die Krankheit dann doch siegt.

# Probleme in der Tumormedizin

Eine große Schwierigkeit bei solchen systemischen Therapien besteht darin, dass sie nicht bei allen Patienten gleich wirken – warum das aber so ist, liegt häufig im Verborgenen. Gleichzeitig haben die meisten Krebskranken den Wunsch, auch jede noch so kleine Chance für sich wahrzunehmen – und noch erfüllt das Gesundheitssystem diesen Anspruch. Einige Menschenleben können zweifelsohne auf diese Weise gerettet werden, ein viel größerer Anteil an Patienten aber unterzieht sich einer (zudem sehr teuren) Chemotherapie, ohne dass sie ihnen immer helfen kann. Stattdessen schwächt sie den Organismus weiter und mindert die Lebensqualität.

### Zu wenig Versorgungsforschung

Hinzu kommt, dass auch aus epidemiologischer Sicht nur unzureichend erfasst wird, ob jede Tumortherapie wirklich Erfolg hat. Zwar halten die Kliniken fest, was bei der routinemäßigen Behandlung ihrer Patienten herauskam. Weil aber das nationale Krebsregister wegen jahrzehntelanger politischer Debatten immer noch unzureichend ist, lassen sich die Ergebnisse nicht bundesweit vergleichen und in der ganzen Fülle auswerten. Während man in den Niederlanden etwa verpflichtet ist, jede Krebsbehandlung zu melden und Daten über erfolgte Therapien und verabreichte Medikamente zu erfassen, wird in Deutschland nur die Ersterkrankung registriert.

# CHEMO- UND STRAHLENTHERAPIE

Bis zu 60 Prozent aller Krebspatienten werden im Verlauf ihrer Behandlung bestrahlt. Seit der Erfindung der Röntgenstrahlen sind die Bestrahlungstechniken perfektioniert und verfeinert worden. Heute werden je nach Therapieziel Elektronen oder Neutronen, Protonen oder schwere Ionen eingesetzt. Über dreidimensionale Computermessverfahren können Bestrahlungen viel präziser als früher dosiert und ausgerichtet werden.

Die Strahlentherapie wirkt gegen Krebs, indem sie in den Tumorzellen Moleküle zerschlägt und dabei energiereiche freie Radikale produziert, die dann über verschiedenste Prozesse die DNS als Trägerin der Erbsubstanz beschädigen. Bei der nächsten Zellteilung führt dann die Häufung verschiedenster Fehler beim Ablesen des DNS-Strangs dazu, dass die Zelle abstirbt.

## Bestrahlung in Etappen

Auch das umliegende gesunde Gewebe wird in Mitleidenschaft gezogen, doch in der Regel verfügt es über bessere Reparaturmechanismen als die Tumorzellen. Um den gesunden Zellen Zeit zur Erholung zu geben, aber auch um möglichst sämtliche Phasen der Zellteilung im Tumor zu erreichen, wird die Bestrahlung auf mehrere Behandlungen verteilt (fraktioniert). Die Dauer kann wenige Tage, aber auch bis zu zwei Monate betragen.

Wie tief eine Bestrahlung reicht und in welcher Region des Körpers sie den Großteil ihrer Energie abgibt, hängt von den gewählten Strahlenquellen und der Art der Behandlung ab. Ihren Schwerpunkt hat die Strahlentherapie neben der Behandlung von Brust-, Prostata- und Enddarmkrebs bei inoperablen Tumoren im Gehirn sowie im übrigen Kopf- und Halsbereich. Doch sie kann auch nach einer Operation ergänzend (adjuvant) eingesetzt werden, um eventuell verbliebene Krebszellen zu vernichten, oder in bestimmten Fällen mit einer Chemotherapie oder Hyperthermie (Überwärmung) zur Wirkungsverbesserung kombiniert werden.

## Nebenwirkungen und Folgen

Als Nebenwirkungen können chronische Müdigkeit (Fatigue), Blutarmut (Anämie) sowie Übelkeit und Erbrechen auftreten, je nach Zielgebiet auch Schleimhautschäden und Hautreizungen. Erst nach etwa sechs Monaten treten Spätfolgen wie Vernarbungen (Fibrosen) im Unterhaut- oder Organgewebe auf, auch Funktionsstörungen der Schilddrüse und Hormonprobleme. Ein späterer Kinderwunsch sollte wegen möglicher Schäden der Fruchtbarkeitsorgane frühzeitig ausführlich besprochen werden. In etwa 0,5 bis 1,5 Prozent der Fälle, wird geschätzt, führt die Strahlentherapie langfristig auch selbst zu Tumoren.

## Gift auf Rezept

Die Geschichte des medizinischen Einsatzes von Zellgiften (Zytostatika) begann mit einer Explosion: Im Hafen der italienischen Stadt Bari explodierte 1943 nach einem Bombenangriff ein Schiff mit 100 Tonnen Senfgas. Das Gas breitete sich aus, es kam zu zahlreichen Opfern. Die Betroffenen litten unter einer schweren, akuten Immunschwäche. Das Gas hatte vor allem diejenigen Zellen geschädigt, die sich schnell teilten, wie etwa die weißen Blutkörperchen. Weil sich auch Krebszellen rasch vervielfältigen, begann man, mit Senfgas als Therapeutikum zu experimentieren.

Auch die meisten der modernen Wirkstoffe beruhen auf diesem Prinzip. Wie in der Strahlenmedizin findet die Chemotherapie in Intervallen (Zyklen) statt, um möglichst viele Phasen der Zellteilung des Tumors zu treffen. Meistens werden die Mittel direkt in die Blutbahn injiziert (intravenös), es gibt aber auch einzelne Zytostatika als Tabletten (oral).

## Störung der Zellteilung

Weil diese Art der »systemischen« Therapie auf den gesamten Organismus wirkt, schädigen Chemotherapeutika auch gesunde Zellen – vor allem solche, die sich oft reproduzieren. So kommt es vorübergehend zu Haarausfall, Magen-Darm-Beschwerden oder Immunschwäche.

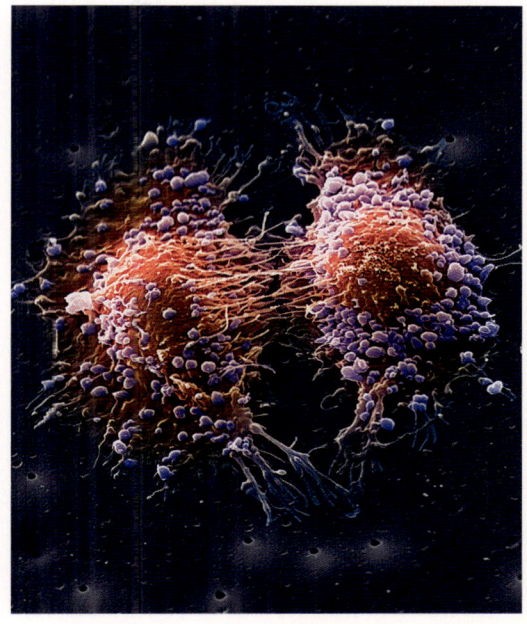

*Eine Prostatakrebszelle teilt sich: Strahlen- und Chemotherapie führen jedoch zum Absterben der sich teilenden Zellen.*

Chemotherapeutika haben ein schmales Wirkungsspektrum: Über einen ziemlich großen Dosisbereich zeigen sie (noch) keine Wirkung, umgekehrt ist aber auch rasch der Punkt erreicht, wo sie keine weitere Wirkung haben und zu giftig sind. Das zeigt, wie wichtig es ist, mögliche Wechselwirkungen mit anderen Medikamenten auszuschließen. Ob der jeweilige Tumor dann auf die Behandlung anspricht, wird zunehmend versucht, durch neuartige Gentests vorauszusagen (siehe Seite 251).

# CHEMO- UND STRAHLENTHERAPIE (FORTSETZUNG)

## Wehrhafte Tumorzelle

Den Angriffen durch Strahlen oder Gift ist die Krebszelle nicht wehrlos ausgesetzt. Weil sie bei ihren vielen Zellteilungen sehr viel Energie verbraucht, hat sie zum Beispiel einen sehr intensiven Stoffwechsel – dabei entledigt sie sich häufig leider auch der gegen sie gerichteten Zellgifte.

Manche Tumoren wehren sämtliche Arten von Zytostatika ab – man nennt das »Multidrugresistenz«. Man kennt inzwischen mindestens 50 verschiedene Eiweißstoffe und auch Genmutationen, die dafür verantwortlich gemacht werden. Zum Beispiel verändern sie Zellwände so, dass diese keine Giftstoffe mehr durchlassen. Einige Zellen tief im Inneren der Tumoren werden nur schlecht mit Blut versorgt und deshalb von den Zellgiften nicht erreicht. Dort »schlafen« auch die Krebsstammzellen. Irgendwann, oft erst nach Jahren, können sie plötzlich erwachen und sich zu teilen beginnen. Dann kommt es zu einem »Rezidiv«, der Krebs kehrt zurück.

## Wirkstoff im Huckepack

Um ein möglichst breites Spektrum an Krebszellen zu erreichen und ihre Abwehrmechanismen zu unterlaufen, enthalten Zytostatika häufig mehrere Wirkstoffe. Eine Kombination von Chemotherapie und Bestrahlung kann Krebszellen empfindlicher machen. Außerdem suchen Tumor-biologen nach geeigneten Trägersubstanzen, denen es gelingt, in die Zellen einzudringen, und die dabei – sozusagen huckepack – chemotherapeutische Wirkstoffe transportieren können.

## Giftbilanz

Chemotherapien werden mit dem Ziel der Heilung eingesetzt, manchmal als Ergänzung zu einer Operation (adjuvant), um das Rückfallrisiko zu senken, oder »neoadjuvant«: Dann soll ein Tumor noch vor einer Operation verkleinert werden oder das Risiko von Metastasen so rasch wie möglich gesenkt werden.

Zytostatika sind bei einigen Tumoren sehr effektiv, etwa bei der Behandlung von Leukämien im Kindesalter, von Morbus Hodgkin oder Keimzelltumoren – mit Heilungsraten von 60 bis 90 Prozent. Bei anderen häufig vorkommenden Karzinomen, wie etwa Blasen-, Kolon-, Lungen-, Nieren-, Pankreas-, Gallengang- oder Magenkrebs, oder den Sarkomen haben sie sich jedoch nur bedingt bewährt.

## Unerwünschte Wirkungen

Übelkeit und Erbrechen entstehen dadurch, dass Zellen der Darmschleimhaut geschädigt werden und Botenstoffe (Serotonine) freisetzen, die das Brechzentrum im Gehirn reizen. Zellgifte führen außerdem zu einem Mangel an Blutplättchen (Thrombozyten), was die Blutgerinnung beeinträchtigt. Eine erhöhte Infektanfälligkeit entsteht durch die Schädigung der weißen Blutkörperchen (Leukozyten), vor allem der neutrophilen Granulozyten, die als Immunzellen dienen. Auch die roten Blutkörperchen (Erythrozyten) werden durch die Zellgifte in Mitleidenschaft gezogen. Wenn ihre Reifung im Knochenmark gebremst wird (oder die Nieren geschädigt werden, die durch Ausschüttung des Hormons Erythropoetin die Neubildung der Blutkörperchen anregen), kommt es zu Sauerstoffmangel im Organismus. Dann fehlt der in den Erythrozyten enthaltene rote Blutfarbstoff Hämoglobin, der den Sauerstoff bindet und durch den Körper transportiert. Das kann zu chronischer Müdigkeit und starker Abgeschlagenheit (Fatigue) führen. Gefürchtet sind auch Auswirkungen auf das Herz, etwa eine Herzmuskelschwäche.

## Zielkonflikte

Weil die Chemotherapie auf den gesamten Organismus wirkt, ist sie immer auch ein Wettlauf zwischen Zerstörung und Heilung – in der Hoffnung, dass die gesunden Zellen sich schneller erholen können als die Tumorzellen.

Für diesen Zielkonflikt gibt es unterschiedliche Lösungsansätze: Volker Möbus, Leiter der Gynäkologie der Städtischen Kliniken Frankfurt, plädiert zum Beispiel bei Brustkrebs in bestimmten Situationen für verkürzte Zyklen und höhere Dosen, will den Zellbeschuss also intensivieren.

Robert Gatenby, mathematischer Onkologe am *Moffit Cancer Center* in Tampa/Florida, geht den genau umgekehrten Weg: Er plädiert dafür, Zytostatika (kombiniert mit anderen Medikamenten) lieber in kleineren Dosen zu verabreichen. Diese adaptive Therapie (metronome Therapie) würde den Krebs zwar nicht zum Verschwinden bringen, aber die Lebenszeit verlängern und die Qualität verbessern. Sie wird vor allem in fortgeschrittener Erkrankungssituation angewendet.

## Signalwege zum Zelltod

Dass Krebs trotz massiver Therapien so schwer auszumerzen ist, liegt daran, dass an einer Tumorerkrankung viele Faktoren beteiligt sind. Eine besondere Rolle spielen dabei Störungen des biologisch programmierten Zelltods (Apoptose). Als eines der Schlüsselgene, die für das kontrollierte Absterben kranker oder durch Zytostatika geschädigter Zellen verantwortlich sind, gilt das Gen »p53«. Es existieren jedoch mehrere Signalwege, auf denen eine geschädigte Zelle in den Prozess des programmierten Zelltods eintreten kann.

Häufig nicht weiterverfolgt wird hierzulande, wenn bei einem Patienten der Krebs zurückkehrt. Der Patient braucht nur das Bundesland zu wechseln – zum Beispiel weil er glaubt, dass bei der ersten Therapie Fehler gemacht wurden. Dieselbe Person gilt dann in einem Klinik-Krebsregister als geheilt, im anderen als Patient mit schwerwiegendem Verlauf. Die Versorgungsforschung, die sich mit den gesamten Rahmenbedingungen von Gesundheit und Krankheit beschäftigt und sie auf Schwachstellen und Redundanzen hin überprüft, wurde in Deutschland erst zu Beginn des neuen Jahrtausends auf den Weg gebracht.

Ein funktionierendes Qualitätsmanagement in der Medizin ist in Deutschland erst durch den steigenden Kostendruck zum Thema geworden und steckt vielerorts noch in den Kinderschuhen.

*Ein funktionierendes Qualitätsmanagement in der Medizin ist in Deutschland erst durch den steigenden Kostendruck zum Thema geworden und steckt vielerorts noch in den Kinderschuhen.*

### Qualität wird nicht honoriert

Wären all diese Faktoren optimiert, so ließe sich ohne Zweifel nachweisen, dass die Krebsmedizin in Deutschland von sehr unterschiedlicher Qualität ist, aber dennoch von den Krankenkassen gleich vergütet werden muss. Das vergeudet nicht nur Geld, sondern auch Menschenleben. Die Daten, die das an einzelnen Krebsarten belegen, werden jedoch selten öffentlich – zu groß ist der Druck von Niedergelassenen und kleineren Kliniken auf die Gesundheitspolitik. Nachgewiesen und publiziert ist jedoch die Tatsache, dass Patienten an spezialisierten Krebszentren besser behandelt werden als im Gros der regionalen Kliniken oder Praxen. Das gilt vor allem für diejenigen, die an einer Studie teilgenommen haben.

# Neue Behandlungsstrategien der Krebsmedizin

Nur Zentren, die auf dem neuesten Stand der Krebsforschung sind, bieten die Chance, die individuellen Behandlungschancen auszuschöpfen. Neue Methoden benützen Erkenntnisse der Molekularbiologie, um gezielter als bisher möglich am Tumor selbst wirksam zu werden und den Radius der Behandlung zu begrenzen. Diese zielgerichteten Ansätze, oft mit dem englischen Begriff *»targeted* therapies« belegt, nutzen zum Beispiel neue Verfahren, um Tumorzellen im Körper aufzuspüren, noch bevor sie auf irgendeinem Röntgenbild sichtbar werden – zum Beispiel durch Antikörper. Das sind maßgeschneiderte Moleküle, die sich im Organismus auf die Suche nach ihrem passenden Gegenstück (einem Teil der Krebszelle) machen und dann dort andocken. Dieses Verfahren kann vielfach nutzbar gemacht werden: Es kann Tumorzellen identifizieren, Funktionen in ihrem Stoffwechsel lahmlegen oder auch Abwehrzellen anlocken, um den Tumor zu zerstören.

## Der Trend: individualisierte Medizin

Noch sind viele dieser Methoden in der Erprobung, andere erweisen sich bisher nur bei manchen der Tumorarten als erfolgreich, oder sie stehen auch nur in wenigen spezialisierten Zentren zur Verfügung. Doch der Trend ist eindeutig: Die Art und Weise, wie die Medizin Krebs behandelt, wandelt sich. Während heute von zehn Patienten mit einem Magenkarzinom vielleicht acht auf dieselbe Art und Weise behandelt werden, wird das in zehn Jahren schon völlig anders sein. Tumorgenetiker prognostizieren, dass dann jeder von ihnen völlig unterschiedlich therapiert werden könnte, je nach individuellem Stoffwechsel. Dann nämlich, wenn immer mehr der »Schalter« aufgeklärt werden, die in einer Art Kettenreaktion dazu führen, dass Krebs entsteht.

Weniger der Tumor selbst, sondern vor allem die Signalketten der Krebsentstehung stehen im Fokus moderner Forschung: Welche Faktoren setzen die körpereigenen Reparaturmechanismen außer Kraft, wenn eine Zelle beginnt, sich ungehemmt zu teilen? Was erlaubt einer vagabundierenden Tumorzelle, sich irgendwo im Gewebe anzuheften? Wie »organisiert« sie ihre Nährstoffversorgung, lässt neue Gefäße sprießen, die sie mit Blut versorgen? Auf welche Weise können Urzellen des Tumors, sogenannte Krebsstammzellen, sich jahrelang im Körper verstecken, um dann plötzlich zum erneuten Ausbruch der Krankheit zu führen?

Manchmal gelingt es, eine Schlüsselstelle im Krebsgeschehen zu blockieren – wie das etwa der Wirkstoff Imatinib bei der chronisch myeloischen Leukämie tut. Hier wurden 20 Jahre Forschung investiert, um einer relativ kleinen Patientengruppe zu deutlichen Fort-

*Während heute von zehn Patienten mit einem Magenkarzinom vielleicht acht auf dieselbe Art und Weise behandelt werden, wird das in zehn Jahren schon völlig anders sein. Tumorgenetiker prognostizieren, dass dann jeder von ihnen völlig unterschiedlich therapiert werden könnte.*

schritten in Überlebenszeit und Lebensqualität zu verhelfen. Mittel- und langfristig zeichnet sich der Paradigmenwechsel in der Tumor- medizin jedoch eher durch intelligentes Kombinieren verschiedens- ter Strategien aus – und Medikamente sind nur ein Teil davon. Eine wichtige Rolle spielen neben verbesserter Früherkennung neu- artige diagnostische Instrumente – die zum Beispiel anhand von Genprofilen Prognosen darüber treffen, ob eine bestimmte Chemo- therapie anschlagen wird oder nicht.

*Immer häufiger wird die Tumormedizin älteren Patienten Behandlungswege an- bieten, die auf eine »Koexistenz« abzielen: Sie vernichten den Tumor und mögliche Metastasen nicht völlig, sondern »frie- ren« sie längerfristig »ein«, indem zent- rale Signalketten blockiert werden.*

Die therapeutischen Möglichkeiten werden sich in eine Vielzahl möglicher Strategien auffächern, die immer genauer auf die indivi- duellen Bedürfnisse zugeschnitten sein werden. Da dem Orga- nismus vieler älterer Patienten – bedingt durch Verschleiß oder an- dere Grunderkrankungen – keine »harten« systemischen Therapien mehr zuzumuten sind *(medically non-fit)*, wird die Tumormedizin in Zukunft immer stärker abwägen, welche Risiken mit einer Behand- lung verbunden sind, die das Ausmerzen der Krebserkrankung zum Ziel hat. Immer häufiger wird sie den Patienten Behandlungswege anbieten, die auf eine »Koexistenz« abzielen – den Tumor und mög- liche Metastasen nicht völlig vernichten, sie aber längerfristig »ein- frieren«, indem zentrale Signalketten blockiert werden.

Grundlage solcher Strategien ist einerseits die Genetik bezie- hungsweise die molekularbiologische Entschlüsselung der indivi- duellen Entwicklungsgeschichte der Krankheit Krebs. Aber auch der Lebensstil wird immer wichtiger, das, was jeder einzelne Patient zu seinem Wohlbefinden beitragen kann. Die Erkenntnisse der Epi- genetik zeigen seit einigen Jahren auf beeindruckende Weise, dass Umwelt und Verhalten gravierenden Einfluss auf das Erbgut haben – auf die Frage nämlich, welche Gene zu welchem Zeitpunkt an- und abgeschaltet werden, aktiv oder stumm werden.

## Neue Perspektiven der modernen Naturheilkunde

Vor dem Hintergrund dieser zunehmend »individualisierten« Medi- zin erlangen auch die Therapien der Naturheilkunde eine neue Le- gitimierung. Sie zielen in der Regel nicht auf ein akutes, lokales Krankheitsgeschehen ab, sondern wecken oder stärken die Regula- tionsfähigkeit des Körpers. Das fördert mittel- und langfristig nicht nur die Lebensqualität, sondern stärkt auch die Abwehrkräfte. Die

Naturheilkunde setzt dabei von jeher auf die unterschiedliche Konstitution des Patienten, bemüht sich, der Individualität jedes Menschen Rechnung zu tragen. Sie erkennt in der Art und Weise, wie ein Körper reagiert, auch viele Einflüsse seiner Umwelt und therapiert deshalb »ganzheitlich« – von innen und von außen.

## Integration statt Abgrenzung

Die USA sind Vorreiter in der individualisierten Medizin, sowohl in der Tumorbiologie als auch beim Einsatz traditioneller Heilverfahren, die dort meist als »Komplementärmedizin« (CAM, *complementary and alternative medicine*) bezeichnet werden. Unter dem Druck des enormen Patienteninteresses wurde die Forschung auf diesem Gebiet staatlich gefördert: Seit 1992 gibt es ein *National Center of Complimentary and Alternative Medicine (NCCAM)*, das allein im Jahr 2010 128 Millionen Dollar in Studien investierte.

Das Land wissenschaftlicher Eliten mit multiethnischen Wurzeln betrachtet traditionelle Heilverfahren nicht (wie in Europa häufig üblich) isoliert und in den engen Grenzen ideengeschichtlicher Dogmen, sondern praktiziert sie in Kombination mit schulmedizinischen Verfahren und wissenschaftlich überprüft. CAM ist also nicht mit den in Deutschland als »alternativ« bezeichneten Außenseiterverfahren gleichzusetzen.

### Die Reaktion auf die Nachfrage der Patienten

Weil 80 Prozent der Männer mit Prostatakrebs nach ergänzenden Therapien fragen, sah sich die einflussreiche *American Urological Association* gezwungen, eine onkologische CAM-Arbeitsgruppe zu gründen. 2002 wurde der erste Fachartikel über Integrative Onkologie, die Kombination aus konventionellen und naturheilkundlichen oder traditionellen Behandlungen, in einem anerkannten Journal veröffentlicht. 2003 gründete sich als internationale Fachgesellschaft eine *Society for Integrative Oncology* (SIO), die seither entsprechende Forschungsansätze und Erfahrungen aus der klinischen Praxis koordiniert und diskutiert. 2007 wurden von ihr die ersten Leitlinien für die klinische Praxis veröffentlicht.

*Die USA sind Vorreiter in der individualisierten Medizin, sowohl in der Tumorbiologie als auch beim Einsatz traditioneller Heilverfahren. Unter dem Druck des enormen Patienteninteresses wurde die Forschung auf diesem Gebiet staatlich gefördert.*

# KREBS UND GENETIK

Im Rahmen des internationalen Humangenomprojekts wurden in 13 Jahren 30.000 Gene mit 2,9 Milliarden Bausteinen sequenziert und identifiziert. Analyse und Interpretation dieser ungeheuren Datenmenge werden noch viele Jahre dauern. Doch um 2020, so glauben Tumorbiologen, könnten die wesentlichsten Ergebnisse vorliegen, was den Zusammenhang zwischen Krebs und Genetik angeht.

Dass Krebs so schwer zu besiegen ist, hängt auch damit zusammen, dass das ihr zugrunde liegende Prinzip der Mutation schon uralt ist und im Laufe der Jahrmillionen evolutionär das Leben auf diesem Planeten geprägt hat. Ohne dieses gäbe es keine Vielfalt in der Natur: Alles Leben bestünde aus identischen Kopien.

Vor etwa eineinhalb Milliarden Jahren jedoch begannen sich in den primitiven Mehrzellern einzelne Zellen zu spezialisieren. Das war nicht nur der Beginn der Entwicklung höherer Lebewesen, sondern zugleich auch die Grundlage der Krebsgenese. Denn ein Tumor entsteht, wenn die Zellen in einem Organismus ein Eigenleben zu führen beginnen und sich unkontrolliert vermehren.

Krebs kann sämtliche Wirbeltiere befallen und sogar bei einigen Schnecken vorkommen. Der älteste bekannte Tumor wurde in einem 150 Millionen Jahre alten Dinosaurierknochen gefunden.

## Schäden an der Erbinformation

Die Nukleotide, das sind Moleküle der Erbsubstanz, bilden im Zellkern Codes aus unterschiedlichen Kombinationen der vier Nukleinsäuren A, T, G und C. Diese fügen sich zu einem geschraubten Doppelstrang (Doppelhelix) zusammen – zur Desoxyribonukleinsäure (DNS).

Täglich treten durch die verschiedensten Einflüsse mehrere zehntausend Schäden am Erbgut auf, von denen die meisten repariert werden. Trotzdem trägt jeder Mensch in seinen Zellen Fehler mit sich herum. Bei jeder Zellteilung öffnet sich der Doppelstrang, wird abgelesen und kopiert; dabei werden diese Schäden auf die Tochterzellen übertragen. Manchmal passieren währenddessen auch Kopierfehler, und Abschnitte der DNS werden doppelt vervielfältigt. Lebt die Zelle in einer ungesunden Umgebung, kommen weitere Fehler hinzu – zum Beispiel durch Sonneneinstrahlung. Diese kann mit ihrer Energie die Doppelhelix auseinanderreißen. Auch Umweltgifte wie zum Beispiel Zigarettenrauch verändern das Erbgut: Das DNS-Molekül kann sich dadurch verformen. Wieder werden die Schäden bei der Teilung an die Tochterzellen weitergegeben.

Der Mensch besteht aus etwa hundert Billionen Zellen. Bei jeder Zellteilung und der Verdoppelung des menschlichen Genoms mit seinen drei Milliarden Bausteinen entstehen ungefähr 12 Fehler – das macht 1,2 Billiarden Fehler. Irgendwann führt diese Rechenlogik zu Krebs – wenn der Mensch nicht vorher an einer anderen Krankheit stirbt. Denn wenn sich die Fehler auf einem Abschnitt häufen, der für die Vermehrung der Zelle oder ihre Lebensdauer von Bedeutung ist, verliert diese eines Tages die Kontrolle und beginnt, sich unkontrolliert zu teilen: Der Zellhaufen wächst, ein Tumor entsteht.

## Ausgangspunkt Stammzellen

Krebs befällt vor allem Gewebe, die sich häufig erneuern oder nach Verletzungen regenerieren müssen. Dazu verfügen sie über Stammzellen, die speziell dazu da sind, neue Zellen hervorzubringen. Sie sind langlebig, wenig spezialisiert, unbegrenzt teilungsfähig und können im Körper wandern. Diese Stammzellen sind ein idealer Ausgangspunkt für einen Tumor. In Muskeln, Knochen oder Augen sind Stammzellen nur so lange aktiv, wie der Körper im Wachstum begriffen ist. Deshalb tritt Krebs dort vor allem in Kindheit und Jugend auf.

## Der Krebsgenom-Atlas

Im Jahr 2006 starteten Krebsgenetiker an amerikanischen Genomzentren und am britischen Sanger-Institut ein 100 Millionen Dollar schweres Pilotprojekt mit dem Ziel, defektes Erbgut von Tumoren zu decodieren. Erprobt wurde dabei die Logistik für ein epochales Unterfangen: »The Cancer Genome Atlas«, eine Bibliothek sämtlicher Gendefekte bei allen bekannten Krebsarten. Dafür werden in den kommenden Jahren die Gendaten von mehr als 100.000 Tumoren erfasst.

Weil dieses Projekt nicht im Alleingang zu bewältigen ist, gründeten Ende 2008 Genomzentren aus 22 Industriestaaten das International Cancer Genome Consortium. Das Ziel: Zunächst sollen die Zellfunktionen der 50 wichtigsten Tumorarten komplett dechiffriert werden. In Großbritannien und Frankreich werden Typen von Brustkrebs durchleuchtet, Chinesen kümmern sich um die Gendefekte von Magenkrebs, Japaner decodieren Leberkarzinome, Inder die Krebstypen der Mundhöhle. In Deutschland werden unter Führung des Deutschen Krebsforschungszentrums in Heidelberg kindliche Hirntumoren »kartiert«. Das Bundesforschungsministerium und die Deutsche Forschungsgemeinschaft haben dafür 15 Millionen Euro zugesagt.

Ziel ist es, die Proteine kennenzulernen, die der Körper anhand von krankhaft veränderten Genen herstellt, um sie sodann zielgerichtet blockieren zu können. Auch sollen Prognosen möglich werden, wie schnell die Krankheit voranschreiten wird, um den Behandlungsplan daran anzupassen. Drittens möchte man herausfinden, ob

# KREBS UND GENETIK (FORTSETZUNG)

ein Patient aufgrund seines individuellen Gencodes auf eine bestimmte Behandlungsform überhaupt ansprechen kann. Um diese Ziele zu erreichen, sollen für jede Krebsart 500 Proben von erkranktem und ebenso viele von gesundem Gewebe analysiert werden.

### Die »prognostische Signatur«

Um schneller zu praktischen Erfolgen zu gelangen, hat der deutsche Genforscher Hans Lehrach vom Max-Planck-Institut für molekulare Genetik in Berlin gemeinsam mit Kollegen vom *Charité Comprehensive Cancer Center (CCCC)* und von der *Harvard Medical School* im Jahr 2009 das *Treat-1000-* Projekt gestartet. Es arbeitet mit Computermodellen, welche die wichtigsten tumorbiologischen Erkenntnisse der vergangenen Jahrzehnte enthalten, und will anhand individueller Genomdaten Prozesse in den Krebszellen simulieren und den Effekt von Wirkstoffen voraussagen. Im Zentrum stehen dabei Signalketten, eine Art Kommandostruktur, die das Geschehen in der Zelle steuert. Ob sich eine Zelle teilt, ob sie abstirbt oder sich auf Wanderschaft in andere Bereiche des Körpers begibt, hängt nach dem jetzigen Wissensstand von etwa einem Dutzend Signalketten ab, die wiederum aus verschiedenen Molekülen bestehen – Angriffspunkte für eine Krebstherapie. Gesucht wird nun nach einer Art

»prognostischer Signatur«, die bei einzelnen Krebsarten ein Anzeichen für einen besonders bösartigen Verlauf darstellt.

In diesem Forschungsprojekt soll das Krebsgenom von 1000 Patienten untersucht werden. Der erste Patient, der sich für diese Forschung zur Verfügung stellte, verstarb, bevor das Computerprogramm zwei Vorschläge für Therapeutika machen konnte. Wie komplex das Krankheitsgeschehen bei Krebs ist, zeigte die Analyse seines Krebsgenoms: Dort fanden die Tumorbiologen 670 veränderte Gene, und mindestens 25 davon schienen unmittelbar am Krebsgeschehen beteiligt zu sein.

### Unterschiedlichste Gendefekte

Die rund 230 bekannten Tumorarten, die nach zellbiologischen Besonderheiten unterschieden werden, sind wahrscheinlich auf unterschiedlichste Gendefekte zurückzuführen. In der Praxis bedeutet das, dass zum Beispiel Magenkrebs von Patient zu Patient unterschiedlich behandelt werden muss – wenn man die Genetik irgendwann entschlüsselt und ihre Auswirkungen verstanden haben wird. Oder das Glioblastom, ein meist tödlicher Hirntumor: Hinter dieser Krankheit, ergaben Genomanalysen, stecken mindestens vier unterschiedliche genetische Ursachen.

Im Moment jedenfalls scheint sich das bisherige Wissen der Onkologie im Fokus der Krebsgenetik aufzulösen: Jede Tumorzelle, schrieb das renommierte Wissenschaftsjournal *Nature*, sei ein genetisches Katastrophengebiet, übersät mit Mutationen, die sich nicht nur von einer Krebsart zur nächsten unterscheiden, sondern auch von Patient zu Patient.

## Tests zur Medikamentenwirksamkeit

Ein erstes Praxisfeld für die Tumorgenetik sind Tests, die zeigen sollen, ob die Krebsgeschwulst auf ein Medikament überhaupt anspricht. Auch die großen Pharmahersteller arbeiten dabei mit den Verfahren der Genomanalyse: Sie testen zunehmend neue Präparate nur an solchen Patienten, bei denen das Genprofil des Tumors Wirksamkeit in Aussicht stellt. Vielleicht führt das auch zu einer Revision früherer klinischer Tests und so zu einer Fülle von »Lazarus-Medikamenten«. Denn Wirkstoffe, die wegen schwacher Wirksamkeit in der letzten Phase der Prüfung durchgefallen waren, könnten bei einzelnen genetisch definierten Patientengruppen dennoch wirksam sein.

Trastuzumab bei Brustkrebs zum Beispiel, aber auch Imatinib bei Leukämie oder Gefitinib bei Lungenkrebs wirken immer nur bei einem Teil der Tumorpatienten. In der vorklinischen Prüfung in Deutschland ist ein Test für Bauchspeicheldrüsenkrebs, der zeigt, ob eine Chemotherapie noch Aussicht auf Besserung bringt oder nur

noch die Lebensqualität beeinträchtigt. Weil das Krebsgeschehen aber sehr komplex ist, erlauben auch solche Tests keine hundertprozentigen Aussagen.

Große Hoffnungen setzen Genforscher in die Entschlüsselung des Prozesses der Metastasierung. Tochtergeschwulste nämlich zeigen ein vom Ursprungstumor abweichendes Genprofil (Diskordanz), das zumindest bei Lungen-, Prostata- und Brustkrebs dasselbe zu sein scheint. Sollte sich diese Annahme als richtig erweisen, wäre es möglich, eine gemeinsame Strategie gegen die Tochtergeschwulste zu finden.

## Hoffnungen für die Zukunft

Die Sequenziertechnik, die diese Genanalysen ermöglicht, entwickelt sich mit Lichtgeschwindigkeit: Schon 2013 sollen sämtliche Gendaten eines Patienten in wenigen Minuten zu ermitteln sein. Die Kosten dafür, so wird erwartet, werden von Tausenden von Dollar auf weniger als 100 sinken.

Mit der Geschwindigkeit im Ablesen von Genfehlern können die therapeutischen Antworten jedoch nicht mithalten: Obwohl man inzwischen Defekte in rund 350 Genen kennt, die mit Krebs in Verbindung gebracht werden, hängt es von vielen weiteren individuellen Faktoren ab, ob sich ein Tumor entwickelt. Erst wenn dieses »Mutationsspektrum« bekannt ist, kann eine Therapie zielgerichtet bestimmt werden.

## Integration in ein gemeinsames Konzept

Donald Abrams, Medizinprofessor an der *University of California* und Leiter der Abteilung für Hämatologie/Onkologie am *General Hospital* in San Fransisco, betont, dass die Integrative Onkologie evidenzbasiert ist, das heißt, sie gründet sich auf wissenschaftlich überprüfte Studien. Wo sie nicht vorliegen, können auch gut dokumentierte Verfahren der Erfahrungsmedizin zum Einsatz kommen – wenn das mit einer Therapie verbundene Risiko gering ist.

In der Integrativen Onkologie versteht sich die Naturheilkunde nicht als Gegensatz zur, sondern als selbstverständlicher Bestandteil der onkologischen Heilkunde, wissenschaftlich evaluiert und abgestimmt mit den klassischen Methoden wie Operation, Chemotherapie oder Bestrahlung. Zugleich aber erweitert sie die herkömmliche Onkologie, indem sie neben der Krebszelle den ganzen Körper, neben der Psyche auch den Geist, neben der stofflichen Seite des Menschen auch seine energetischen Ebenen berührt.

Während sich die Hochleistungsmedizin auf ihre Weise immer stärker ausdifferenziert und personalisiert, nähert sich die Naturheilkunde diesem Ziel, indem sie die individuellen Stärken der Patienten zu wecken sucht und diese zu Mitstreitern gegen die Krankheit macht, Seite an Seite mit dem Arzt.

*Die Naturheilkunde erweitert die herkömmliche Onkologie, indem sie neben der Krebszelle den ganzen Körper, neben der Psyche auch den Geist, neben der stofflichen Seite des Menschen auch seine energetischen Ebenen berührt.*

## Krebskliniken mit Vorreiterrolle

Viele führende Krebskliniken der USA haben Abteilungen für Integrative Onkologie gegründet, wo dieser Ansatz praktiziert, weiter erforscht und auch multiprofessionell gelehrt wird. Ein Leukämiepatient war der Initiator der ersten – im **Dana-Farber Cancer Institute** in Boston. Leonard P. Zakim, als Leiter einer Menschenrechtsorganisation ein erfahrener Lobbyist, suchte 1995 gemeinsam mit seinem Arzt nach Möglichkeiten, sich selbst intensiver an seiner Behandlung zu beteiligen. Es gelang ihm, ein multidisziplinäres Team für seine Idee zu begeistern und eine Million Dollar an Spenden aufzutreiben. Er lebte noch drei Jahre. Ein Jahr nach seinem Tod eröffnete die *Harvard Medical School* 1999 das *Leonard P. Zakim Center for Integrative Therapies*. Dessen Ziel ist insbesondere die Integration komplementärer Behandlungsansätze (vor allem der chinesischen Medizin).

Eine der renommiertesten Krebskliniken ist das **Memorial Sloan-Kettering Cancer Center** in New York. 1884 gegründet, ist es die älteste und größte private Institution dieser Art weltweit. Auch sie unterhält seit 1999 eine Abteilung für Integrative Medizin, in der ein Schwerpunkt die Behandlung von Krebskrankheiten ist. 17.000 Patienten werden dort jährlich von rund 50 Mitarbeitern betreut.

Ein wichtiger Schwerpunkt im »Sloan-Kettering« ist die Beschäftigung mit der Kräutermedizin. Eine auch für Laien verständliche Internetseite zu diesem Thema (www.MSKCC.org/aboutherbs) hat in den USA Schlagzeilen gemacht: Sie wurde bereits ein Jahr nach ihrer Gründung im *Scientific American* zu einer der fünf besten US-Medizinseiten gekürt. 2008 wählten sie die Wissenschaftsautoren der *New York Times* zudem zu einer von neun Top-Informationsseiten im Bereich Gesundheit. Die Internetseite bietet über 240 Monografien zu Kräutern, Vitaminen, Mineralstoffen, aber auch zu ungeprüften Verfahren im Bereich der Krebsmedizin auf der Basis nachvollziehbarer wissenschaftlicher Daten. Der Zugang ist kostenlos.

Im **MD Anderson Cancer Center** der Universität Texas stehen Kooperation und Kommunikation im Mittelpunkt eines patientenzentrierten Ansatzes der Krebsbehandlung. Neben den klassischen onkologischen Behandlungen kommen dort seit 1998 viele unterstützende Verfahren wie Akupunktur, Physiotherapie, Ernährungsmedizin oder Mind-Body-Medizin zum Einsatz. Die CIMER-Website (www.mdanderson.org/cimer) informiert nicht nur alle interessierten Laien über wichtige Studienergebnisse und unerwünschte Wechselwirkungen zwischen naturheilkundlichen und onkologischen Therapien. Sie liefert auch Basiswissen für die Therapeuten der Onkologie und der Naturheilkunde.

Die **Johns Hopkins Medical Institutions** in Maryland gehören zu den traditionsreichsten medizinischen Einrichtungen der USA, gegründet 1889 in Baltimore/Maryland. Inzwischen umfasst sie auch eine medizinische Fakultät, eine Akademie für die Pflegeausbildung und ein Institut für *Public Health* (Gesundheitswissenschaften). 1999 entstand der Plan, ein Forschungszentrum für komplementäre Medizin zu gründen. Dieses wurde durch stationäre und ambulante Kliniken ergänzt. Behandlungsschwerpunkte sind Akupunktur, Massage und Mind-Body-Medizin.

Die **Mayo-Klinik** in Minnesota ist berühmt für ihren besonders hohen Anspruch an eine wissenschaftlich fundierte evidenzbasierte Medizin. Sie pflegt darüber hinaus in besonderem Maße die interdisziplinäre Zusammenarbeit von Ärzten, Physikern, Biologen und Labormedizinern. 2002 nahm sie die evidenzbasierte Forschung zur Komplementärmedizin auf sowie klinische Studien auf diesem Gebiet. Seit 2004 existiert eine Beratungsstelle für Patienten.

## Wissenschaft statt Magie

*2007 gaben bereits 73 Prozent der Bevölkerung an, Naturheilmittel zu verwenden. Nur 9 Prozent der entsprechenden Medikamente wurden vom Arzt empfohlen.*

Auch in Deutschland hat die Naturheilkunde das Reich der Kräuterweiblein und der Magie längst verlassen und die Wissenschaft erobert. Seit 2003 ist sie anerkannter Teil der Medizinausbildung, und die Zahl der Lehrstühle wächst: 1989 Lehrstuhl für Naturheilkunde mit angeschlossener Akutklinik an der FU Berlin; 2002 Universität Rostock mit dem Schwerpunkt Rehabilitation; 2004 Stiftungsprofessur und Lehrstuhl für Naturheilkunde an der Universität Duisburg-Essen; 2005 Kompetenzzentrum für Naturheilverfahren an der Universität Jena; 2008 drei Stiftungsprofessuren zur Erforschung der Komplementärmedizin, zur Klinischen Naturheilkunde sowie zur Naturheilkunde an der Charité Berlin; 2009 Lehrstuhl für Medizintheorie, Integrative und Anthroposophische Medizin an der Universität Witten-Herdecke; 2010 Stiftungsprofessur für Naturheilkunde und Komplementärmedizin an der Technischen Universität München. Die Liste zeigt allerdings, dass die wissenschaftliche Beschäftigung mit der Naturheilkunde in Deutschland ohne die Hilfe von Stiftungen und Spendern nicht denkbar wäre.

Dabei weist das Institut für Demoskopie Allensbach nach, das seit 1970 regelmäßige Befragungen zur Anwendung »komplementärmedizinischer« Verfahren durchführt, dass die Nachfrage weiterhin steigt. 2007 gaben bereits 73 Prozent der Bevölkerung an, Naturheilmittel zu verwenden. Der Anteil der Frauen war mit 75 Prozent deutlich höher als der unter Männern (57 Prozent). Nur 9 Prozent der entsprechenden Medikamente wurden vom Arzt empfohlen.

Der Großteil der Patienten wünscht sich dabei gerade die Kombination konventioneller Verfahren mit der Naturheilkunde: Im Jahr

2000 gaben 81 Prozent der Befragten an, die beiden Richtungen sollten sich ergänzen. 2005 wünschten sich zum Beispiel 61 Prozent eine Verbindung aus Traditioneller Chinesischer Medizin (TCM) und westlicher Medizin. Unter denjenigen Patienten, die bereits Erfahrung mit TCM hatten, waren es sogar 89 Prozent. Nur 13 Prozent wollten ausschließlich konventionell behandelt werden.

## Das Essener Modell

An den Kliniken Essen-Mitte gibt es diese Kombination. Seit 1999 existiert dort eine Abteilung für Integrative Medizin, ursprünglich ein Modellprojekt des Landes Nordrhein-Westfalen. In einzigartiger Weise arbeiten seither internistische Mediziner mit naturheilkundlich ausgebildeten Ärzten und anderen Therapeuten, zum Beispiel der chinesischen Medizin, zusammen. Begleitend zur internistischen Behandlung helfen Bewegung und Mind-Body-Medizin, Hydrotherapie, Pflanzenheilkunde, Ernährungsumstellung und chinesische Medizin bei der Therapie chronischer Erkrankungen: etwa Rheuma, Bluthochdruck und Schmerzsyndrome. 2004 wurde mit Unterstützung der Alfried Krupp von Bohlen und Halbach-Stiftung an der Universität Duisburg-Essen ein Lehrstuhl für Naturheilkunde und Integrative Medizin (Prof. Dr. Gustav J. Dobos) etabliert.

In den Kliniken Essen-Mitte findet auch eine begleitende Therapie onkologischer Erkrankungen statt: 12 bis 15 Krebspatienten besuchen zehn Wochen jeweils für einen Tag eine Tagesklinik, wo sie integrativ-naturheilkundlich betreut werden. Sie lernen optimale Ernährung, Bewegung, Entspannung, naturheilkundliche Selbsthilfestrategien und die Bewältigung ihrer Krankheit. Die gegenseitige Unterstützung ist dabei eine ganz wichtige Ressource.

Basierend auf den positiven Erfahrungen, die mit diesem Modell gemacht wurden, bauen die Kliniken Essen-Mitte seit dem Jahr 2010 eine Abteilung für Integrative Onkologie nach internationalen Vorbildern auf. Ein erstes wichtiges Standbein ist eine neue spezialisierte Klinik für Senologie (Leitung PD Dr. med. Sherko Kümmel). Dort ist bei der Behandlung von Brustkrebspatientinnen die Naturheilkunde gleichberechtigter medizinischer Partner der Onkologie. Eine naturheilkundlich spezialisierte Internistin ist zusammen mit Ordnungstherapeuten von der Anamnese an in die Therapieplanung einbezogen. Gemeinsam wird für jede Patientin ein individuelles Behandlungskonzept erarbeitet. Weitere Bereiche der onkologischen Gynäkologie werden diesem Weg folgen.

Die Naturheilkunde dient dabei zwar häufig dazu, die teilweise belastenden Nebenwirkungen einer onkologischen Medizin zu lindern. Sie bringt aber mehr Aspekte ein als die reine Symptomkontrolle. Sie versteht Tumorerkrankungen als eine Störung der komplexen Regulationsmechanismen des Körpers, zu denen zum Beispiel das Immunsystem gehört, aber auch die Transportfähigkeit des Bindegewebes oder das Nervensystem, das sämtliche Drüsenfunktionen beeinflusst. Sie versucht, die Selbstregulation wieder in Gang zu bringen und bemüht sich dabei, die individuellen Ressourcen des Patienten zu ermitteln: Wie ernährt er sich? Ist er körperlich aktiv? Schläft er genügend? Welchen Stressfaktoren ist er ausgesetzt? Und nicht zuletzt: Wie nimmt er die Krankheit wahr?

Zudem hilft die Integrative Onkologie den Patienten bei der Therapiezielentscheidung, indem sie ganzheitliche Aspekte wie Lebensqualität, seelische und spirituelle Ebenen mit einbringt. Sie diskutiert das Nutzen-Risiko-Verhältnis therapeutischer Eingriffe und thematisiert Strategien für die Nachsorge. Sie geht auf Möglichkeiten der Symptomlinderung bei unheilbaren Fällen ein.

Die Integrative Onkologie, wie sie in Essen praktiziert wird, ist also mehr als Medizin mit ein wenig Naturheilkunde »on top«. Sie ist ein umfassender wissenschaftlich geprüfter Ansatz der Krebsbehandlung, der sämtliche daran Beteiligten auf allen Ebenen ihres Seins und ihrer Erfahrungen mit einbezieht.

So gibt es eine Reihe wissenschaftlicher Nachweise für die erfolgreiche naturheilkundliche Behandlung von Beschwerden, die durch Tumorleiden oder die onkologische Therapie bedingt sind, zum Beispiel bei:
- Fatigue
- Übelkeit und Erbrechen
- Muskel- und Gelenkschmerzen
- Durchfall
- Depressionen
- Schleimhautentzündung
- Verstopfung

*Die Integrative Onkologie, wie sie in Essen praktiziert wird, ist also mehr als Medizin mit ein wenig Naturheilkunde »on top«. Sie ist ein umfassender evidenzbasierter Ansatz der Krebsbehandlung, der sämtliche daran Beteiligten auf allen Ebenen ihres Seins und ihren Erfahrungen mit einbezieht.*

# TEAMARBEIT FÜR DIE PATIENTEN

In der Integrativen Onkologie stehen die Patienten im Mittelpunkt. Ihre Mitwirkung ist ganz entscheidend, wenn es um die Entscheidung für eine bestimmte Therapie geht, um deren Akzeptanz, aber auch um längerfristige Lebensstilveränderungen.

Um die Betroffenen dabei zu unterstützen, arbeitet ein Team unterschiedlichster Therapeuten zusammen – neben den onkologischen Ärzten und naturheilkundlichen Internisten sind es vor allem die Ordnungstherapeuten der Mind-Body-Medizin, die ganzheitliche Aspekte von Gesundheit und Krankheit thematisieren. Ganz wichtig dabei sind Entspannung und Meditation. Sportlehrer und Physiotherapeuten sorgen dafür, dass die Patienten sich bereits im Krankenhaus ausreichend bewegen, und sie geben ihnen zudem langfristige Trainingsempfehlungen.

Auch die Ökotrophologen beraten nicht nur in der Phase der onkologischen Behandlung, wenn es zum Beispiel akut zu Durchfall oder Nährstoffmangel kommt. Sie geben auch Tipps, wie die Ernährung grundsätzlich umgestellt werden kann, zum Beispiel auf fleischarme Kost. Und geschulte Krankenpfleger zeigen Selbsthilfestrategien wie Akupressur oder Güsse.

Bei seelischen Problemen können auch Psychoonkologen zum Einsatz kommen. Der Sozialpädagoge hilft nicht nur bei sozialrechtlichen Fragen, sondern berät auch Familien und Angehörige.

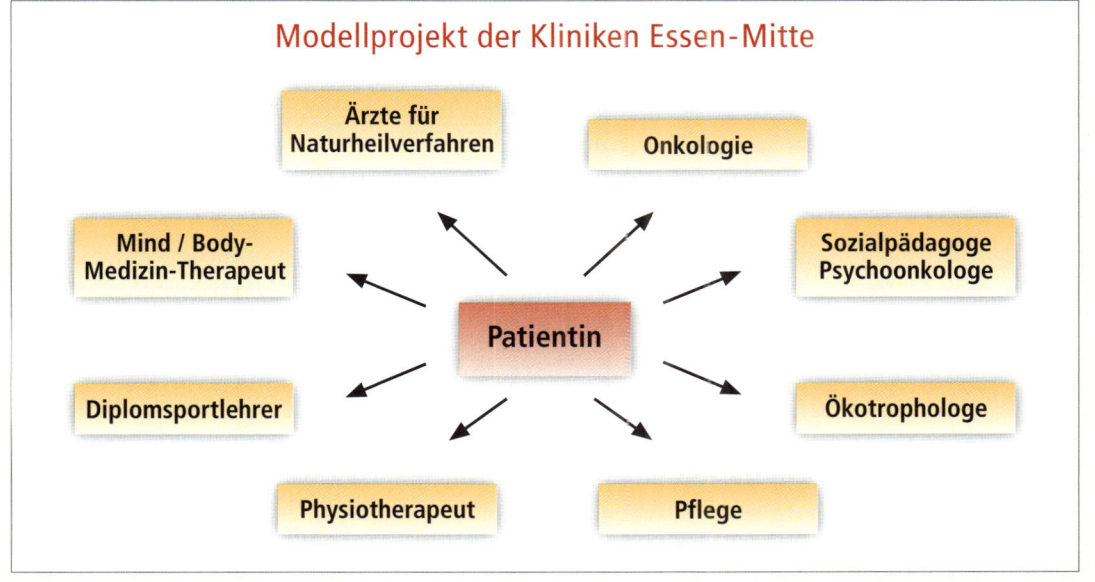

## Modellprojekt der Kliniken Essen-Mitte

Ärzte für Naturheilverfahren

Onkologie

Mind / Body-Medizin-Therapeut

Sozialpädagoge Psychoonkologe

Patientin

Diplomsportlehrer

Ökotrophologe

Physiotherapeut

Pflege

# SenoExpert – ein einzigartiges Pilotprojekt in Europa

Kernstück der Integrativen Onkologie in Essen ist eine in Europa bisher einzigartige Methode für Therapieempfehlungen. Sie hat das Ziel, jeder Patientin mit Brustkrebs eine auf ihre ganz individuellen Bedürfnisse ausgerichtete Behandlung zu ermöglichen – auf höchstem wissenschaftlichem Niveau.

Ein solches konzertiertes und individuell begründetes Vorgehen ist bislang nicht selbstverständlich. So werden zum Beispiel Therapieempfehlungen meist erst nach einer Operation getroffen. Der ideale Zeitpunkt für die Festlegung einer Behandlungsstrategie ist jedoch bereits unmittelbar nach der Diagnose. Dann bereits können der geplante chirurgische Eingriff und mögliche weitere Behandlungen wie eine Chemo- oder Antikörpertherapie sowie die Verordnung weiterer Medikamente wie etwa von Antihormonen in ihrer zeitlichen Abfolge festgelegt und optimal miteinander vernetzt werden. Wird das onkologische Vorgehen frühzeitig unter allen denkbaren Gesichtspunkten geplant, können oft nicht nur kosmetisch günstigere Methoden gewählt, sondern auch bessere Ergebnisse erzielt werden.

*Wird das onkologische Vorgehen frühzeitig unter allen denkbaren Gesichtspunkten geplant, können oft nicht nur kosmetisch günstigere Methoden gewählt, sondern auch bessere Ergebnisse erzielt werden.*

Die Frage zum Beispiel, ob eine Patientin von einer späteren Bestrahlung aller Voraussicht nach profitieren wird, beeinflusst bereits die Art der Schnittführung bei der Operation – um späteren Fibrosen (Gewebsverhärtungen) vorzubeugen. Dann sollte zum Beispiel auch auf die Einlage von Implantaten – zugunsten anderer Verfahren der Rekonstruktion – verzichtet werden. Auch kann es sinnvoll sein, eine Chemotherapie bereits vor der Operation (neoadjuvant) zu beginnen, um das Risiko von Metastasen zu senken. Dafür sollten eine genetische Beratung und die notwendigen Tests frühzeitig bedacht und angegangen werden.

Zu solch einem frühen Zeitpunkt individuell an die Patientin angepasste Therapieentscheidungen zu fällen erfordert eine andere – wesentlich präzisere und ausführlichere – Art der Datenerhebung und -analyse, als sie bisher die Regel ist (siehe Seite 247 ff.).

Üblich ist, dass sich die Vertreter verschiedener Disziplinen, zum Beispiel Onkologen oder Brustkrebsspezialisten, Pathologen und

Strahlentherapeuten, zu gemeinsamen Tumorkonferenzen treffen. Dort werden die aktuellen Fälle durchgesprochen – für jeden Patienten stehen dabei durchschnittlich zwei bis fünf Minuten zur Verfügung. Bei solchen Tumorkonferenzen kann keine genaue Analyse des einzelnen Falls auf der Basis der aktuellsten Daten stattfinden. Die getroffenen Entscheidungen beruhen meist auf dem – generalisierten – Wissensstand der Teilnehmer, und der ist häufig nicht der aktuellste, wenn allein zum Thema Brustkrebs monatlich bis zu hundert Artikel mit neuen Forschungsergebnissen erscheinen. Aus demselben Grund können auch die für Entscheidungen herangezogenen Leitlinien nicht ausreichend sein, da sie nur alle ein bis zwei oder sogar mehr Jahre überarbeitet und neu herausgegeben werden. Durch unsere aktuellen und umfangreichen Recherchen können wir 30 Prozent unserer Patientinnen noch zusätzliche Informationen geben, vor allem zu einem spezifischen Nebenwirkungsmanagement und möglichen Medikamenteninteraktionen, sodass die Behandlung individuell auf jede Patientin abgestimmt werden kann.

## Umfangreiche Datenanalysen

Um für jede Patientin die individuell beste Lösung zu finden, müssen durch die Auswertung der Leitlinien, der Recherche neuerer Publikationen und der Klärung eventueller Zwischenergebnisse alle aktuell verfügbaren wissenschaftlichen Daten zur jeweiligen Patientengeschichte recherchiert und ausgewertet werden. Daneben kommen auch modernste molekularbiologische Prognoseinstrumente zum Einsatz, zum Beispiel Oncotype DX®, der Aussagen über das Risiko eines späteren Rückfalls (Rezidiv) erlaubt und letztlich Auskunft darüber gibt, ob die betroffene Patientin auf eine bestimmte Chemotherapie anspricht.

Am Zentrum für Senologie der Kliniken Essen-Mitte wird eine Datenbank mit den detaillierten Fallanalysen der dort vorgestellten Patientinnen aufgebaut: SenoExpert. Sie zeigt die jeweils aktuellste Studienlage zu den einzelnen Krankheitsgeschichten und ermöglicht dann, nach Abwägen aller Argumente, eine für die einzelne Patientin bestmögliche Therapieentscheidung. Die Naturheilkunde ist mit ihren Möglichkeiten der Stärkung und Symptomlinderung von Anfang an auf der Basis wissenschaftlicher Evidenz eingebunden.

*Durch unsere aktuellen und umfangreichen Recherchen können wir 30 Prozent unserer Patientinnen noch zusätzliche Informationen geben, vor allem zu einem spezifischen Nebenwirkungsmanagement und möglichen Medikamenteninteraktionen. So kann die Behandlung individuell auf jede Patientin abgestimmt werden.*

So wird Akupunktur nicht nur verordnet, um Übelkeit und Erbrechen nach einer Operation oder Chemotherapie zu lindern, sondern auch, um zum Beispiel Hitzewallungen oder Knochenschmerzen unter einer antihormonellen Therapie zu bessern. Das sorgt dafür, dass viel weniger Patientinnen die Medikation abbrechen.

Die Ergebnisse der SenoExpert-Analysen werden in einer medizinischen Datenbank für weitere Recherchen und die Beantwortung wissenschaftlicher Fragestellungen hinterlegt. Gleichzeitig stehen die begründeten Therapieempfehlungen auch den niedergelassenen und weiterbehandelnden Ärzten zur Information und für die weitere Therapie zur Verfügung.

Über 60 Prozent aller Brustkrebspatientinnen aus den Kliniken Essen-Mitte nehmen an Studien teil und werden mit neuen Medikamenten behandelt. Eine solche wissenschaftlich fundierte Basis von Therapieentscheidungen, das zeigen Studien, verlängert das Leben: durchschnittlich um 10 Prozent.

Dieses wissenschaftlich orientierte, multidisziplinäre Vorgehen führt zu deutlich besseren Ergebnissen als Konzepte, bei denen die onkologische Therapie lediglich durch Empfehlungen einzelner naturheilkundlicher Sprechstunden ergänzt werden. Es fördert ein systematisches Vorgehen und die wissenschaftliche Begründung von Therapieentscheidungen sowohl vonseiten der onkologischen Disziplinen als auch im Bereich der Naturheilkunde. Diese höhere Therapiequalität führt für die Patientin zu mehr Lebensqualität, was die Compliance der Patientinnen stärkt. Das hilft nicht zuletzt dabei, dass auch insgesamt mehr Patientinnen überleben können.

*Dieses wissenschaftlich orientierte, multidisziplinäre Vorgehen fördert ein systematisches Vorgehen auf allen Seiten. Diese höhere Therapiequalität führt für die Patientin zu mehr Lebensqualität.*

# Auf dem Weg in eine neue Krebsmedizin

Im Fall einer Brustkrebsdiagnose, das zeigt eine Allensbach-Umfrage aus dem Jahr 2010, wünschen sich nur 29 Prozent eine rein schulmedizinische Therapie. Von den tatsächlich an einem Mammakarzinom Erkrankten unter den Befragten sprachen sich 70 bis 80 Prozent für eine kombinierte Behandlung aus Onkologie und Naturheilkunde aus. Vor allem möchten sie sich aktiv an ihrer Gesundung beteiligen. Auch die damit verbundene Zuwendung ist ein nicht zu unterschätzender Punkt.

Die naturheilkundliche Erstanamnese in der Senologie in Essen dauert etwa eine Stunde. Eine Lebensstilberatung kann dabei viele Stressfaktoren der onkologischen Therapie auffangen. Die Naturheilkunde kann dazu beitragen, medizinische Probleme zu lösen, Narbenschmerzen zum Beispiel oder Hautirritationen durch Bestrahlung. Wenn die Patientinnen sich mit all ihren Problemen aufgehoben fühlen, dann sind sie auch eher bereit, die Chemotherapie oder eine antihormonelle Therapie durchzuhalten.

## Neue Kraft durch mehr Lebensqualität

Eine Krebspatientin – und das gilt für andere Tumorarten und männliche Patienten genauso – macht in der Regel eine Abwärtsspirale durch: Zuerst kommt der Schock durch die Diagnose, dann wird sie operiert, dann kommt die Chemotherapie mit dem Haarverlust, was häufig Hoffnungslosigkeit und Hilflosigkeit auslöst. Um diese Negativspirale zu stoppen, ist die Behandlung von Nebenwirkungen ganz zentral: Wenn eine Frau sich zum Beispiel permanent übergeben muss oder Gelenkschmerzen hat, dann fehlt ihr diese Energie für sich selbst und ihren seelisch-körperlichen Heilungsprozess.

Zur Behandlung von Nebenwirkungen liefert auch die Onkologie inzwischen eine ganze Reihe verbesserter Medikamente. SenoExpert jedoch bietet eine einzigartige Möglichkeit, das individuell beste Verfahren aus der internistischen Medizin wie auch der Naturheilkunde zu ermitteln und auch zu dokumentieren. Auf diese Weise wird es möglich, nicht nur auf Symptome zu reagieren, sondern Nebenwirkungen auch schon rechtzeitig vorzubeugen.

Methoden zum Stressabbau wie Yoga und Meditation sind wichtige Bestandteile der Integrativen Onkologie. Das gilt bereits für die Zeit vor der Operation, wo sie Angst nehmen, aber auch begleitend für die unterschiedlichen Phasen der Chemotherapie oder Bestrahlung. Die Patientinnen sollen vor allem aber auch lernen und dazu motiviert werden, über das Jahr hinaus, das eine Krebsbehandlung durchschnittlich einnimmt, ihre Lebensqualität zu verbessern und neue Kraft zu schöpfen, um auch der ständigen Angst vor einem Rückfall begegnen zu können.

*Die Lebensstilberatung kann viele Stressfaktoren der onkologischen Therapie auffangen. Auch gibt es viele gute Beispiele, wo allein die Naturheilkunde ausreicht, medizinische Probleme zu lösen, Narbenschmerzen zum Beispiel oder Hautirritationen durch Bestrahlung.*

# Naturheilkunde gegen Krebs

Drei Dinge kann die Naturheilkunde in der Integrativen Onkologie leisten: Sie lindert die Nebenwirkungen der Krebsbehandlung. Sie stärkt Körper und Psyche. Und sie gibt dem Patienten einen wichtigen Teil der Verantwortung zurück – indem sie ihn motiviert, sich selbst für seine Gesundheit einzusetzen.

## Was kann der Patient selbst tun?

Die Diagnose Krebs ist wie ein Erdbeben ohne jede Vorwarnung. Sie zerreißt Ihre Welt und lässt in Ihrem Leben keinen Stein mehr auf dem anderen. Während der Arzt sich bemüht, Ihnen die Konsequenzen der Befunde darzulegen, werden Sie von einer Welle widersprüchlicher Gefühle überrollt: Unglauben, Angst, Verblüffung, Wut und Aggression, Panik und Taubheit lösen einander ab. Das beängstigende Urteil versetzt Ihren Körper in einen Alarmzustand: Kaskaden von Stresshormonen überfluten Ihr Gehirn und Ihren Organismus mit der Botschaft: »Flucht!« Doch vor dieser Diagnose können Sie nicht davonlaufen.

*Neuere Untersuchungen gehen davon aus, dass bei jedem dritten Krebspatienten eine schwere psychische Belastung die Verarbeitung und damit auch die Behandlung der Erkrankung erheblich verschlimmert.*

### Der Panik begegnen

Im Verlauf Ihrer Krankheit wird die Panik trotz aller Anstrengung vielleicht immer wieder zurückkehren, und Sie sollten von Anfang an wissen, dass Sie etwas dagegen tun können: Sie können lernen, der Angst etwas entgegenzusetzen. Das ist wichtig, denn aus der Psychoneuroimmunologie wissen wir, wie stark psychische Faktoren auf die Krankheit Einfluss nehmen. Neuere Untersuchungen gehen davon aus, dass bei jedem dritten Krebspatienten eine schwere psychische Belastung die Verarbeitung und damit auch die Behandlung der Erkrankung erheblich verschlimmert. Doch eine Depression kann die Aussicht auf Heilung um bis zu 39 Prozent verschlechtern (siehe Seite 57).

Am Senologie-Zentrum (französisch: *le sein* = die Brust) der Kliniken Essen-Mitte, an dem Gynäkologen und naturheilkundlich orientierte Internisten gemeinsam Brustkrebspatientinnen betreuen, erhalten die Patientinnen aus diesem Grund gleich zu Beginn eine naturheilkundliche Beratung, die ihnen helfen soll, auch die psychischen Belastungen ihrer Krankheit zu meistern.

Viele hören hier auch zum ersten Mal im Zusammenhang mit Gesundheit die Begriffe »Achtsamkeit« und »Mind-Body-Medizin«, über die Sie mehr im Kapitel »Mind-Body-Medizin: Strategien gegen die Angst« erfahren werden (ab Seite 152). An dieser Stelle nur so viel: »Achtsamkeit« steht für eine meditative Haltung, durch die Sie lernen, das Hier und Jetzt wahrzunehmen, den Moment zu leben und für eine Weile nicht an Vergangenheit oder Zukunft zu denken. So hat es keinen Sinn, sich auszumalen, dass Sie vielleicht sterben könnten – wenn Sie das davon abhält, jetzt zu leben.

**Niemand weiß, was morgen sein wird – auch keiner der gesunden Menschen um Sie herum. Das ist die erste wichtige Botschaft, die Sie im Zusammenhang mit Ihrer Erkrankung verstehen sollten.**

Regelmäßig praktiziert können Mind-Body-Techniken Ihnen helfen, »Abstürze« in Ihrem Leben körperlich und seelisch abzufedern, denn sie tragen Sie wie ein Fallschirm durch Schicksalsstürme. Je früher Sie damit anfangen, desto besser: Befinden Sie sich erst einmal im freien Fall, wird es viel schwieriger, diesen ohne Hilfsmittel zu bremsen. Die Mind-Body-Medizin (siehe Seite 152 ff.) wird Ihnen deshalb vom Zeitpunkt der Diagnosestellung bis zur Nachsorge eine wertvolle Stütze sein.

**Lernen Sie eine Entspannungstechnik oder eine Form der Meditation, am besten Achtsamkeit. Wenn Ihnen das im Moment noch schwerfällt, bleiben Sie trotzdem dran – der Erfolg kommt erst mit regelmäßiger Übung. Die gewonnene innere Kraft hilft Ihnen bei der Vorbereitung auf die Therapie, kann Sie auch während der Behandlung stärken und begleitet Sie in ein neues, gesünderes Leben.**

# DIAGNOSE KREBS: SCHOCK UND TRAUMA

Wie ein Erdbeben auf einem Quadratzentimeter, sagt eine Patientin, habe sich das angefühlt, als der Arzt ihr die Diagnose »Krebs« mitteilte. In der Tat löst der Schock einer solchen Botschaft ein massives Trauma aus, das im gesamten Organismus Spuren hinterlässt. Die Bedrohung des Ichs ist so groß, dass viele Patienten beim ersten Gespräch mit dem Arzt nur ein Drittel dessen aufnehmen, was ihnen an Folgen und Konsequenzen eröffnet wird: Die Seele schützt sich und lässt nur Stück für Stück der Botschaft an sich heran.

Von Anfang an sollten der Arzt und andere Therapeuten dieses Trauma ernst nehmen und ihm entgegenarbeiten, denn es schädigt jede einzelne Zelle des Körpers: Was dabei genau passiert, erforscht die Psychoneuroimmunologie, die seit den 80er-Jahren die Zusammenhänge zwischen Psyche, Nervengerüst und Immunsystem untersucht. Dabei wird deutlich, dass Botenstoffe des Nervensystems auf die Körperabwehr wirken.

Zum Beispiel können bestimmte Eiweiße (Neuropeptide) sich an Immunzellen andocken und dadurch die Geschwindigkeit und die Bewegungsrichtung von Fresszellen (Makrophagen) beeinflussen. Stress kann deshalb Immunfaktoren negativ beeinflussen: Er führt zum Beispiel dazu, dass das Immunglobulin A im Speichel abnimmt, gleichzeitig aber mehr Glukokortikoide ausgeschüttet werden, welche die Reaktivität von T- und B-Lymphozyten und die Aktivität der natürlichen Killerzellen hemmen. Auch unterdrückter Ärger, Depression und vor allem auch Angst wirken sich auf die Körperabwehr aus. Sie verändern aber auch das Muster der Genexpression – das heißt, heftige Gefühle führen dazu, dass bestimmte Erbinformationen aktiviert oder abgeschaltet werden.

Die Schaltzentrale dieser Regelkreise ist das Gehirn. Der Hypothalamus ist ein Bereich des Zwischenhirns, er steuert das vegetative Nervensystem, das unter anderem den Blutdruck, die Atmung und die Darmaktivität regelt. Die benachbarte Hirnanhangsdrüse (Hypophyse) entlässt Botenstoffe wie das Bindungshormon Oxytocin und das nierenregulierende Vasopressin, aber auch das Wachstumshormon Somatropin, das die Nebennierenrinde stimulierende adrenocorticotrope Hormon (ACTH) und das die Schilddrüse anregende Hormon (TSH). Chronischer Stress hat deshalb viele negative Folgen auf den Organismus (siehe auch rechtes Bild).

Entspannungsübungen wie Meditation helfen als Teil der Mind-Body-Medizin von der Diagnose an und weit über den Zeitraum der onkologischen Behandlung hinaus, die Immunabwehr zu stabilisieren. Sie sorgen für psychische Ausgeglichenheit und stärken so die Patienten ganzheitlich.

## Muskeln

Der Tonus der Muskulatur verändert sich: Die Fasern ziehen sich zusammen bis zur Verhärtung. Das verringert die Blutzufuhr zu vielen Regionen und erhöht den Blutdruck.

## Lunge

Stress löst den »Kampf-oder-Flucht«-Reflex aus: Weil das Herz schneller schlägt, benötigt der Organismus mehr Sauerstoff. Die Atmung wird schneller und flacher.

## Keimdrüsen

Anspannung und chronischer Stress beeinträchtigen den Hormonhaushalt und die Tätigkeit der Keimdrüsen: Der Eisprung verändert sich, Fruchtbarkeit und Erektionsfähigkeit sinken.

## Blase

Der Ringmuskel der Blase zieht sich durch die Nervenanspannung zusammen. Das führt zu verstärktem Druck auf die Blase. Vor Angst kann man sich deshalb »in die Hose machen«.

## Haut

Erkrankungen der Haut wie Neurodermitis, Schuppenflechten und allergische Ekzeme, aber auch der Darmschleimhaut (Colitis ulcerosa, Morbus Crohn) verschlimmern sich.

## Gehirn

Im Hypothalamus wird der Corticotropin Releasing Factor (CRF) ausgeschüttet, der eine Kaskade weiterer Botenstoffe auslöst, die viele Funktionen im Körper verändern.

## Thymusdrüse

Die Reifung der Immunzellen in den Lymphknoten wird geschwächt, unter anderem die Funktion der T-Lymphozyten, die dort für ihre Aufgaben als Abwehrzellen »geschult« werden.

## Herz

Das Herz schlägt schneller, um dem Körper mit ausreichend Energie zur Abwehr einer Bedrohung zu versorgen. Die Gefäße verengen sich. Stress kann einen Herzinfarkt auslösen.

## Nebennieren

Stress dämpft die Hormonaktivität der Nebennieren. Das führt auch zu Energiemangel, Ängstlichkeit, Libidoschwäche, Konzentrationsstörungen und Bindegewebsschwäche.

## Magen/Darm

Im Darm sitzen viele Immunzellen, die als »Bauchgehirn« bezeichnet werden. Auf Bedrohungen reagieren sie wie auf einen Infekt mit Abwehr: Es kommt zu Durchfall und Übelkeit.

Angst lähmt und löst häufig den Impuls aus, sich zurückzuziehen oder zu verkriechen. In der Folge bilden sich die Muskeln zurück, und das Herz pumpt weniger Blut durch den Organismus. Das kann in einen Teufelskreis aus Bewegungsmangel und abnehmender Leistungsfähigkeit und Depression münden. Da eine Krebsbehandlung ein langer schwerer Weg ist, vergleichbar mit einem Aufstieg auf einen hohen Berg, ist es besonders in diesem frühen Stadium der Diagnose wichtig, alle Kräfte zu sammeln und sich also nicht nur psychisch, sondern auch körperlich auf die kommenden Anstrengungen vorzubereiten. Dabei kann regelmäßiges körperliches Training helfen (siehe Seite 187 ff.).

## Sich der eigenen Stärke bewusst werden

*Krankheit ist ganz entscheidend eine Frage der inneren Einstellung, auch wenn man sie leider nicht einfach »wegdenken« kann.*

»Am besten, Sie gehen viel an die frische Luft und machen sonst gar nichts«, sagen Onkologen häufig ihren Patienten, in der Sorge, dass ihre Therapien durch eigenmächtiges Handeln torpediert werden, und auch, weil sie den Kranken Enttäuschungen und Geld ersparen wollen. Doch dieser Ratschlag vernachlässigt ein ganz wichtiges Kapital, das die Kranken mitbringen – die Bereitschaft, selbst zu ihrer Gesundung beizutragen.

### Die Kraft der Suggestion

Krankheit ist ganz entscheidend eine Frage der inneren Einstellung, auch wenn man sie leider nicht einfach »wegdenken« kann. Obwohl Suggestion ganz verblüffende Folgen haben kann. Der amerikanische Arzt Larry Dossey beschreibt in einem seiner Bücher ein beeindruckendes Beispiel:

Ein Mann wurde in die Klinik eingewiesen, in der Dossey als junger Assistenzarzt arbeitete, mit allen Anzeichen von Magenkrebs. Es half ihm nichts, dass die Untersuchungen keinen Tumor anzeigten; der Patient nahm in rasendem Tempo ab, hatte große Schmerzen und wurde immer schwächer. Das stellte die Ärzte vor ein unlösbares Rätsel. Bis er eines Tages enthüllte, dass er sterben müsse, weil ihn die böse Nachbarin im Auftrag seiner Frau verhext habe – indem sie eine Haarlocke von ihm verbrannt und ihn verflucht habe. Die Aufklärungsgespräche der Mediziner, dass so etwas gar nicht möglich wäre, blieben wirkungslos, die Situation spitzte sich zu. Bis Dossey und einer seiner Kollegen sich zu einem »Gegenzauber« entschlossen: Um Mitternacht – der Geisterstunde wegen, aber auch, um vom Oberarzt nicht entdeckt zu werden – holten sie den Patienten im Rollstuhl ab, fuhren ihn in einen Laborraum, schnitten mit einer OP-Schere ein zweites Haarbüschel ab und verbrannten es feierlich in einer Petrischale im bläulichen Licht einer brennbaren Bluthochdrucktablette. Damit der Gegenzauber wirke, erfuhr der Patient, dürfe er kein Wort darüber verlieren. Der Trick funktionierte: Der Mann genas.

Was Suggestion vermag, erklärt die Wissenschaft als komplexe Wechselbeziehung zwischen Nerven, Hormonen und Immunsystem mit dem, was wir Psyche nennen und nicht wirklich erklären können. So entstand die Hypnose, ursprünglich als Magnetismus gedeutet und von Sigmund Freud genutzt, der sich später von ihr abwandte und stattdessen eine Gesprächstechnik, die Psychotherapie, entwickelte. Die Psychosomatik beschreibt rätselhafte Reaktionen auf traumatische Erlebnisse, und die moderne Psychoneuroimmunologie versucht, diese molekularbiologisch anhand von Nervenfunktionen und Botenstoffen zu erklären.

## Liebe, Hoffnung und Glauben

Die Kraft des »positiven Denkens« ist wissenschaftlich »geadelt« worden, als 1976 ein Laie, der US-Publizist Norman Cousins (1915 – 1990), in dem renommierten *New England Journal of Medicine* einen Bericht über seine Selbstheilung veröffentlichen durfte: Seine entzündliche und schmerzhafte Rheumaerkrankung mit einer fast aussichtslosen Prognose kurierte er, indem er sich aus dem Krankenhaus in ein Hotelzimmer verlegen ließ und dort Berge von komischen Büchern verschlang und witzige Filme betrachtete.

Seine selbst verschriebene »Lach-Therapie« begründete er mit Erkenntnissen der Stressforschung: »Wenn negative Gefühle negative Veränderungen im Körper hervorrufen, können dann nicht positive Emotionen positive Veränderungen auslösen? Kann es nicht sein, dass Liebe, Hoffnung, Glauben, Lachen, Vertrauen und Lebenswille therapeutischen Wert besitzen?« Das tun sie, doch leider kann man sich nicht allein darauf verlassen.

*Seine selbst verschriebene »Lach-Therapie« begründete der Publizist Norman Cousins mit Erkenntnissen der Stressforschung: »Wenn negative Gefühle negative Veränderungen im Körper hervorrufen, können dann nicht positive Emotionen positive Veränderungen auslösen?«*

Zunehmend wurden nun die Rolle von Zuneigung, Geborgenheit und sozialer Unterstützung diskutiert und der Stress der modernen Gesellschaft, der ihnen entgegenstand. Die US-Forscher Leonard Syme und Reuel A. Stallones fanden heraus, dass es nicht nur der amerikanische Lebensstil war, der japanische Immigranten innerhalb weniger Jahre krank machte, sondern auch der fehlende Kontakt zu ihrer Familie und die mangelnde soziale Integration. Der Stanford-Psychiater David Spiegel und sein Kollege Irvin Yalom experimentierten mit Gruppengesprächen in der Therapie unheilbar Krebskranker, und tatsächlich lebten Brustkrebspatientinnen, die sich mit anderen über ihr Leben wie auch ihre Todesangst austauschen konnten, doppelt so lange wie die in der Vergleichsgruppe. Spiegels Ergebnisse wurden heftig debattiert, weil sie einer strengen wissenschaftlichen Überprüfung nicht standhielten. Doch ähnliche Untersuchungen bestätigten später, dass die Unterstützung durch eine Gruppe zumindest die Lebensqualität von Brustkrebspatientinnen deutlich erhöht.

*Seit den 90er-Jahren rückt immer mehr die Frage in den Mittelpunkt, welche psychischen Störungen sich durch eine Krebserkrankung ergeben können und wie man diesen entgegenwirken könnte.*

### Spritualität und Psyche

Spirituelle Fragen begannen die Medizin zu interessieren. Die Beatles machten Maharashi Mahesh Yogi (1917–2008) berühmt, einen indischen Physiker und Mathematiker, der nach westlichem Vorbild erzogen worden war, seine Identität aber in alten, vedischen Meditationstechniken wiederentdeckte. Sie wurden zu einer Wurzel der Mind-Body-Medizin, begründet von dem amerikanischen Kardiologen Herbert Benson von der *Harvard Medical School.* 1975 veröffentlichte er sein Buch *The Relaxation Response* die »Entspannungsantwort« auf den krank machenden Zivilisationsstress. Jon Kabat Zinn entwickelte etwa zur selben Zeit die »*Mindfulness-Based Stress Reduction*« (MBSR), ein auf Achtsamkeit aufbauendes Konzept der Stressbewältigung (siehe Seite 154 ff.).

Immer häufiger wurde die Frage gestellt, ob Krebs psychische Ursachen haben könnte. Während die Theorien über sogenannte »Krebstypen« (besonders gefährdet waren danach Menschen, die unselbstständig und überangepasst, antriebsgehemmt, defensiv und depressiv sind) heute widerlegt scheinen, rückt seit den 90er-Jahren immer mehr die Frage in den Mittelpunkt, welche psychischen Störungen sich durch eine Krebserkrankung ergeben können und wie man diesen entgegenwirken könnte. War dieser Ansatz ursprünglich noch symptom- und damit defizitorientiert, so wenden sich Psychoonkologie und Mind-Body-Medizin inzwischen zunehmend der Frage zu, welche Ressourcen in den Patienten gestärkt werden können (siehe Seite 50).

## Die Krise als Chance

Dass Menschen gerade in Krisen außergewöhnliche Kräfte entwickeln, konnte der amerikanisch-israelische Mediziersoziologe Aaron Antonovsky (1923–1994) zeigen. Ende der 70er-Jahre untersuchte er jüdische Frauen, die in einem Konzentrationslager inhaftiert gewesen waren. Ein Drittel der 300 ehemaligen Gefangenen, so das Ergebnis, blieb trotz extrem schlechter Lebensbedingungen in Kindheit und Jugend seelisch und körperlich gesund und erreichte vielfach ein hohes Alter. Was zeichnete diese Gruppe aus?

Alle diese Frauen hatten eine tief verankerte positive Einstellung zum Leben. Dabei grübelten sie weniger darüber nach, was eine Krise vielleicht ausgelöst hatte, sondern setzten alles daran, diese so gut wie möglich zu meistern. Sie waren in der Lage, auch schwierigsten Situationen noch etwas Positives abzugewinnen und ihnen Sinn zuzuschreiben. »Kohärenzgefühl« nannte Antonovsky diese entscheidende Fähigkeit, sich als sinnvollen Teil eines Ganzen betrachten zu können. Er gilt als der Begründer der »Salutogenese« – der Wissenschaft, die nicht nach den Ursachen von Krankheit, sondern nach den Wurzeln der Gesundheit sucht.

Krebspatienten beschreiben mitunter das verblüffende Gefühl, durch die Bedrohung ihres Lebens stärker geworden zu sein, etwas Wichtiges gefunden zu haben. Zum Beispiel entdecken viele eine spirituelle Dimensionen in ihrem Leben oder lernen die Hilfe anderer schätzen. Solche Erfahrungen führen an einen Punkt, wo sie sich plötzlich nicht mehr ausgeliefert fühlen, sondern ihr Schicksal wieder selbst in die Hand nehmen. »Ich habe hier bei einer Meditationsübung gelernt, ›in Würde‹ zu sitzen«, beschreibt etwa eine Patientin der naturheilkundlichen onkologischen Tagesklinik ihr Lernen in der Gruppe. »Das hat mir etwas ganz Zentrales zurückgegeben, was ich in meiner Krankheit verloren zu haben schien.«

*Krebspatienten beschreiben mitunter das verblüffende Gefühl, durch die Bedrohung ihres Lebens stärker geworden zu sein, etwas Wichtiges gefunden zu haben.*

# ANLAUFSTELLEN FÜR KREBSPATIENTEN

Wohin sich wenden mit der Diagnose Krebs? Gerade wenn es um Tumorkrankheiten geht, gibt es Kliniken und Ärzte, die mit dem Versprechen »natürlicher« Heilmethoden und Alternativen zur klassischen Onkologie um Patienten werben. In vielen Fällen lassen sich ihre Methoden nicht mit denen der Schulmedizin vereinbaren. Oft kosten die Behandlungen dort sehr viel Geld, werden aber nicht von den Krankenkassen übernommen.

Hier finden Sie dagegen eine Auswahl von Adressen von Kliniken, die sich auf der Basis seriöser Medizin mit naturheilkundlichen Ansätzen in der Tumortherapie befassen und diese auch erfolgreich mit der Onkologie kombinieren. Viele von ihnen arbeiten mit multiprofessionellen Teams – neben den Ärzten zählen dazu qualifizierte Pflegekräfte, Ordnungstherapeuten oder Psychoonkologen, Sportmediziner, Ernährungsexperten, Masseure usw.

### Bad Aibling
Ganzheitlich-integrativ arbeitet die **Klinik St. Georg.**
Rosenheimer Straße 6–8, 83043 Bad Aibling
Tel.: 08061-398-0
Mail: info@klinik-st-georg.de
Internet: www.klinik-st-georg.de

### Bad Bergzabern
In der **BioMed Fachklinik für Onkologie, Immunologie & Hyperthermie Bad Bergzabern** wird die klassische Onkologie vor allem mit verschiedenen Hyperthermieformen ergänzt.

Tischberger Straße 5+8, 76887 Bad Bergzabern
Tel.: 06343-705-0
Mail: info@biomed-klinik.de
Internet: www.biomedklinik.de

### Berlin
Die **Klinik für Anthroposophische Medizin des Akademischen Lehrkrankenhauses der Charité** in Berlin bietet an dem dazugehörigen Brust-, Darm- und Lungenkrebszentrum neben der klassischen Onkologie zusätzlich einzelne naturheilkundliche Verfahren an.
Kladower Damm 221, 14089 Berlin
Tel.: 030-36501-0
Mail: info@havelhoehe.de
Internet: www.krankenhaus-havelhoehe.de

### Essen
**Integrative naturheilkundlich-onkologische Tagesklinik der Kliniken Essen-Mitte**
Am Deimelsberg 34a, 45276 Essen
Tel.: 0201-174-25008
Mail: naturheilkunde@kliniken-essen-mitte.de
Internet: www.kliniken-essen-mitte.de/naturheilkunde

**Klinik für Senologie / Brustzentrum, Evang. Huyssens-Stiftung**
Henricistraße 92, 45136 Essen
Tel.: 0201-174-33001
Mail: brustzentrum@kliniken-essen-mitte.de
Internet: www.kliniken-essen-mitte.de/brustzentrum

### Frankfurt
Seit Frühjahr 2010 berät die Frankfurter Universitätsklinik Krebspatienten zu Therapien aus der Naturheilkunde. An diesem **Universitären Centrum für Tumorerkrankungen (UCT)**, das von der Deutschen Krebshilfe als Onkologisches Spitzenzentrum ausgezeichnet wurde, soll die wissenschaftliche Erforschung natürlicher Behandlungsmethoden vorangetrieben werden.

Tel.: 069-6301-0
Mail: info@kgu.de
Internet: www.kgu.de/

### Freiburg

Informationen zu naturheilkundlichen Verfahren und eine spezielle Beratung zur Ernährungsumstellung bei Krebs bietet die **Uniklinik Freiburg, Abteilung Hämatologie und Onkologie:**
Hugstetter Str. 55, 79106 Freiburg
Tel.: 761-270-33680
Internet: www.oncoconsult.de oder www.uniklinik-freiburg.de/ip/live/patientenservice/zusatzangebote/onko.html

### Heidelberg

Die **Universitäts-Frauenklinik Heidelberg** hat eine Abteilung für Integrative Medizin, die sich um gynäkologische Tumorerkrankungen kümmert:
Abt. 4.2 – Gynäkologische Endokrinologie und Fertilitätsstörungen
Voßstr. 9, 69115 Heidelberg
Mail: frauenklinik.ambulanz.nhv@med.uni-heidelberg.de
Internet: http://tinyurl.com/3y5l7ww

### Herdecke

Das **Gemeinschaftskrankenhaus Herdecke** hat eine Fachabteilung Integrative Onkologie:
Gerhard-Kienle-Weg 4, 58313 Herdecke
Tel.: 02330-62-0
Mail: kontakt@gemeinschaftskrankenhaus.de
Internet: www.gemeinschaftskrankenhaus.de

### Jena

Seit März 2003 existiert an der Universität Jena eine von der Karl und Veronica Carstens-Stiftung geförderte **»Ambulanz für Naturheilkunde in der Onkologie«**. Sie berät Tumorpatienten über komplementäre naturheilkundliche Therapien, bietet Akupunktur, Entspannung und Gesundheitstraining an und organisiert klinische Studien.
Tel.: 03641-9324256

Mail: Heidrun.Pupke@med.uni-jena.de
Internet: www.kim2.uniklinik-jena.de/Naturheilkunde.html

### Köln

An der Universität Köln berät das **Institut zur wissenschaftlichen Evaluation naturheilkundlicher Verfahren** Patienten:
Tel.: Stefan Wilk 0221-478-6414
Mail: naturheilverfahren@uk-koeln.d e
Internet: www.uk-koeln.de/institute/iwenv

### München

Die **Frauenklinik der Technischen Universität München** bietet Sprechstunden zu naturheilkundlichen Verfahren im Bereich der Gynäkologie an:
Frauenklinik der TU München
Ismaninger Str. 22, 81675 München
Mail: konsile.frauenklinik@lrz.tum.de

Außerdem gibt es am Klinikum rechts der Isar der Technischen Universität ein **Kompetenzzentrum für Komplementärmedizin und Naturheilkunde** mit einer Ambulanz und Tagesklinik für Naturheilkunde und Gesundheitsförderung
Kaiserstr. 9, 80801 München
Tel.: 089-72669715
Mail: nhv.ambulanz@lrz.tum.de

### Öschelbronn

**Klinik Öschelbronn, Centrum für Integrative Medizin und Krebstherapie**
Tel.: 07233-68-0
Mail: info@klinik-oeschelbronn.de
Internet: www.klinik-oeschelbronn.de/

### Wien

Seit 2004 gibt es die **Spezialambulanz »Homöopathie bei malignen Erkrankungen«** an der Klinischen Abteilung für Onkologie der Klinik für Innere Medizin I, Medizinische Universität Wien.
Währinger Gürtel 18–20, A-1090 Wien,
Mail: michael.frass@meduniwien.ac.at.

Wenn die von einer Krankheit Betroffenen aktiv werden, lassen sie sich selbst plötzlich nicht mehr nur auf ihre körperlichen Symptome reduzieren. Sie fühlen sich gesünder, auch wenn das Leiden noch lange nicht verschwunden ist.

Die Basis dafür kann man trainieren, zum Beispiel in Achtsamkeitsübungen, wie sie im nächsten Kapitel beschrieben werden (siehe Seite 160 ff.). Unsere Erfahrungen in der Behandlung von chronischen Schmerzpatienten zeigen, dass diese davon sogar häufig mehr profitieren als von Medikamenten.

*In der Integrativen Onkologie ist eine gute Kommunikation absolute Voraussetzung für jede Behandlung. Das betrifft nicht nur den rationalen Teil der Information, sondern auch die vielen nonverbalen Signale von beiden Seiten, die Aufschluss geben über Zweifel und Vertrauen.*

### Die Selbstheilungskräfte wecken

»Nicht nur behandeln lassen, sondern auch selbst handeln«, ist eine der Herausforderungen, denen sich Krebskranke stellen sollten. Naturheilkundliche Verfahren sind dabei eine weitere wichtige Hilfe. Sie dienen dazu, den »inneren Arzt«, wie das Paracelsus nannte, also die Selbstheilungskräfte, zu wecken. »Gesundheit« nämlich ist kein statischer Zustand und nicht vergleichbar mit einem hygienisch reinen und keimfreien Milieu.

Der Mensch befindet sich in einem kontinuierlichen Anpassungsstress an seine sich ständig wandelnde Umwelt – um auf die wechselnden Reize richtig reagieren zu können, braucht er Phasen der Entspannung und Ruhe. Doch im Dauerstress hat der Organismus diese Flexibilität verloren: Wir bleiben verspannt und laufen weiter auf Hochtouren, auch wenn die Auslöser dieser Aktivität schon längst verschwunden sind.

Weil chronischer Stress, aber auch falsche Ernährung und mangelnde Bewegung dazu geführt haben, dass unsere Sensorien verkümmern, registrieren wir Belastungen häufig erst dann, wenn unser Organismus sich bereits mit massiven Symptomen dagegen wehrt. Selbsthilfestrategien können Patienten dazu befähigen, die Signale ihres Körpers wieder besser wahrzunehmen und die Balance zwischen Reizen und Entspannung wieder herzustellen.

Naturheilkundliche Reize wie Wassergüsse und feuchte Wickel setzen Stimuli, die – so jüngste Thesen der Psychoneuroimmunologie – vermutlich das Gehirn dazu bringen, seine Körperbilder zu überprüfen und dabei die Regelkreise zu »justieren«. Das löst Blockaden und setzt Energien frei. Häufig führt das nach einigen Tagen zu einer Art »Umstimmung«: Die Patienten fühlen sich plötzlich besser und schildern das als Gefühl, »wieder Land zu sehen«. Plötzlich, sagen sie, habe es »Klick« gemacht.

Entspannung, Rhythmisierung und Stimulation durch Naturheilverfahren helfen Krebspatienten, ihre innere Ruhe zurückzugewinnen, Kräfte zu sammeln und die Selbststeuerung des Organismus anzustoßen. Außerdem können sie ganz entscheidend dazu beitragen, die Nebenwirkungen einer Krebsbehandlung zu mildern (siehe Seite 94 ff.), und sie sind Teil einer langfristigen Überlebensstrategie in der Integrativen Onkologie.

## Mit dem Onkologen offen reden

»Ich sehe immer wieder sein Gesicht vor mir«, die Patientin in der onkologischen Tagesklinik starrt ins Leere, »wie der Arzt mir sagt: ›Sie haben Krebs, und es sieht nicht gut aus.‹« Zwölf Mitglieder hat die Gruppe, die sich einmal wöchentlich in den Kliniken Essen-Mitte unter Anleitung einer Ordnungstherapeutin trifft, um ihre Krebserkrankung zu verarbeiten. »Das wird dann ganz eng hier«, sagt die 55-jährige Frau und deutet auf die Region über ihren Bronchien, eine Handbreit über ihrem Herz. »Da ist dann sofort die Angst wieder da.« »Die Diagnose Krebs«, sagt eine andere, »ist wie ein Erdbeben der Stufe 8 auf einem einzigen Quadratmeter.«

Gemeinsam versuchen die Tumorkranken, einen Weg zu finden, der scheinbaren Ausweglosigkeit etwas entgegenzusetzen, sich nicht unterkriegen zu lassen, auch wenn ihre Lebenszeit vielleicht begrenzt ist. Die Kommunikation mit dem Arzt spielt dabei eine besondere Rolle, denn viele haben negative Erfahrungen damit gemacht. »Wir haben heute das Ergebnis der Pathologie bekommen«, eröffnete etwa ein Arzt im Beisein von drei Praktikantinnen ein Gespräch am Krankenbett, im Stehen. Es blieb ein einseitiges Gespräch: »Es ist leider Krebs im fortgeschrittenen Stadium, und wir können ihn nicht mehr heilen. (Pause) Haben Sie noch Fragen?«

Der enorme Zuwachs an biochemischem Wissen in den letzten Jahrzehnten war in der Medizinerausbildung zugleich mit einem Verlust an kommunikativer und psychosozialer Kompetenz bezahlt worden. Seit die Kritik daran nicht nur in der Öffentlichkeit, sondern

## ▶ PATIENTENFRAGEN AN DEN ARZT

- Was bedeutet die Diagnose?
- Warum empfehlen Sie diese Therapie?
- Warum lehnen Sie eine andere Therapie ab?
- Was versprechen Sie sich von der Therapie?
- Warum sollen die Untersuchungen und Behandlungen in dieser und keiner anderen Reihenfolge ablaufen?
- Was sind mögliche Risiken der Behandlung? Was kann man gegen diese Unwägbarkeiten tun?
- Wie können zu erwartende Nebenwirkungen behandelt werden?
- Gibt es naturheilkundliche Behandlungsverfahren, die hier helfen würden?
- Gibt es Behandlungen, die in dieser Praxis / Klinik nicht zur Verfügung stehen?
- Was halten Sie von naturheilkundlichen Begleittherapien?

auch unter den Studenten immer lauter wurde, ändert sich das: »*Shared decision making*«, das gemeinsame Entscheiden, oder auch »*breaking bad news*«, die Art und Weise, wie Patienten eine für sie dramatische Diagnose mitgeteilt werden sollte, wurden inzwischen Bestandteile der Ausbildung.

Auch Ärzte haben Ängste – natürlich sind auch wir gerade bei so einer lebensbedrohlichen Krankheit in Sorge, dass die gewählte Therapie nicht anschlägt. Vielleicht tun sich deshalb so viele Mediziner mit dem Patientengespräch schwer und flüchten sich stattdessen lieber in ihr professionelles Handwerk. Nur 30 Prozent einer Diagnose, so die Erfahrungen, werden beim ersten Gespräch mit dem Arzt verstanden. Das jedoch liegt nicht nur an der Fachterminologie, sondern auch an der Überforderung des Patienten, die sich plötzlich mit einer veränderten Lebensperspektive konfrontieren zu sollen.

Für den Arzt ist wichtig, dass er richtig einschätzt, wie viel sein Gegenüber in diesem Moment aufzunehmen bereit ist. Und es hilft ihm, wenn seine Patienten signalisieren, wo sie immer noch nicht alles verstanden haben. Eine gute Beziehung zwischen Therapeut und Patient nimmt Angst, mindert Stress und Schmerz, senkt den Blutdruck und bessert das Allgemeinbefinden.[1] Wenn die Kommunikation funktioniert, werden Kranke schneller gesund.[2] Und diejenigen Ärzte, die dem Patienten gegenüber eine freundliche und vertrauensvolle Haltung einnehmen, erzielen eine deutlich bessere Wirkung als jene, die sich nur auf medizinische Inhalte beschränken.[3]

---

**Haben Sie deshalb keine Scheu, Fragen und Ängste zu äußern: Der Arzt ist Experte für Ihre Krankheit, Sie aber sind Experte für sich selbst! Sie sind beide aufeinander angewiesen. Fragen Sie also immer wieder nach, was Sie bisher nicht verstanden haben: Es ist wichtig, dass Sie das Ziel Ihrer Behandlung kennen! Offenheit im Gespräch mit dem Arzt und Mut zu unbequemen Fragen helfen Ihrem Onkologen, die für Sie beste Therapie zu finden.**

---

Wenn Sie Angst haben, wichtige Dinge zu vergessen, dann schreiben Sie sich Ihre wichtigsten Fragen auf (siehe Kasten auf Seite 52).

Auf jeden Fall sinnvoll ist es, bei einer so schwerwiegenden Erkrankung wie Krebs eine Zweitmeinung einzuholen. Kein seriöser Onkologe wird Sie davon abhalten, im Gegenteil. Lassen Sie sich nicht »irgendwo« behandeln. An den großen Universitätskliniken und spezialisierten Tumorzentren haben Sie die Chance, nach dem neuesten Forschungsstand behandelt zu werden. Studien zeigen, dass zum Beispiel Patienten, die an Studien teilnehmen – und diese werden in der Regel an spezialisierten Zentren durchgeführt –, eine bessere Überlebenschance haben. Die Adressen erfahren Sie über die Fachgesellschaften.*

Im Gespräch sollten Sie vor allem auch dann mit dem Onkologen bleiben, wenn Sie nach Behandlungsalternativen oder ergänzenden Verfahren suchen. Das ist nicht immer ganz einfach: Das wissenschaftliche Institut der niedergelassenen Hämatologen und Onkologen (WINHO) veröffentlichte 2006 eine Befragung von rund 3500 Patienten in 25 onkologischen Schwerpunktpraxen. Aus der insgesamt positiven Bewertung der Krebsärzte fielen drei Punkte deutlich heraus: Die Patienten fühlten sich nicht gut beraten, was Alternativen zur Schulmedizin betraf. Zudem kritisierten sie die mangelnde Aufklärung über Risiken und Nebenwirkungen ihrer Behandlung.

---

1–3: siehe Literatur Seite 270, * siehe Seite 275.

# DIAGNOSEN UND PROGNOSEN

Um sich ein genaues Bild der Krebserkrankung zu machen, kombiniert der Onkologe verschiedene Diagnoseverfahren. Am Anfang steht, wie bei jeder medizinischen Untersuchung, eine ausführliche **Anamnese**, die nicht nur die Ausprägungen der aktuellen Beschwerden klären soll, sondern auch die Krankheitsgeschichte des Patienten ermittelt. Das beinhaltet seine körperliche Konstitution, eventuelle erbliche Belastungen in der Familie und sein soziales – stützendes oder belastendes – Umfeld. Spezielle Untersuchungen wie etwa das **Abtasten der Lymphknoten** oder eine **Echokardiographie** dienen dazu, nach Metastasen zu fahnden oder Risikofaktoren zu identifizieren – denn die Chemotherapie kann das Herz belasten.

## Was Tumormarker leisten

Im Blut werden **Tumormarker** gemessen, das sind Stoffe (meistens Zucker-Eiweiß-Moleküle), die entweder vom Tumor selbst produziert werden oder durch ihn vermehrt gebildet werden. Tumormarker treten allerdings nicht nur bei Krebs, sondern auch bei anderen Erkrankungen auf und haben deshalb nur eine eingeschränkte Aussagekraft. Zur Identifizierung einer Tumorart eignen sie sich nur bei Hodenkrebs[4] sowie Keimzell- und Lebertumoren (Hepatoblastomen) bei Kindern und Jugendlichen.[5] (Letztere sind jedoch so selten, dass eine Früherkennung hier nicht sinnvoll ist).

## Weitere Hinweise aus dem Blut

Wenn bei der Anamnese familiäre Risiken festgestellt werden, kann der Onkologe aus dem Blut auch die Vererblichkeit einer Krebserkrankung ermitteln (Gentest). Bildgebende Verfahren wie eine Computertomografie oder ein Kernspin klären die Lage von Tumoren ab. Ob das Knochenmark angegriffen ist, klärt eine Punktion des Beckenkamms. Eine Kontrastmittelaufnahme (sog. Szintigramm) gibt Aufschluss darüber, ob die Knochen selbst befallen sind.

## Umgehen lernen mit Prognosen

Die Prognose, die aus solchen Befunden erstellt wird, beruht auf statistischen Mittelwerten. Sogenannte Fünf-Jahres-Überlebensraten verweisen auf den Prozentsatz der Patienten, der nach diesem Zeitraum noch lebt. Statistisch gesehen hat diese Gruppe danach dieselbe Lebenserwartung wie der normale Durchschnitt der Bevölkerung. Der individuelle Krankheitsverlauf kann ganz anders aussehen – besser, aber auch schlechter.

4, 5: siehe Literatur Seite 270.

Sie fühlten sich nicht ernst genommen: 55 Prozent gaben an, bei der Erstellung eines Therapieplans nicht beteiligt worden zu sein. Und 62 Prozent bedauerten, nur lückenhafte Erklärungen bei der Ablehnung von Therapien erhalten zu haben, die sie vorschlugen.[6]

Leider ist ein gestörtes Vertrauensverhältnis zwischen Arzt und Patient häufig der Grund dafür, warum rund drei Viertel der Krebspatienten nicht über eigene Therapieversuche mit naturheilkundlichen Verfahren sprechen – obwohl solche Alleingänge den Behandlungserfolg gefährden können.

**Teilen Sie Ihrem Onkologen alles mit, was Sie bewegt. Wenn Sie mit Ihrem Krebsarzt zum Beispiel nicht offen über Ihren Wunsch sprechen können, sich begleitend naturheilkundlich behandeln zu lassen, dann verzichten Sie entweder auf diese Option oder suchen Sie nach einem anderen Arzt. Verschweigen Sie auf keinen Fall, wenn Sie sich zusätzlichen Therapien unterziehen.**

## Naturheilkundliche Kompetenz finden

Die Onkologie hat lange ignoriert, dass sich die Mehrheit ihrer Patienten zusätzliche Behandlungsmöglichkeiten sucht – häufig, ohne das ihrem Arzt mitzuteilen. An diesem mangelnden Vertrauen sind die Mediziner nicht unschuldig, denn die meisten kennen sich im Bereich der Naturheilkunde oder in den Möglichkeiten der Integrativen Onkologie nicht aus. Wenn Sie danach fragen, ob Ihre Behandlung naturheilkundlich unterstützt werden kann, werden Sie vielleicht solche Sätze hören, wie »Sie sind ernsthaft krank, was wollen Sie da mit Kräutern?«

Wo aber finden Sie naturheilkundliche Kompetenz? Jemanden, der Sie berät und begleitet, wenn es um Ihr Potenzial geht, selbst zur Genesung oder Besserung beizutragen – mit Kneipp-Therapien und Akupunktur, Ernährung, Bewegung und Mind-Body-Verfahren? Die Suche ist nicht ohne Risiko, denn auf dem »Markt« der Krebskrankheiten tummeln sich viele selbst ernannte Heiler und gutmeinende Gesundheitsapostel neben wenigen seriösen Kennern der Integrativen Onkologie. In den USA dagegen haben viele renom-

6: siehe Literatur Seite 270.

mierte Krebszentren seit einigen Jahren Abteilungen aufgebaut, in denen komplementäre Verfahren aus verschiedenen traditionellen Heilsystemen in Kombination mit der Tumortherapie angewendet werden (siehe Seite 25 ff.).

In Deutschland gibt es – regional breit gestreut – einige Krebszentren, die sich für die komplementäre Behandlung von Krebspatienten geöffnet haben und in Sprechstunden Auskünfte dazu erteilen oder auch selbst Behandlungsangebote machen (siehe Seite 48). Eine weitere Möglichkeit, die komplementären Therapiemöglichkeiten sachkundig abzuklären, bieten Fachgesellschaften.

Naturheilkundliche Sprechstunden an onkologischen Zentren sind ein großer Fortschritt, doch sie arbeiten in der Regel komplementär, das heißt ergänzend. Wir möchten an dieser Stelle darauf hinweisen, dass die Entwicklung weitergehen muss: Wir brauchen eine integrative Krebsbehandlung, bei der beide Seiten voneinander lernen, weil sie sich täglich miteinander abstimmen. Nur das schafft eine grundsätzlich andere Qualität der Krebsmedizin.

## Soziale Unterstützung aufbauen

Sobald Sie eine Krebsdiagnose erhalten haben, sind Sie mit Zetteln und Röntgenbildern in der Hand unterwegs von einer Untersuchung zur anderen, die alle immer mehr Befunde produzieren: Tumorstadien, Blutwerte und Überlebensraten. Sie treffen auf Zahlen, die häufig Angst machen, und Meinungen, die widersprüchlich sind. Das geht nicht nur Ihnen so: Eine Studie mit prostatakrebskranken Männern aus dem Jahr 2006 zeigte, dass diese sich mit einer riesigen Fülle von Informationen und Desinformationen konfrontiert sahen, mit unterschiedlichsten Prognosen und Therapiemöglichkeiten. Die meisten dieser Männer verstanden die Erklärungen der Mediziner nicht und fühlten sich außerstande, mögliche Alternativen in Ruhe zu bedenken. Der überwiegende Teil gab an, seine Therapieentscheidung allein aus Angst und Ungewissheit heraus getroffen zu haben.[7] Panik aber ist kein guter Ratgeber.

Da die Krankheit Krebs über Jahre heranreift, wird die Dringlichkeit des Handelns häufig überschätzt. Zwei, drei Tage sind in den seltensten Fällen entscheidend für Leben und Tod. Lassen Sie sich

7: siehe Literatur Seite 270.

## BELASTUNGEN BEWÄLTIGEN MIT EMDR

Es muss nicht ein Zugunglück sein oder eine andere Form von Gewalteinwirkung. Auch Diagnose, Behandlung und Verlauf einer Tumorerkrankung können zu einer sogenannten posttraumatischen Belastungsstörung (PTBS) führen. Nach Erkenntnissen der *US Cancer Society* tritt eine solche Traumatisierung in den frühen Phasen der Erkrankung bei 3 bis 4 Prozent der Patienten auf. Bis zum Ende der Behandlung ist sogar jeder dritte Krebskranke davon betroffen. Bei langanhaltenden Krebserkrankungen mit Rückfällen spielt sie bei bis zu 80 Prozent der Patienten eine Rolle.

### Die Symptome
Diese Patienten leiden unter den für PTBS typischen plötzlich auftretenden belastenden Erinnerungen. Sie haben Albträume, sind ängstlich und schreckhaft.

### Die Behandlung
Posttraumatische Belastungsstörungen sind durch die üblichen Psychotherapien schwerer zu behandeln als andere seelische Leiden. Sie erfordern »traumamodifizierte Therapien«, um die spezifischen Veränderungen im Erinnerungssystem der Patienten beeinflussen zu können.

Eine neue und sehr effektive Methode dafür ist EMDR *(eye movement desensitization and reprocessing)*. Sie wurde 1987 von Francine Shapiro, einer kalifornischen Psychologin,[8] entwickelt. Inzwischen wird sie weltweit zur Behandlung schwerer psychischer Traumafolgestörungen angewendet.[9-11] Im Jahr 2006 wurde EMDR auch in Deutschland als wissenschaftlich begründete Psychotherapiemethode anerkannt, auch wenn der Wirkmechanismus nicht völlig geklärt ist.

### Die Wirkung von EMDR
Die Patienten folgen den horizontalen Bewegungen der Hand des Therapeuten (z. B. mit einem Stab) mit den Augen, während sie sich auf die belastende Erinnerung konzentrieren. Das scheint in ihrem Gehirn eine Umstrukturierung der Erinnerung zu aktivieren, die eine deutlich zügigere Verarbeitung ermöglicht, als dies mit anderen Methoden möglich ist.

### EMDR in Deutschland
In Deutschland gibt es etwa 1500 durch die Fachgesellschaft EMDRIA zertifizierte EMDR-Therapeuten (fast alles psychotherapeutisch tätige Psychologen und Ärzte, www.emdr.de). In der Regel ist die EMDR-Behandlung Teil einer von den Kassen finanzierten Richtlinienpsychotherapie (Kurztherapie).[12] An den Kliniken Essen-Mitte wird diese Methode künftig zum Repertoire der begleitenden Krebstherapien gehören.

8–12: siehe Literatur Seite 270.

also nicht zu vorschnellen Handlungen verleiten, auch nicht von Ihren eigenen Ängsten und Befürchtungen. Wenn Sie Ihr Onkologe dazu drängt, sich sofort zu entscheiden, dann fragen Sie nach seinen Gründen und den Konsequenzen, die ein Aufschub hätte.

**Handeln Sie nicht überstürzt: Ziehen Sie sich für zwei, drei Tage zurück, bevor Sie Ihre onkologische Behandlung beginnen. Nutzen Sie diese Zeit, um sich klarzumachen, was Sie erwartet, für welche Therapie Sie sich entscheiden, welche Fragen Sie noch an den Arzt haben, welche Hilfestellungen Sie sich von Ihrer Familie, Freunden oder vielleicht weiteren Therapeuten wünschen.**

Viele Patienten scheuen sich, ihre Familie oder ihre Freunde mit ihrer Krankheit zu »belasten«. Dabei können diese ein wichtiges Netzwerk sein, das sie unterstützt, zum Beispiel in praktischen Fragen des Alltags – jemand, der im Haushalt hilft oder sich vielleicht um ihre Kinder oder die kranke Mutter kümmert. Besonders wichtig ist, jemanden zu finden, mit dem Sie über alles sprechen können, auch über Ihre Ängste – diese emotionale Unterstützung kann ein Partner oder eine Partnerin geben, aber auch eine Schwester oder ein Bruder, vielleicht auch ein langjähriger Freund.

Sehr zu empfehlen ist ein »Lotse« durch die medizinische Behandlung, vor allem, wenn Sie sich von den vielen Informationen und Therapieoptionen überfordert fühlen. Ideal wäre ein Hausarzt, der Sie schon länger kennt. Dieser Arzt oder diese Ärztin müssen keine Experten für Krebs sein, aber schon eine Person, die keine Angst davor hat, alle wichtigen Fragen an die Fachleute zu stellen und Termine durchzusetzen. Vielleicht haben Sie auch jemanden, der Sie begleitet, wenn unangenehme Gespräche oder Untersuchungen anstehen.

**Lassen Sie sich helfen: Suchen Sie sich Menschen, die Sie zum Lachen bringen, aber auch keine Scheu haben, Sie weinen zu sehen. Andere, die organisieren können und immer einen kühlen Kopf behalten. Dritte, die einfach da sind oder einspringen, wenn alle organisatorischen Stricke reißen.**

# BESSER SCHLAFEN

Ausreichend Schlaf stärkt Sie für die Belastungen des Tages und der Therapie. Falls Ihnen der Schlaf durch die Sorgen um den Ausgang Ihrer Behandlung abhanden gekommen ist, versuchen Sie es mit **progressiver Muskelentspannung**. Diese Methode kombiniert körperliche mit geistiger Entspannung und ist daher ideal bei Schlafstörungen. Das Prinzip besteht darin, dass einzelne Muskelgruppen an- und dann wieder entspannen. Nach einer Weile Training können Sie Ihre Muskeln dann sogar willentlich entspannen.

Setzen Sie sich auf einen Stuhl und schließen Sie die Augen. (Sie können die Übung aber auch im Liegen ausführen). Machen Sie mit Ihrer rechten Hand eine Faust. Spannen Sie Ihre Faust mit maximaler Kraft an, fühlen Sie die Anspannung und ordnen Sie ihr den Wert 100 zu. Halten Sie die Spannung 6 Sekunden. Lassen Sie wieder los und warten Sie, bis die Spannung auf 0 heruntergegangen ist. Fühlen Sie die Entspannung 40 bis 50 Sekunden. Probieren Sie nun mittlere Spannungswerte aus: 50, 70 oder 30, und spüren Sie, wie sich das jeweils anfühlt.

Kombinieren Sie diese Übung dann mit Ihrer Atmung: Atmen Sie beim Anspannen ein, halten Sie dann gleichzeitig mit der Spannung 6 Sekunden den Atem an, atmen Sie dann mit der Entspannung fühlbar und hörbar aus. Das Gleiche machen Sie nun mit der linken Faust.

Danach ziehen Sie die Augenbrauen hoch und die Mundwinkel zu den Ohren. Halten Sie die Spannung 6 Sekunden und entspannen Sie. Spüren Sie den Veränderungen im Körpergefühl nach. Ziehen Sie dann das Kinn zur Brust und die Schultern kräftig nach oben.

Weitere Muskelgruppen spannen Sie so an: Drücken Sie die Schulterblätter fest gegen die Stuhllehne. Winkeln Sie dann die Beine so an, dass die Unterschenkel genau waagerecht parallel zum Boden verlaufen, ziehen Sie dann die Zehen nach unten in Richtung Fußsohle und halten Sie diese Spannung.

Zum Schluss gehen Sie im Geist noch einmal alle angespannten Körperbereiche durch. Spannen Sie noch einmal abwechselnd die Fäuste an und entspannen Sie sie dann wieder. Dann räkeln Sie sich noch einmal und öffnen die Augen.

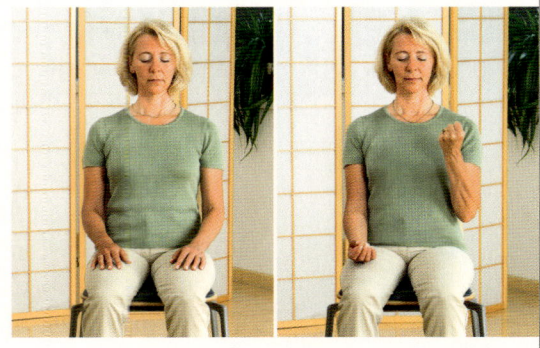

# Worauf Onkologen, Naturheilmediziner und Patienten achten müssen

Viele der gegen Krebs eingesetzten Chemotherapeutika wurden aus pflanzlichen Inhaltsstoffen entwickelt, etwa die Klasse der gegen Brustkrebs eingesetzten Taxane (z. B. Paclitaxel, Docetaxel), die aus Eiben synthetisiert wurden. Eine andere Gruppe von Zellgiften, die ganz bestimmte Elemente der Tumorzelle (die Mikrotubuli im Zellkern) zerstören, wurden aus den Alkaloiden des Madagaskar-Immergrüns *(Catharanthus roseus)*, eines bei uns als Zimmerpflanze bekannten Gewächses, abgeleitet. Sie finden hauptsächlich bei Blutkrebs und bei Lymphomen Anwendung. Ein weitere Alkaloidgruppe aus dieser Pflanze, die Vinorelbine, wird gegen Krebsformen der schleimhautbildenden Zellen (Adenokarzinome) eingesetzt, zum Beispiel zur Behandlung des nichtkleinzelligen Bronchialkarzinoms, aber auch gegen Brust- und Prostatakrebs. Teniposid, das Glykosid eines Giftes des Amerikanischen Maiapfels *(Podophyllum peltatum)*, ist ebenfalls ein gängiges Zytostatikum bei dieser Form des Lungenkrebses.

Während bei diesen Pflanzen einzelne Wirkstoffe isoliert und anschließend synthetisiert wurden, um deren Potenzial zu erhöhen, wirken die Ursprungspflanzen schwächer gegen Krebs, wenn auch mit weitaus weniger Nebenwirkungen. Allein können sie eine Tumorkrankheit aus diesem Grund leider nicht besiegen. In der Kombination von onkologischer und naturheilkundlicher Therapie jedoch können Heilpflanzen dazu beitragen, die Nebenwirkungen von Chemotherapien, Bestrahlung oder auch antihormoneller Behandlungen zu lindern.

Da Ärzte aber keine Pharmakologen sind, wissen sie meist nur das Notwendigste für den alltäglichen Einsatz über die Wirkungsweise der Medikamente: Onkologen haben wenig Ahnung von pflanzlichen Wirkmechanismen, und naturheilkundlichen Ärzten fehlt häufig das Wissen über die besonderen Begleiterscheinungen der Krebsbehandlung. Deshalb wollen wir in diesem Kapitel einige wichtige Hinweise geben, worauf beide Seiten, aber natürlich auch die Patienten selbst achten sollten.

## Das Potenzial pflanzlicher Wirkstoffe

Pflanzen sind in jeder Heilkunde der Welt grundlegend für viele Behandlungen. Die Weltgesundheitsorganisation schätzt, dass 80 Prozent der Weltbevölkerung Heilkräuter als therapeutisches Mittel nutzen. In China besteht mindestens jedes dritte verabreichte Medikament aus einer pflanzlichen Substanz.[1]

Auch in Deutschland erfreuen sich Phytopharmaka, so der Fachbegriff für diese Produkte, großer Beliebtheit: Jeder Zweite von über 1000 Befragten hat nach einer Umfrage des Meinungsforschungsinstituts Forsa (2010) bereits Arzneimittel aus Kräutern genommen. Deren großes Plus sind nach Ansicht der Befragten eine gute Verträglichkeit (88 Prozent) und geringe Nebenwirkungen (83 Prozent). Drei Viertel der Anwender bevorzugen pflanzliche Arzneimittel aufgrund ihrer milden Wirksamkeit. Nur 14 Prozent haben die Mittel von einem Mediziner empfohlen bekommen.

Ärzte raten zu pflanzlichen Wirkstoffen bei Krankheiten wie Erkältungen, Magenverstimmungen oder Befindlichkeitsstörungen, von denen sie annehmen, dass diese in einigen Tagen auch von alleine abklingen würden. Sie denken oft, das pflanzliche Mittel schade jedenfalls nicht, der Patient aber habe das Gefühl, dass ihm geholfen werde. Das trägt dazu bei, dass viele Menschen glauben, pflanzliche Medikamente seien grundsätzlich frei von Nebenwirkungen und gut geeignet, sich auch mal selbst zu kurieren. Das ist jedoch ein Trugschluss. Obwohl man sie frei in Apotheken, Drogerien und Supermärkten kaufen kann, stellen sie hochwirksame Arzneien dar, die richtig eingesetzt, sehr viel zur Genesung beitragen können. Bei falscher Anwendung können sie jedoch auch erheblichen Schaden anrichten.

Mehr als 70 Prozent aller Krebspatienten, so die Deutsche Krebshilfe, interessieren sich im Verlauf ihrer Krankheitsgeschichte für Naturheilkunde und Komplementärmedizin. Weltweit wenden sogar bis zu 83 Prozent komplementäre Heilverfahren an, davon bis zu 63 Prozent Heilkräuter. Drei Viertel der Betroffenen schweigen ihrem Onkologen gegenüber, wenn es um diese Frage geht. Besonders viele Anhängerinnen von Naturheilverfahren finden sich unter Brustkrebspatientinnen. Von dieser Gruppe sagt Studien zu-

*Jeder Zweite von über 1000 Deutschen hat nach einer Umfrage des Meinungsforschungsinstituts Forsa bereits Arzneimittel aus Kräutern genommen. Deren großes Plus sind nach Ansicht der Befragten eine gute Verträglichkeit (88 Prozent) und geringe Nebenwirkungen (83 Prozent).*

1: siehe Literatur Seite 270.

folge nur jede Zweite ihrem Arzt, dass sie zusätzlich zur Chemotherapie noch komplementäre Medikamente einnimmt.

Das aber birgt erhebliche Risiken, da pflanzliche Substanzen mit anderen Medikamenten Wechselwirkungen eingehen, die zur Verstärkung oder Abschwächung der konventionellen Therapie führen können (siehe Seite 66 ff.) – mit fatalen Folgen.

### Orientierung im Pflanzendschungel

Wir möchten Ihnen hier in einem kurzen Überblick darstellen, warum der Umgang mit pflanzlichen Arzneimitteln einiges an Wissen erfordert und diese deshalb nicht aus unzuverlässigen Quellen, zum Beispiel über das Internet, bezogen werden sollten.

Im Gegensatz zu den standardisierten Wirkstoffen in konventionellen Arzneimitteln variieren pflanzliche je nach Herkunft und Verarbeitung: Da ist zum Beispiel die Frage, aus welchem Land oder welcher Region die verwendeten Kräuter kommen, ob sie aus Freiland oder kontrolliertem Anbau stammen, ob sie auf Wirkstoffgehalt und Schadstoffbelastung kontrolliert wurden oder getrocknet oder frisch verarbeitet wurden. Welche Bestandteile finden Einsatz (Blätter, Wurzeln oder Blüten) und zu welcher Darreichungsform wurden sie verarbeitet (z. B. Tropfen, Tabletten, Dekokt, Creme oder Öl)? All das hat erheblichen Einfluss auf die Inhaltsstoffe und die Wirkung eines Heilkrauts.

Früher reichte es, wenn Pflanzen mithilfe der Sinne bestimmt wurden: Kräuterkundige rochen an ihnen, berührten sie, um die Oberfläche besser beschreiben zu können, zerrieben sie zwischen ihren Fingern oder kosteten auch ein Stück davon. Heute müssen Laborchips und Genprofile dabei helfen, die Vielfalt möglicher Pflanzenvarianten zu unterscheiden. Kleine handliche Analyse-Kits sollen Apothekern, Drogisten und anderen Nutzern bald die schnellere Bestimmung wichtiger Inhaltsstoffe ermöglichen. Wie wichtig das ist, zeigt eine in den USA erfolgte Überprüfung von Ginseng-Produkten: Manches Präparat enthielt nur ein Zehntel, andere das Doppelte der auf der Packung angegebenen Menge.[2]

Auch die Zulassungsbestimmungen für pflanzliche Substanzen variieren international beträchtlich: In einigen Ländern gibt es keine speziellen Regulierungen, in anderen sehr strenge. In Japan zum

*Drei Viertel der Patienten schweigen, wenn es um die Frage nach der Verwendung von Heilkräutern geht. Das aber birgt erhebliche Risiken, da pflanzliche Substanzen mit anderen Medikamenten Wechselwirkungen eingehen, die zur Verstärkung oder Abschwächung der konventionellen Therapie führen können.*

2: siehe Literatur Seite 270.

Beispiel dürfen traditionelle Kampo-Produkte, die ihre Wurzeln in der Traditionellen Chinesischen Medizin haben, nur von schulmedizinisch ausgebildeten Ärzten verordnet werden. In den USA dagegen sind pflanzliche Stoffe in Drugstores wie in Supermärkten zu haben: Wenn sie als Nahrungsergänzungsmittel deklariert werden, unterliegen sie nicht der staatlichen Arzneimittelkontrolle. Die Hersteller geben deshalb auf der Verpackung an, dass der Inhalt keinen medizinischen Zwecken dient, machen aber in ihrer Werbung alle möglichen indirekten gesundheitlichen Versprechungen. In Deutschland ist ein ähnlicher Trend zu beobachten.

Heilpflanzen können auch mikrobiologisch verunreinigt sein, mit Kolibakterien zum Beispiel, Hefepilzen oder Salmonellen. Und mitunter erreicht gerade bei exotischen Importen die Belastung mit Schadstoffen wie Pestiziden und Schwermetallen immer noch ein erschreckend hohes Niveau.

Zwar mahnen wir zur Vorsicht bei pflanzlichen Substanzen, doch das Beispiel Hongkongs zeigt, dass sie im Verhältnis zu synthetischen Mitteln immer noch relativ harmlos sind: Dort, wo eine Mehrheit der Bevölkerung traditionelle Heilkräuter verwendet, müssen nur 0,2 Prozent wegen ihrer Nebenwirkungen eine Klinik aufsuchen, als Folge synthetischer Pharmaprodukte dagegen sind es 4,4 Prozent der Anwender, das sind 22-mal so viele. Doch synthetische Medikamente werden meistens vom Arzt verordnet und sind generell besser kontrolliert als der wild wuchernde Markt der Heilpflanzen.

*Mitunter erreicht gerade bei exotischen Importen die Belastung mit Schadstoffen wie Pestiziden und Schwermetallen immer noch ein erschreckend hohes Niveau.*

**Bestellen Sie keine Heilpflanzen oder Kräutermedizin über das Internet, sondern besprechen Sie Herkunft und Wirkungsweise mit einem Arzt oder Apotheker Ihres Vertrauens.**

## Die Suche nach den Wirkstoffen

Pflanzliche Wirkstoffe werden seit Jahrtausenden eingesetzt, dennoch sind viele von ihnen nach den Kriterien der konventionellen Medizin nicht ausreichend wissenschaftlich untersucht. Positive Effekte wurden, was ihre Wirkung gegen Krebs angeht, meistens nur *in vitro*, also im Labortest, sowie im Tierversuch nachgewiesen, selten gibt es Untersuchungen am Patienten.

Bei der Entwicklung eines konventionellen Arzneistoffs werden einzelne, chemisch genau definierte Substanzen komplett neu im Labor entwickelt und synthetisiert. Mit diesem Kunstprodukt, das in unserer natürlichen Umwelt nicht vorkommt, werden anschließend eine Reihe von Untersuchungen durchgeführt, um seine Wirksamkeit, aber auch die mögliche Schädlichkeit zu prüfen: erst im Labor an Zellkulturen, dann in Tierversuchen und schließlich an freiwilligen gesunden Versuchsteilnehmern und an Patienten. Diese Studien sind aufwendig, langwierig und teuer. Von der Entwicklung einer Substanz bis zu deren Zulassung als Medikament vergehen oft fünf bis zehn Jahre. Die Entwicklungskosten können mehrere hundert Millionen bis zu einer Milliarde Euro betragen. Die Medikamente sind dann entsprechend teuer.

*Arzneimittel aus dem Pflanzenreich werden häufig bereits seit Jahrtausenden verwendet. Einzelne Pflanzen wurden früher allerdings anders eingesetzt – die Mistel zum Beispiel, das häufigste naturheilkundliche Krebsmedikament, galt als Heilkraut gegen Epilepsie.*

Anders verhält es sich bei Arzneimitteln aus dem Pflanzenreich. Sie werden häufig bereits seit Jahrtausenden verwendet, wir verfügen also über einen über viele Generationen gewachsenen Erfahrungsschatz bezüglich ihrer Wirksamkeit. Einzelne Pflanzen wurden früher allerdings anders eingesetzt – die Mistel zum Beispiel, das häufigste naturheilkundliche Krebsmedikament, galt als Heilkraut gegen Epilepsie. Andere Pflanzen sollen der Überlieferung nach im Prinzip gegen alles helfen, wie etwa Ginseng, daher auch sein lateinischer Name »Panax ginseng« (panax: Allheilmittel).

Versucht man zu präziseren Aussagen über das Potenzial einer Pflanze zu kommen, steht die Wissenschaft vor einem Problem: Wie soll unter Hunderten, sogar Tausenden von chemischen Substanzen eine einzige identifiziert werden, die für die angenommene Wirkung verantwortlich ist? In der Naturheilkunde ist es die gesamte Pflanze mit all ihren Inhaltsstoffen, die Wirkung zeigt. Was Labortests außerdem erschwert, ist, dass die gleiche Pflanze sehr unterschiedliche Konzentrationen an Stoffen enthält, je nachdem, wo sie gewachsen ist: Der Löwenzahn aus dem Allgäu ist ein anderer als der an der Nordsee. Auch der Erntezeitpunkt spielt eine große Rolle: Die Mistel wird deshalb zweimal im Jahr geerntet, dann werden beide Chargen miteinander vermischt.

Labortests zeigen immer wieder, dass eine einzelne, ursprünglich als wirksame Substanz postulierte chemische Verbindung nur wenig wirksam ist, während sie im Zusammenspiel mit der gesamten

Frucht oder Pflanze ihr Potenzial entfaltet. Lycopin aus Tomaten zum Beispiel hat isoliert kaum einen Effekt, während der Verzehr von gekochten Tomaten vor Prostatakrebs schützen kann (siehe Seite 212). Die Suche nach der »einen« wirksamen Substanz ist daher oft schon vom Ansatz her zum Scheitern verurteilt. Hier muss ein Umdenken in der klinischen Pharmakologie erfolgen, wie wir die Wirksamkeit von natürlichen Heilmitteln untersuchen wollen.

Die »rationelle Phytotherapie« versucht, das Problem zu lösen, indem sie mit pharmazeutischen Verfahren Wirkstoffe aus der Pflanze extrahiert und konzentriert, manchmal auch abtrennt. Das Ergebnis sind standardisierte pflanzliche Fertigmedikamente, von denen es in Deutschland sehr viele gibt.

## Viele Indizien, wenige Studien

Die Besonderheiten von Arzneipflanzen führen nämlich auch dazu, dass Studien zu völlig unterschiedlichen Ergebnissen kommen: In einigen zeigte etwa Ginseng eine gute Wirksamkeit auf das Immunsystem, andere stellten dagegen keine Wirkung fest. Sieht man sich die Studien im Detail an, unterschieden sich die Heilwurzeln im Herkunftsland und in der Verarbeitung. Damit sind im Prinzip zwei unterschiedliche Produkte miteinander verglichen worden, fast schon so wie Äpfel mit Apfelsaft, der nur einen Bruchteil der Substanzen des ursprünglichen Apfels enthält. Aus diesem Grund ist es so wichtig, dass die verwendeten Pflanzen aus kontrolliertem Anbau stammen und dass der Wirkstoffgehalt regelmäßig kontrolliert wird.

Dann stellt sich ein weiteres Problem: Naturheilkunde therapiert individuell. Was für den einen das richtige Mittel ist, kann für den anderen bei gleicher Krankheit weniger geeignet sein. Der naturwissenschaftlich orientierte medizinische Ansatz dagegen berücksichtigt das weniger, sondern verabreicht Medikamente auf der Basis von Symptomen. Er behandelt die Krankheit, nicht den Kranken.

Trotz der geschilderten Problematik kann eine kombinierte Therapie in vielen Fällen auch bei Krebserkrankungen sinnvoll sein. Dies gilt einerseits für die Behandlung von durch die Chemotherapie aufgetretenen Nebenwirkungen, aber auch zur Verbesserung der körperlichen Fitness und Lebensqualität sowie zur Steigerung des körperlichen und seelischen Wohlbefindens.

*Naturheilkunde therapiert individuell. Was für den einen das richtige Mittel ist, kann für den anderen bei gleicher Krankheit weniger geeignet sein.*

# Risiken pflanzlicher Stoffe in der Krebstherapie

Wenn Heilpflanzen wirken, haben sie immer auch Nebenwirkungen. Dabei kommt es nicht nur auf die Dosis an, die ein Medikament zum Gift machen kann, sondern auch auf mögliche risikoreiche Wechselwirkungen mit anderen Therapien.

## Beeinträchtigung der Chemotherapie

*Inhaltsstoffe von Pflanzen können die Wirkung von Antikrebsmitteln beeinträchtigen, zum Beispiel, indem sie deren Bioverfügbarkeit verändern. Das heißt, sie beeinflussen ihre Ausbreitung und Verteilung im Organismus, auch Abbau und Ausscheidung.*

Inhaltsstoffe von Pflanzen können die Wirkung von Antikrebsmitteln beeinträchtigen, zum Beispiel, indem sie deren Bioverfügbarkeit verändern. Das heißt, sie beeinflussen ihre Ausbreitung und Verteilung im Organismus, auch Abbau und Ausscheidung.

Eine besondere Rolle kommt dabei dem Cytochrom-P450-System zu. Dessen Enzyme sind hauptsächlich in der Leber zu finden, wo sie unter anderem Medikamente abbauen und damit unwirksam machen oder sie in eine Form überführen, die vom Körper ausgeschieden werden kann. Dazu gehört das Enzym CYP3A4, das mehr als ein Drittel der verabreichten Menge an Chemotherapeutika oxidiert und damit abbaut. Substanzen, die dieses Enzym hemmen, verlangsamen diesen Prozess und intensivieren auf unerwünschte Weise die Wirkung der Chemotherapie.

Nur durch Zufall wurde bei Pharmastudien entdeckt, dass zum Beispiel Grapefruitsaft durch seinen hohen Gehalt an Furokumarinen dieses so wichtige Enzym CYP3A4 lahmlegen kann. In der Folge steigt die Konzentration der mit der Chemotherapie verabreichten Zellgifte an, ihre Toxizität und die unerwünschten Nebenwirkungen nehmen zu. Die Folgen können gravierend sein.

Aber auch die gegenteilige Wirkung ist möglich: Johanniskraut bremst das Enzym nicht, sondern stimuliert es: Das kann dazu führen, dass zum Beispiel der Gehalt eines Chemotherapeutikums (wie Irinotecan) im Blutserum bis zu 40 Prozent fallen kann.[3] Damit wird es im Prinzip unwirksam.

Johanniskrautpräparate wirken bei leichten und mittelschweren Depressionen ähnlich gut wie klassische Antidepressiva, ohne dabei jedoch die unangenehmen vegetativen Begleiterscheinungen aufzuweisen. Darüber hinaus bessern sie Hitzewallungen bei Frauen in den Wechseljahren, wie sie auch durch eine Antihormonbe-

3: siehe Literatur Seite 270.

handlung bei Brustkrebs auftauchen können. Wegen beider Indikationen werden Johanniskrautpräparate durchaus häufig von Krebskranken eingenommen.

Zumindest während der onkologischen Therapie ist davon jedoch dringend abzuraten: Johanniskraut kann die Wirkung der onkologischen Behandlung im schlimmsten Fall zunichtemachen. Zum Beispiel aktiviert es Proteine, die in Darmschleimhaut, Nieren und Nebennieren sowie der Leber für die Verteilung von Wirkstoffen zuständig sind. Diese ABC-Transporter genannten P-Glykoproteine nutzen Tumorzellen, um Chemotherapeutika rasch wieder auszuscheiden. Sie schützen sich auf diese Weise vor Angriffen durch Zellgifte. ABC-Transporter werden deshalb für Fehlschläge bei Chemotherapien verantwortlich gemacht.

Die genannten Beispiele von Johanniskraut und Grapefruit sind zumindest den meisten Medizinern bekannt, aber auch sie kennen nur selten die vielen anderen Pflanzen, welche die genannten Enzymsysteme stimulieren oder dämpfen und so auf unerwünschte Weise mit der onkologischen Behandlung interagieren. Dazu gehören zum Beispiel folgende Kräuter:

- Sonnenhut *(Echinacea)*
- Ginkgo *(Ginkgo biloba)*
- Rotklee *(Trifolium pratense)*
- Pfefferminze *(Mentha piperita)*
- Baldrian *(Valeriana officinalis)*

Auch Nahrungsmittel haben diese Wirkung, sie ist jedoch schwach, sofern nicht die Inhaltsstoffe in isolierter und konzentrierter Form (als Supplement) eingenommen werden. Das gilt zum Beispiel für Fenchel, Knoblauch oder Fischöl.

---

**Nehmen Sie auf gar keinen Fall Johanniskraut während einer Chemotherapie ein und trinken Sie keinen Grapefruitsaft! Auch Echninacea, Ginkgo, Pfefferminze, Rotklee und Baldrian können die Cytochrom-Aktivität und damit die Wirkung einer Chemotherapie verändern. Halten Sie auf jeden Fall Rücksprache mit einem Arzt! Machen Sie ihn auf die Problematik aufmerksam: Wenn er sie nicht kennt, sollte er sich kundig machen.**

## Förderung des Tumorwachstums

Patientinnen mit Krebsarten, die Hormonrezeptor-positiv sind, sollten hoch dosierte Extrakte aus Pflanzen (Nahrungsergänzungsmittel) vermeiden, die Phytoöstrogene enthalten – zum Beispiel aus **Rotklee, Soja** oder und **Wilder Yamswurzel** (gegen Wechseljahrsbeschwerden empfohlen und in Anti-Aging-Produkten enthalten). Auch Ginseng, sonst vielfach gegen Krebs empfohlen, und Granatapfelkonzentrate sollten bei Hormonrezeptor-positivem Krebs nicht eingenommen werden.[4]

## Unerwünschte Immunstimulation

Das körpereigene Abwehrsystem basiert auf einem komplexen Wechselspiel der verschiedensten Faktoren. Je nachdem, wie es beeinflusst wird, kann es die onkologische Therapie unterstützen (durch bessere Immunität gegenüber Infekten oder auch, weil die zerstörten Tumorzellen rasch abgebaut werden). Eine Stimulation des Immunsystems kann aber auch dahin führen, dass Wirkungen von Chemotherapie oder Bestrahlung zunichtegemacht werden. **Astralagus** zum Beispiel, eine Wurzel, die in der Traditionellen Chinesischen Medizin verwendet wird und von manchen Therapeuten explizit als Begleittherapie bei Krebs empfohlen wird, kann, zum falschen Zeitpunkt angewendet, die Wirkung des häufig eingesetzten Chemotherapeutikums Cyclophosphamid abschwächen.[5] Ähnlich ist es mit Radikalfängern (Antioxidanzien), die als Gesundhalter propagiert werden (siehe Seite 236 ff.).

**Sprechen Sie mit Ihrem Arzt unbedingt ausführlich über alle Arzneimittel und ähnlich wirkende Substanzen, die Sie einnehmen. Das können auch Mittel aus der Hausapotheke sein, die Sie vielleicht gar nicht in Verbindung mit Ihrer onkologischen Therapie bringen würden. Verschweigen Sie nichts, das ist wichtig!**

Leider sind diese Zusammenhänge noch nicht in ausreichend vielen klinischen Studien aufgeklärt worden. Das liegt unter anderem daran, dass Forscher ohnehin schon kranke Krebspatienten nicht unklaren Wechselwirkungen und gesunde Probanden nicht den Risiken der intensiv wirksamen Chemotherapeutika aussetzen wollen.

4, 5: siehe Literatur Seite 270.

## ► NICHT WÄHREND CHEMOTHERAPIE ODER ANTIHORMONELLER BEHANDLUNG

| Heilkraut | Wirkung auf Chemotherapie |
|---|---|
| • Echinacea | Vorsicht bei Camptothecin, Cyclophosphamiden, Tyrosinkinase-Inhibitoren, Epipodophyllotoxinen, Taxanen und Vincaalkaloiden wegen CYP3A4-Induktion |
| • Ephedra | Blutdrucksteigernd, nicht bei Chemotherapeutika, die potenziell herzkreislaufschädigend sind |
| • Ginkgo | Vorsicht bei Camptothecin, Cyclophosphamiden, Tyrosinkinase-Inhibitoren, Epipodophyllotoxinen, Taxanen und Vincaalkaloiden wegen CYP3A4-Induktion; nicht bei alkylierenden Wirkstoffen (greifen in die DNS der Tumorzelle ein und verhindern ihre Teilung), antitumoralen Antibiotika und Platinanalogen (Radikalfänger) |
| • Ginseng | Nicht bei Patientinnen mit hormonempfindlichen Brustkrebs oder Gebärmuttertumoren (stimuliert Zellwachstum) |
| • Grüner Tee | Nicht bei Erlotinib (enzymanregend), Bortezomib (Verringerung der Chemotherapiewirkung) |
| • Japanische Pfeilwurzel | Nicht bei Methotrexat (Anregung von Transportenzymen) |
| • Soja | Nicht in Kombination mit Tamoxifen oder bei Patientinnen mit hormonempfindlichem Brustkrebs oder Gebärmutter- oder Eierstocktumoren (Wachstumsstimulation) |
| • Baldrian | Vorsicht bei Tamoxifen, Cyclophosphamiden und Teniposiden, Traubenkernextrakt, Camptothecinen, Cyclophosphamiden, Tyrosinkinase-Inhibitoren, Epipodophyllotoxinen, Taxanen und Vincaalkaloiden (CYP3A4-Anregung) sowie bei allen alkylierenden Wirkstoffen, Antitumor-Antibiotika und Platinanalogen (Radikalfänger) |

Quelle: Abrams D, Weil A. Integrative Oncology.Oxford University Press 2009, S. 192 f.

Donald I. Abrams, Onkologe an der University of California, und Andrew Weil, Pionier der Integrativen Medizin und Professor an der University of Arizona, haben die bisherige Forschung auf diesem Gebiet analysiert und kommen zu den in der Tabelle oben angegebenen Empfehlungen.

# Zu empfehlende biologische Substanzen

Vielen Substanzen werden positive Effekte gegen den Tumor zugeschrieben, doch zu den wenigsten gibt es ausreichende Belege. Bei
den folgenden spricht dennoch einiges dafür, sie einzusetzen.

## Probiotika

Der Darm hat in vielen traditionellen Heilsystemen eine heraus-
ragende Bedeutung, im indischen Ayurveda und der Traditionellen
Chinesischen Medizin genauso wie in der klassischen europäischen
Naturheilkunde. Seit einigen Jahren widmet auch die moderne Wissenschaft dem Darm und den darin angesiedelten Bakterien größere Aufmerksamkeit: nicht nur weil der eineinhalb Meter lange Dickdarm zehn- bis hundertmal mehr dieser Kleinstorganismen enthält,
als der Mensch selbst an Zellen besitzt; sondern auch weil drei Viertel aller Zellen unseres Immunsystems in unmittelbarer Nähe der
Darmschleimhaut existieren. Die zottige Oberfläche dieses Organs
würde ausgebreitet 300 bis 500 Quadratmeter einnehmen und wäre
dann in etwa so groß wie ein Tennisplatz. Sie ist damit die größte
Kontaktfläche zur Umwelt.

*Einige Studien legen nahe, dass eine »gesunde« Bakterienflora einen Schutzfaktor vor Krebs darstellt. Bei einer bereits bestehenden Tumorerkrankung kann die Verbesserung der Darmflora offensichtlich den Verlauf positiv beeinflussen.*

Vom Mund bis zum After stellt der Darm im Prinzip einen
Schlauch dar, der mit der Ernährung ein Stück Außenwelt in den
Menschen hineinbringt. Das Immunsystem muss während der Pas-
sage des Nahrungsbreis genau kontrollieren, welche Nährstoffe die
Darmschleimhaut durchdringen dürfen, um vom Organismus re-
sorbiert zu werden. Die Bakterien im Darm trainieren dabei die Immunzellen. Bestimmte Arten sind darüber hinaus in der Lage, Krankheiten günstig zu beeinflussen. Dies gilt vor allem für Infektionen und
entzündliche Darmerkrankungen. Doch sogar bei Patienten auf In-
tensivstationen konnte durch die Gabe bestimmter Bakterien (»Probiotika«) der Heilungsverlauf beschleunigt werden. Ursache sind
vermutlich immunologische Prozesse und dass sich das gesamte Milieu im Darm verändert.

Einige Studien legen nahe, dass eine »gesunde« Bakterienflora
einen Schutzfaktor vor Krebs darstellt. Die meisten wurden jedoch
nur an Zellkulturen im Labor gemacht. Trotz vielversprechender
Resultate lassen sie sich nicht einfach auf die therapeutische Praxis

übertragen. Über die Wirkung auf Krebspatienten gibt es bislang kaum Studien. Bei einer bereits bestehenden Tumorerkrankung kann die Verbesserung der Darmflora aber offensichtlich den Verlauf positiv beeinflussen. Die Häufigkeit und Intensität von Nebenwirkungen einer Strahlentherapie wie Schleimhautentzündung und Durchfall nehmen ab.

Wie wird für eine gesunde Darmflora gesorgt? Der entscheidende Punkt ist eine vollwertige Ernährung. Es können nur die Bakterien im Darm wachsen, die auch entsprechend ihrer Bedürfnisse genährt werden. Daher ist die Zusammensetzung der Bakterienflora im Dickdarm eines Vegetariers zum Beispiel völlig anders als die eines Menschen, der viel Fastfood zu sich nimmt.

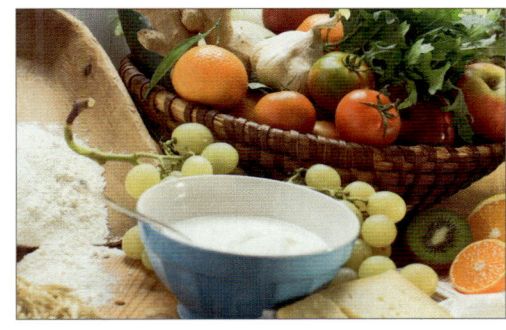

Vollwerternährung fördert die »guten« Bakterien. Man kann diese Schutzflora durch Probiotika aus der Apotheke (Mutaflor®, Omniflora®, Symbioflor®) unterstützen. Hilfreich sind aber auch Lebensmittel wie milchsauer vergorenes Gemüse (z. B. Sauerkraut, Rote Bete oder Gurken) oder Kanne Brottrunk®. Letzterer ist sehr einfach umsetzbar und kostengünstig (löffelweise anfangen und die Menge bis auf ein Glas täglich steigern). Kanne Brottrunk® kann mit Wasser oder Apfelsaft vermischt werden.[6-8]

**Vorsichtig mit Probiotika** sollte man jedoch während einer Hochdosischemotherapie oder nach einer Knochenmarktransplantation sein, dann sollten Sie alles meiden, was Bakterien enthält.

*Wer für eine gesunde Darmflora sorgen möchte, sollte sich möglichst vollwertig ernähren: mit viel Obst und Gemüse, aber auch milchsauer vergorenen Produkten wie Joghurt oder Sauerkraut.*

## Thymusextrakte

Der Thymus ist ein Organ, das mit einer Größe von etwa fünf mal vier Zentimetern hinter dem Brustbein oberhalb des Herzes liegt. Es dient der Ausreifung spezieller Zellen unseres Immunsystems, den T-Zellen, die unter anderem bei der Abwehr von Tumorzellen eine große Bedeutung haben. Die Ausreifung und der Lernprozess finden in der Kindheitsphase statt, nach der Pubertät bildet sich das Organ zu einem Fettkörper um.

Aus der Überlegung heraus, dass ohne den Thymus unser Immunsystem nicht funktionsfähig wäre, wurden Experimente mit Thymusextrakten von Kälbern und Schweinen durchgeführt. Es

6–8: siehe Literatur Seite 270.

zeigten sich bei den Experimenten im Laborversuch, dass die Zellen des Immunsystems durch die Zugabe von tierischen Thymusextrakten besser arbeiteten und auch Tumorzellen bekämpften. In Tierversuchen, aber auch bei Krebspatienten konnten die Nebenwirkungen durch eine Chemotherapie vermindert werden. Stellenweise besserte sich sogar die Tumorerkrankung selbst.

Ein Problem der Thymustherapie ist, dass bisher nur wenige Studien existieren, an denen jeweils nur eine kleine Zahl Patienten teilgenommen hat. Da im Jahr 2009 viele der bislang in Deutschland verkauften Präparate wegen der neuen Anforderungen an Medikamente vom Markt genommen werden mussten, stehen hierzulande nur noch wenige in guter Qualität zur Verfügung. Stattdessen kommen zunehmend »Frischextrakte« auf den Markt, die nicht den Qualitätsstandards der Arzneimittelüberwachung unterliegen. Von ihnen ist dringend abzuraten, da das Risiko von Nebenwirkungen wie Infektionen nicht ausgeschlossen werden kann. Eine Therapie mit Thymusextrakten sollte immer von einem Arzt begleitet werden, der Erfahrung damit hat.[9, 10]

*Einige Studien, die die Wirkung von Leber-Milz-Eiweiß an Krebspatienten untersuchten, zeigen eine Intensivierung des Immunsystems. Vor allem aber verringerten sich die Nebenwirkungen durch eine Chemotherapie.*

### Leber-Milz-Eiweißstoffe

Die Milz filtert und kontrolliert das Blut und hat deshalb wichtige Funktionen im Immunsystem. Eine Kombination aus Eiweißstoffen von Milz und Leber steht als Arzneipräparat (Faktor AF2) zur Verfügung. Einige Studien an Krebspatienten zeigen eine Intensivierung des Immunsystems, vor allem aber verringerten sich die Nebenwirkungen durch eine Chemotherapie. Auch diese Therapie verlangt wegen möglicher Risiken die Aufsicht eines erfahrenen Arztes.[11, 12]

### Enzyme

Enzyme (früher Fermente genannt) sind Eiweißmoleküle, die Stoffwechselprozesse unterstützen und dadurch oft erst möglich machen. Anfang des 20. Jahrhunderts wurden die ersten Patienten damit behandelt, damals mit Enzymen aus der Bauchspeicheldrüse und der Papaya. Heute verwendet man Bromelain aus der Ananas, Papain aus der Papaya sowie Trypsin, Chymotrypsin und Pankreatin aus der Bauchspeicheldrüse von Tieren. Diese Substanzen sollen die Oberflächen von Krebszellen so verändern, dass sie sich

9–12: siehe Literatur Seite 270.

schlechter am Gewebe des Körpers anheften können, was eine Metastasierung erschwert. Ferner sollen entartete Zellen leichter vom Immunsystem unschädlich gemacht werden können. Laborversuche zeigten Resultate, die solche Annahmen stützen. Bei klinischen Versuchen an Patienten konnte eine Verringerung der Nebenwirkungen sowohl bei der Chemotherapie als auch bei der Strahlentherapie festgestellt werden. Es kam seltener zu Schleimhautentzündungen (Mukositis), Übelkeit, Erbrechen, Durchfall und damit zu einer besseren Lebensqualität.

Nebenwirkungen treten nur selten auf und äußern sich, wenn überhaupt, in Übelkeit, Blähungen, Bauchschmerzen oder Durchfall. Diese Wirkungen können bei Verringerung der Dosierung oft verschwinden. Da Enzyme die Blutgerinnung beeinflussen, dürfen sie nicht direkt vor und nach einer Operation eingenommen werden oder gemeinsam mit anderen Mitteln, die dieses Ziel haben (beispielsweise Marcumar®, Heparin).

Die Idee einer Enzymtherapie ist plausibel, Daten aus Laborversuchen bestätigen die Überlegungen zu den Wirkmechanismen, sodass trotz der wenigen Studien aufgrund der geringen und vergleichsweise harmlosen Nebenwirkungen eine Enzymtherapie empfohlen werden kann.

Da Enzyme außerhalb der Krebstherapie bei Verletzungen, schlecht heilenden Wunden und Gewebeschwellungen (Ödemen) eingesetzt werden, lohnt sich auch ein Behandlungsversuch bei Patienten mit Lymphödemen oder verzögerter Wundheilung nach Operationen. Auch bei Gelenk- und Knochenschmerzen, die im Rahmen bestimmter Chemotherapien auftreten, kann der Einsatz erwogen werden. Zu den vorgenannten Symptomen existieren allerdings keine Studiendaten, sondern nur gute Erfahrungen in der Einzelanwendung.

## Spezielle Therapieansätze bei Krebs

Einige Verfahren in der Tumormedizin erfreuen sich langer Tradition oder haben großen Zuspruch in der Bevölkerung, obwohl ihre Wirkung nur unzureichend durch Studien belegt ist. Mitunter handelt es sich dabei auch um Denksysteme, die in erster Linie weltanschaulich und nicht wissenschaftlich begründet sind. Dennoch können solche Therapieansätze durchaus verfolgt werden, wenn sie von den Patienten positiv aufgenommen werden und keinen Schaden anrichten. Im Folgenden erhalten Sie eine Auswahl davon.

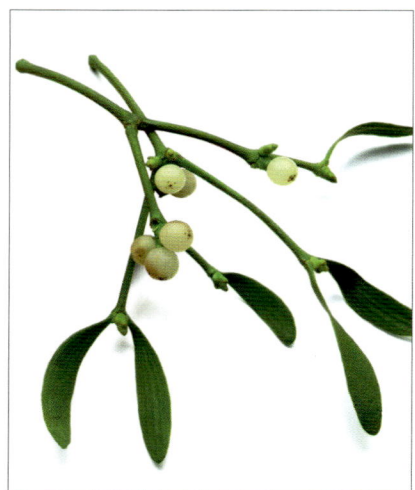

*In der griechischen Mythologie heilte die Göttin Ixion, Tante des Heilgottes Aeskulap, Krankheiten mit Mistelzweigen.*

### Misteln

Rudolf Steiner, der Begründer der Anthroposophie, führte die Mistel *(Viscum album)* in die Krebstherapie ein. Er postulierte 1920 in einem Vortrag, dass sie dort wirksam sein müsste, was er aus der traditionellen Signaturenlehre ableitete, Teil seiner Weltanschauungslehre. Danach verhält sich die Mistel anders als die »normalen« Pflanzen: Sie zapft ihren Wirt an, um Wasser und Nährstoffe zu bekommen. Sie blüht im Winter und bildet auch in dieser Jahreszeit ihre Früchte aus. Sie strebt beim Wachstum nicht nach oben zum Licht und gegen die Schwerkraft, sondern wächst um ihr eigenes Zentrum herum. Das Keimblatt unterscheidet sich nicht von den erwachsenen Blättern. All das ließ Steiner vermuten, dass die Mistel ein »ätherischer« Organismus (siehe Kasten auf Seite 76, 77) sei. Ein Jahr später stellte die Ärztin Ita Wegman erste Erfolg versprechende Resultate bei Krebspatienten vor.

Weltweit gibt es etwa 1400 Pflanzenarten, die als Misteln bezeichnet werden. In Europa kommen vier Mistelarten vor, für die therapeutische Anwendung wird die weißbeerige Mistel genutzt. Am häufigsten ist sie in Frankreich zu finden, aber sie wächst auch in Deutschland. Die Pflanze ist ein Halbschmarotzer, das heißt, sie ist selbst zur Energiegewinnung aus Sonnenlicht in der Lage, benutzt aber ihren Wirtsbaum, um sich mit Wasser und Nährstoffen zu versorgen. Sobald die Bäume im Herbst ihr Laub abwerfen, wird sie als kugelig wachsender Strauch an den Ästen sichtbar.

Die Mistel wurde bei vielen berühmten Ärzten und Heilkundigen über alle Epochen hinweg geschätzt, sie findet Erwähnung bei Hippokrates, Paracelsus, Hildegard von Bingen und Hufeland, um nur einige der bekanntesten Namen zu nennen.

Seit Steiner, der aus einer geisteswissenschaftlichen Haltung heraus die Mistel als Krebstherapeutikum postulierte, sind über tausend wissenschaftliche Artikel zur Mistel veröffentlicht worden; viele davon sind allerdings methodisch umstritten.

Heute kennt man einige der Wirkprinzipien der Mistel: In Laborversuchen konnte an Zellkulturen nachgewiesen werden, dass Mistelextrakte Tumorzellen unmittelbar zerstören können. Ferner regen sie das Immunsystem an, was zur Aktivierung von Abwehrzellen im menschlichen Organismus führt: Killerzellen greifen entartete Zellen an. Zusätzlich werden auch dendritische Zellen, Makrophagen, Monozyten und T-Zellen aktiviert. Alle zusammen führen über komplexe Wechselwirkungen zu einer Verbesserung der Immunantwort. In Tierversuchen konnte darüber hinaus nachgewiesen werden, dass die Mistel zur Hemmung und Verminderung von Tumoren beitragen konnte.

Klinische Studien mit Misteln sind schwierig. Die evidenzbasierte Medizin verlangt Studien, bei denen die Patienten nicht wissen, ob sie das echte Präparat bekommen oder ein wirkungsloses Scheinmedikament. Eine solche »Verblindung« funktioniert bei der Mistel nur eingeschränkt, da ihre Wirkung vom Patienten eindeutig wahrzunehmen ist (beispielsweise eine Rötung an der Stelle, wo der Extrakt unter die Haut gespritzt wird). Die zusammenfassenden Bewertungen der klinischen Studien kommen zu dem Schluss, dass eine Misteltherapie zu einer Verbesserung der Lebensqualität bei den Patienten führt, sich aber eine direkte Auswirkung auf die Tumorerkrankung nicht sicher nachweisen lässt. Es zeigte sich außerdem, dass eine Misteltherapie gut verträglich sowie nebenwirkungs- und risikoarm ist.

Die Verbesserung der Lebensqualität führt dazu, dass die behandelten Patienten wieder mehr Energie haben und zum Beispiel weniger unter einem Fatigue-Syndrom (siehe Seite 100) leiden. Die Patienten frieren weniger. Schlafstörungen gehen zurück. Die Stimmung bessert sich, was sich in einer Abnahme von Angst und

*Die Verbesserung der Lebensqualität durch eine Misteltherapie führt dazu, dass die behandelten Patienten wieder mehr Energie haben und zum Beispiel weniger unter einem Fatigue-Syndrom leiden.*

# ANTHROPOSOPHISCHE MEDIZIN

Rudolf Steiner (1861–1925) übertrug die Prinzipien der Anthroposophie, seiner ganzheitlichen Weltanschauungslehre, auch auf die Medizin. Die anthroposophische Medizin erkennt die naturwissenschaftliche Medizin an und bezieht den gesamten Bereich moderner Labordiagnostik und apparativer Untersuchungstechniken ein.

## Vier Leiber

Sie erweitert diese Dimension des »physischen Leibs« jedoch um eine »höhere Ebene der Lebens-Organisation«, durch welche die Stoffe und Prozesse des Körpers zu einem lebensfähigen Organismus zusammengefügt werden. Sie nennt das den »ätherischen Leib«. Darunter versteht sie die Gesamtheit der sich selbst regulierenden physiologischen Vorgänge (z. B. Stoffwechsel, Wachstum oder Regeneration) als Grundlage der Gesundheit.

Hier steht sie in enger Beziehung zu den klassischen Verfahren der Naturheilkunde und der Homöopathie.

## Selbstbild und Potenzial

Der »Astralleib« bezieht die Erlebnisfähigkeit des menschlichen Organismus mit ein: die Besonderheiten des Patienten, sein Krankheitserleben, sein Selbstbild, seine Ängste und Hoffnungen. Dieser Gesamtheit des aktuellen wie vergangenen Innenlebens wird Bedeutung bei der Entstehung

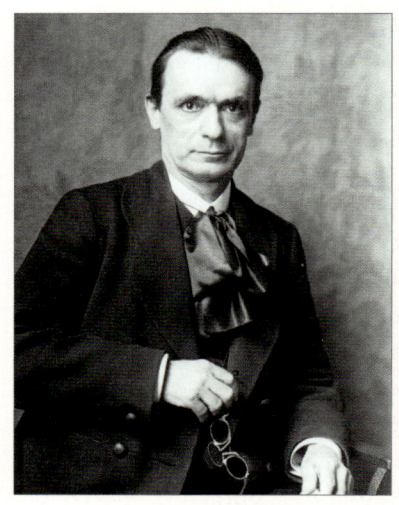

*Rudolf Steiner, der Begründer der Anthroposophie, führte die Mistel in die Krebstherapie ein.*

von Krankheit wie auch im therapeutischen Prozess zugeschrieben. Das »Ich«, das Selbstbewusstsein, bildet schließlich nach Steiner die vierte, individuelle Ebene der Existenz. Sie äußert sich in seiner Absichtsfähigkeit, seiner Erkenntnis und der Entwicklungspotenz in der individuellen Biografie als Lebenswerk.

## Kulturarbeit am Ich

Die Unantastbarkeit der Würde des Menschen, seine Autonomie, die Möglichkeit, aus seinem Leben selbst etwas zu machen, befähigen ihn aus anthroposophischer Sicht, nicht nur Bestandteil der Natur zu sein, sondern sich zum »Kulturschaffenden« zu entwickeln. Diese vier Organisationsebenen (Körper, Leben, Seele, Geist) werden bei jeder ärztlichen Diagnostik und Therapie erfasst.

## Krank an Körper und Seele

Sie fügen sich je nach Alter mit unterschiedlicher Dominanz in einem lebendigen Gefüge zusammen und durchdringen einander. Krankheit entsteht, wenn dieses Zusammenwirken gestört wird und sich eine Unausgewogenheit ausbildet, die der Körper aus eigenen Regulationskräften nicht auffangen kann. Sie ist keine willkürliche Störung eines physiologischen Geschehens, sondern sinn- und bildhaftes Geschehen, das sich körperlich und seelisch auswirkt. In der anthroposophischen Medizin muss der Arzt diese Störung zusammen mit dem Patienten untersuchen, um gemeinsam individuelle therapeutische Perspektiven entwickeln zu können.

## Gesundheit als Lernprozess

Der Patient ist also nicht Objekt medizinischer Eingriffe, sondern wird mitverantwortliches und mitentscheidendes Subjekt. Die ärztliche Aufmerksamkeit beschränkt sich nicht allein auf das Aufspüren fixierter Defizite, sondern orientiert sich an der menschlichen Fähigkeit des Lernens. Die Ressourcen des Patienten können sich nur dann voll entwickeln, wenn er sich als Ler-

nender und nicht nur als Leistungsempfänger der Medizin versteht.

## Kosmos Anthroposophie

Diese Medizinrichtung verfügt über eigene Kliniken und Arztpraxen vieler Fachrichtungen, nicht nur im deutschsprachigen Raum. Hinzu kommen eigene Betriebe der Arzneimittelherstellung (z. B. Weleda, Wala oder Abnoba). Seit 1976 ist die anthroposophische Medizin erstmals im Arzneimittelgesetz aufgeführt und als »besondere Therapierichtung« neben der Phytotherapie und der Homöopathie anerkannt. 1989 wurde sie in das Sozialgesetzbuch V (SGB V) aufgenommen, was die Erstattung ihrer Arzneimittel regelt.

In der Schweiz hat die anthroposophische Medizin Anerkennung in der offiziellen Weiterbildungsordnung durch die Aufnahme des »Fähigkeitsnachweises Arzt für anthroposophisch erweiterte Medizin FMH« gefunden. Die Österreichische Ärztekammer hat seit November 2000 das »Diplom Komplementäre Medizin / Anthroposophische Medizin« eingeführt.

Auskünfte erteilt der Dachverband anthroposophischer Ärzte:

D.A.M.i.D e.V.
Chausseestr. 29
10115 Berlin
Tel.: 030-28877094
Internet: www.damid.de

Depression bemerkbar macht. Die immunstärkenden Eigenschaften führen ferner dazu, dass die Anfälligkeit gegenüber Infekten abnimmt. Patienten, die als Folge der Erkrankung und Therapie unter einer ausgeprägten Gewichtsabnahme zu leiden haben, nehmen wieder zu. In manchen Studien ließ sich auch eine Abnahme tumorbedingter Schmerzen nachweisen.[13, 14]

### Misteltherapie: praktisches Vorgehen

Aufgrund des positiven Einflusses auf die Lebensqualität bei guter Verträglichkeit, geringem Risiko und überschaubaren Kosten von etwa 20 Euro pro Woche wurde die Mistel zu einer der am häufigsten bei Krebspatienten eingesetzten Naturpräparate. Schätzungsweise zwei Drittel aller Krebspatienten werden damit behandelt. Im nichtdeutschsprachigen Ausland, speziell in den USA, ist die Misteltherapie nicht oder kaum gebräuchlich.

Bei der anthroposophischen Therapie wird die Verordnung individualisiert: Abhängig vom Tumor werden Misteln von unterschiedlichen Bäumen verwendet. So erhält ein Patient mit einem Bronchialkarzinom die Mistel von einem anderen Baum als ein Patient mit Prostatakrebs. Manche Hersteller versetzen die Präparate zusätzlich mit Metallsalzen, um die Wirkung zu erhöhen.

Was bei einer erfolgreich durchgeführten Misteltherapie oft beobachtet wird, ist die Normalisierung der Temperaturregulation. Die Körpertemperatur des Menschen schwankt in einer bestimmten Tagesrhythmik. Die Temperatur, die man morgens direkt vor dem Aufstehen misst, liegt etwa ein halbes Grad unter dem Temperaturmaximum, das am Nachmittag oder frühen Abend erreicht wird. Bei vielen Krebspatienten ist diese normale Temperaturregulation fast aufgehoben, und die beiden Werte unterscheiden sich kaum. Dies ist ein Zeichen für die gestörte Regulationsfähigkeit des Organismus. Im Rahmen einer Misteltherapie stellt sich diese normale Regulation mit den rhythmischen Tagesschwankungen wieder ein.

Die phytotherapeutische Misteltherapie setzt bei der Wirkung auf das Immunsystem, die sie durch eine bestimmte Mindestkonzentration von Inhaltsstoffen erreichen will. Dabei wesentlich sind Mistellektin 1 und Viscotoxin. Auf dem deutschen Markt erhältlich sind zwei Präparate, Eurixor und Lektinol, die auf einen Mindestgehalt an

*Die Mistel wurde zu einer der am häufigsten bei Krebspatienten eingesetzten Naturpräparate: aufgrund des positiven Einflusses auf die Lebensqualität bei guter Verträglichkeit, geringem Risiko und überschaubaren Kosten von etwa 20 Euro pro Woche.*

13, 14: siehe Literatur Seite 270.

Mistellektin 1 normiert sind. Dies geschah aus der Überlegung heraus, dass die Konzentration der Inhaltsstoffe sehr stark schwankt, abhängig vom Wirtsbaum, auf dem die Mistel wächst.

In der Erstattungsfähigkeit durch die gesetzlichen Krankenkassen gibt es einen gravierenden Unterschied: Die phytotherapeutischen Präparate sind nur erstattungsfähig, wenn alle anderen Maßnahmen ausgeschöpft und wirkungslos geblieben sind (Palliation). Die anthroposophischen Präparate können dagegen generell von den Krankenkassen erstattet werden, da die Anthroposophie unter die »besonderen Therapierichtungen« fällt.

Da die Hausärzte jedoch ein sehr schmales Arzneimittelbudget haben, kann es sein, dass keine Bereitschaft besteht, zusätzlich ein Mistelpräparat zu verordnen. Sprechen Sie diesbezüglich mit dem Arzt Ihres Vertrauens darüber, und falls das für ihn so sein sollte, können Sie sich von der Krankenkasse schriftlich die Kostenübernahme außerhalb des Budgets zusichern lassen. Dann ist die Verordnung für Ihren Arzt leichter.

Wichtig bei der Auswahl des Verfahrens (Phytotherapie oder Anthroposophie) ist, dass der verordnende Arzt sich damit auskennt und sicher fühlt. Es gibt keine Vergleichsuntersuchungen, welche Form der Therapie einen besseren Erfolg zeigt. Bei Unsicherheiten in der Therapie bieten alle Hersteller von Mistelpräparaten therapeutische Unterstützung mit einer Hotline an.

## Homöopathie

Samuel Hahnemann, Arzt, Pharmazeut und Übersetzer seiner Zeit (1755–1843), entwickelte die Homöopathie als eigenständige Therapiemethode. Er entdeckte, dass viele der Substanzen, die damals bei der Behandlung von bestimmten Krankheiten eingesetzt wurden, bei Gesunden für eine kurze Zeit Symptome hervorrufen konnten, die dem Leiden sehr ähnlich waren. Daraus entwickelte er sein Ähnlichkeitsprinzip »Similia similibus curentur«: Ähnliches heilt Ähnliches. Er postulierte, dass eine Substanz, die bei einem Gesunden bestimmte Beschwerden auslöst, bei einem Kranken ähnlich geartete Beschwerden heilen kann, weil sie nach seiner Vorstellung die Kräfte der Selbstheilung des Organismus aktiviert. Hahnemann bezeichnete diese Selbstheilungskräfte damals als »Lebenskraft«.

Im Rahmen seiner Untersuchungen wollte er viele Substanzen an Gesunden ausprobieren, vor allem an sich selbst. Da einige der Stoffe hochgiftig waren, verdünnte er sie. Dabei stieß er auf ein weiteres Prinzip der Homöopathie, die »Potenzierung«. Er machte die Erfahrung, dass eine simple Verdünnung zwar die Giftigkeit der Substanz milderte, aber ebenso ihre Wirksamkeit. Wurde die Verdünnung aber so durchgeführt, dass das betreffende Arzneimittel in einem aufwendigen Prozess verrieben und später mit einem Lösungsmittel verschüttelt wurde, so nahm mit jeder dieser Verarbeitungsstufen (Potenzierung) die Wirksamkeit zu, während der Wirkstoff abnahm.

Kritiker werfen der Homöopathie deshalb vor, mit Mitteln zu behandeln, in denen »nichts mehr drin ist«. In hohen Potenzierungen kann man von dem ursprünglichen Stoff nichts mehr in der Trägersubstanz nachweisen. Die Homöopathen halten dagegen, dass es eben nicht um die Verdünnung, sondern die Potenzierung gehe, und argumentieren, dass nicht der Stoff, wohl aber seine »Information« vervielfältigt werde.

Dafür gibt es keinen Nachweis, wie ingesamt nur wenige Studien zur Homöopathie existieren, weil *das* nach einer aufwendigen Anamnese gefundene Mittel sehr individuell verabreicht wird. Bei gleichen Symptomen erhalten Patienten nämlich oft ganz unterschiedliche Homöopathika. Die Ergebnisse von Metaanalysen sind daher widersprüchlich. Da es jedoch als sicher gilt, dass die Gabe von Homöopathika eine onkologische Therapie weder abschwächt noch verstärkt, vertreten wir in Essen einen pragmatischen Standpunkt: Diejenigen Patienten, die es wünschen, erhalten eine homöopathische Begleittherapie, zumal es Studien gibt, die eine Linderung der Nebenwirkungen von Chemo- oder Strahlentherapie vermuten lassen. Eine homöopathische Behandlung kann nie die konventionelle Krebstherapie ersetzen, sie aber manchmal ergänzen.**15–18**

Die homöopathische Behandlung sollte allerdings von einem gut ausgebildeten Homöopathen mit Erfahrung angewendet werden. Für die begleitende Behandlung von Krebserkrankungen gibt es spezialisierte Homöopathen (Adressen über: Deutscher Zentralverein homöopathischer Ärzte, Am Hofgarten 5, 53113 Bonn, Tel.: 0228-2425330, Mail: sekretariat@dzvhae.de).

15–18: siehe Literatur Seite 270.

## Neuraltherapie

Dieses Behandlungsverfahren wurde von den Brüdern Walter und Ferdinand Huneke 1925 entdeckt – letztlich durch ein Versehen. Wegen eines Migräneanfalls spritzten sie ihrer Schwester ein Medikament, das zur sofortigen Besserung der Kopfschmerzen führte. Weil sie sich diesen durchschlagenden Erfolg nicht allein durch den Wirkstoff erklären konnten, untersuchten die Brüder das Phänomen. Dabei entdeckten sie, dass dem Arzneimittel Procain beigemischt war, ein lokales Betäubungsmittel. Sie begannen mit dieser Substanz zu experimentieren.

Procain wirkt auf das Nervensystem. Bei Schmerzerkrankungen lässt sich oft Besserung erzielen, wenn die betroffenen Stellen angespritzt werden. Dies löst den Teufelskreislauf aus Schmerz und Muskelverspannung, zum Beispiel bei Narben oder Schmerzen nach der Operation. Mit dieser »Neuraltherapie nach Huneke« können aber auch Funktionsstörungen innerer Organe behandelt werden: Der Arzt spritzt (»quaddelt«) Zonen der Körperoberfläche an, deren Nerven mit denen der gestörten inneren Organe in Verbindung stehen. Die heilenden Impulse sollen eine Normalisierung der Funktion des Organs bewirken.

Eine weitere Besonderheit der Neuraltherapie ist der Begriff des Störfelds. Darunter wird ein Bereich des Körpers verstanden, der chronisch fehlreguliert ist und deshalb ständige Störimpulse aussendet, die den gesamten Organismus in seiner Fähigkeit, gesund zu bleiben, schwächen. Bleibt der Störimpuls lange genug bestehen und kommen andere Belastungsfaktoren dazu, wie Stress oder Infektionen, kann es sein, dass es an der »Schwachstelle« des Körpers zur Auslösung einer Erkrankung kommt. Durch die Injektion des Betäubungsmittels werden die »Störenfriede« kurzfristig ruhiggestellt. Sobald das Procain vom Körper abgebaut worden ist, beginnen die zuvor betäubten Zellen, ihre Funktion wieder aufzunehmen, versuchen dabei aber, den genetisch programmierten »gesunden« Funktionszustand zu erreichen und nicht den gestörten »kranken« Zustand, der vorher geherrscht hat. Auf diese Weise lassen sich oftmals chronische Erkrankungen sehr gut behandeln, solange nur die Funktion beeinträchtigt ist. Wissenschaftlich erwiesen ist die Störfeldtheorie bislang allerdings nicht.

# STREITTHEMA CANNABIS

Die Drogenpolitik hat dazu geführt, dass eine jahrtausendealte Heilpflanze nur in begrenztem Ausmaß der Krebstherapie zur Verfügung steht und Gegenstand lebhafter und kontroverser Debatten geworden ist.

Es geht um Cannabis, genauer um das aus den weiblichen Blütenständen und Blättern der Hanfpflanze gewonnene harzhaltige Kraut. Seit fast 3000 Jahren wird es zu Heilzwecken genutzt. 1840 brachte es der Chirurg W. B. O'Shaughnessy aus Indien nach England. Es soll unter anderem Queen Victoria gegen deren Menstruationsbeschwerden geholfen haben. Im 20. Jahrhundert wurde sein Einsatz seltener, da neuartige Medikamente die schmerzstillende, krampflösende und entzündungshemmende Wirkung ersetzten.

## Suchtmittel oder Arznei?

1964 wurde am israelischen Weizmann-Institut für Wissenschaften der Wirkstoff Tetrahydrocannabinol (THC) isoliert. Sechs Jahre später wurde Cannabis schließlich in den USA als Suchtmittel eingeordnet und verboten. Nur im Einzelfall darf es noch für medizinische Zwecke eingesetzt werden.

Neue Bedeutung gewann Cannabis jedoch mit der Ausbreitung der Aids-Krankheit Ende der 80er-Jahre, die im fortgeschrittenen Stadium zur Auszehrung führt. Patienten, die Marihuana rauchten, gewannen ihren Appetit zurück. Daraufhin wurde ein Medikament mit delta-9-Tetrahydrocannabinol zugelassen. Es steigerte zwar den Appetit, führte aber nicht, wie spätere Studien zeigten, zur erhofften Gewichtszunahme. Parallel dazu wurde ein synthetisches THC-Medikament gegen Übelkeit und Erbrechen im Zusammenhang mit einer Chemotherapie entwickelt.

## Cannabinoide sind Botenstoffe

Die Fortschritte der Neurobiologie halfen schließlich dabei, die Wirkmechanismen besser aufzuklären. Nicht nur im Gehirn, sondern auch im Immunsystem, genauer gesagt an den Makrophagen und B-Lymphozyten, fanden sich Rezeptoren für die Cannabinoide des Hanfs. 1992 wurden zudem körpereigene Cannabinoide entdeckt, die als Botenstoffe des Nervensystems fungieren. Sie scheinen bei so unterschiedlichen Funktionen wie der Regulierung von Schmerz und Hunger, dem Saugreflex des Babys, der Koordination der Bewegung und der Erinnerung eine Rolle zu spielen.

Heute weiß man, dass Cannabis, was früher bestritten worden war, sehr wohl süchtig machen kann, wenn auch dieses Potenzial sehr viel kleiner ist als bei anderen Drogen: den Benzodiazepinen aus Schlafmitteln, Nikotin, Opiaten oder Kokain. Cannabis wirkt auf das P450-Cytochrom (siehe Seite 66) – sowohl aktivierend als auch hemmend. In Studien konnte man jedoch keine Auswirkungen auf klassische Chemotherapeutika wie Irinotecan oder Docetaxel feststellen.

## Antibrechwirkung?

In Metaanalysen waren Cannabinoide besser wirksam als konventionelle Antibrechmittel,[19] doch gibt es noch keine ausreichenden Vergleichsstudien mit der neueren Generation dieser Medikamente und ihrer 5-HT3-Antagonisten, die in den 80er-Jahren noch nicht verfügbar waren. Cannabinoide stehen derzeit aufgrund ihrer Nebenwirkungen (wie Schwindel, Müdigkeit) und der unzureichenden Datenlage nicht an erster Stelle der Therapieempfehlungen, andererseits bevorzugen sie manche Krebspatienten gerade wegen ihrer stimmungsaufhellenden Wirkung.

## Linderung von Nervenschmerzen

Was den Effekt auf Schmerzen angeht, so sind die Ergebnisse widersprüchlich. Auf jeden Fall scheinen Cannabinoide stärker auf Nervenschmerzen (z. B. bei Polyneuropathie) zu wirken. Sie unterstützen die Effekte von Morphinen. In Tierversuchen töteten sie auch Tumorzellen ab. Sie blockieren dabei, wie Forscher der Universität Rostock herausfanden, Enzyme, die das Eindringen der Tumorzellen in anderes Gewebe ermöglichen.

## Cannabis auf Rezept

In Deutschland ist Cannabis zu Genusszwecken verboten. In der Medizin jedoch können seit 1998 die cannabinoidhaltigen Medikamente Marinol® und Nabilon als Betäubungsmittel verschrieben werden. Seit das Bundessozialgericht im Jahr 2005 festgelegt hat, dass die Sicherstellung der notwendigen medizinischen Versorgung der Bevölkerung im öffentlichen Interesse liegt, können Patienten den Erwerb von pflanzlichem Cannabis für eine medizinisch betreute Selbsttherapie beantragen.

2010 empfahl ein Sachverständigenausschuss, pflanzliche Cannabis-Fertigpräparate unter die verkehrs-, aber nicht verschreibungsfähigen Medikamente einzuordnen, was bedeutet, dass die Krankenkassen sie nicht bezahlen müssen. Das Betäubungsmittelgesetz wird entsprechend geändert.

In der Praxis erhalten Cannabinoide vor allem Patienten mit unheilbaren Erkrankungen, bei denen die Steigerung der Lebensqualität im Vordergrund steht. Dann treten auch mögliche Wechselwirkungen mit anderen Medikamenten in den Hintergrund.

19: siehe Literatur Seite 270.

Ist erst einmal die Struktur eines Organs verändert, wie das bei einer Krebserkrankung der Fall ist, kann nur noch versucht werden, über die Neuraltherapie die Regulationsfähigkeit des Organismus wiederherzustellen, also seine Selbstheilungskräfte zu aktivieren. Den Tumor als solchen kann man nicht zum Verschwinden bringen. Allerdings lassen sich manche Begleitbeschwerden, vor allem Schmerzen, sehr gut mit Neuraltherapie behandeln. Im Laborversuch zeigte sich darüber hinaus auch, dass Procain die Erbinformation aktiviert, die verhindern soll, dass Krebs entsteht. Bei Brust-, Leber- und Lungenkrebszellen konnte ihr Wachstum im Laborversuch durch diese Substanz gehemmt werden.

*Manche Begleitbeschwerden, vor allem Schmerzen, lassen sich sehr gut mit Neuraltherapie behandeln. Im Laborversuch zeigte sich darüber hinaus auch, dass Procain die Erbinformation aktiviert, die verhindern soll, dass Krebs entsteht.*

Zur Neuraltherapie gibt es bislang keine aussagekräftigen kontrollierten Studien. Da die klinischen Ergebnisse aber oftmals so beeindruckend sind, empfehlen wir dennoch den Einsatz der Neuraltherapie bei bestimmten Indikationen (z. B. Schmerzen, vegetative Störungen). Die konventionelle onkologische Behandlung kann durch Neuraltherapie nicht ersetzt werden. Es spricht jedoch nichts gegen eine Kombination: Im Tierversuch konnte die Wirkung einer Chemotherapie durch Procain sogar verstärkt werden.[20-22]

Adressen von Ärzten finden Sie unter: Deutsche Gesellschaft für Akupunktur und Neuraltherapie e.V., Mühlgasse 18 b, 07356 Bad Lobenstein, Tel.: 036651-55075, www.dgfan.de oder Internationale medizinische Gesellschaft für Neuraltherapie nach Huneke, Regulationstherapie e.V., Am Promenadenplatz 1, 72250 Freudenstadt, Tel.: 07441-918580, www.neuraltherapie-online.de.

## Bewegt werden: die Kraft der Berührung

Eine sehr wirkungsvolle Art, das körperliche Wohlgefühl zu steigern, ist die Massage. Je nach Art der angewendeten Technik stimuliert sie über Berührung und sanften Druck nicht nur die Hautoberfläche und das darunter liegende Bindegewebe, sondern verbessert auch die Organdurchblutung, löst Verspannungen und kann sogar emotionale Blockaden lösen. Krebspatienten betonen immer wieder, wie sehr sie Massagen genießen, die Lymphstau beseitigen, gegen Angst wirken und Depressionen lindern. Vor allem aber wird die Berührung als stärkend, tröstend und angenehm empfunden. In der deutschen Bevölkerung genießen Massagen ein hohes Anse-

20–22: siehe Literatur Seite 270.

hen: Nach einer Umfrage des Instituts für Demoskopie waren sie das Naturheilverfahren mit
der größten Glaubwürdigkeit. 93 Prozent gaben
an, davon »etwas zu halten«.

In den USA sind Massagen das meistgenutzte
Naturheilverfahren im klinischen Bereich. Jeder
fünfte Krebspatient wird massiert. Die Leitlinien
der internationalen *Society for Integrative Oncology* empfehlen die Massage als wichtigen Teil
der multimodalen Krebsbehandlung, vor allem
bei Schmerzen und Angst, Stress und Fatigue.
Mehrere, auch streng kontrollierte Studien zeigen, dass regelmäßige Massagen bei Krebspatienten die Unruhe nehmen (Cochrane-Analyse)
und den Schlaf stärken.[23–25] Für die Wirksamkeit

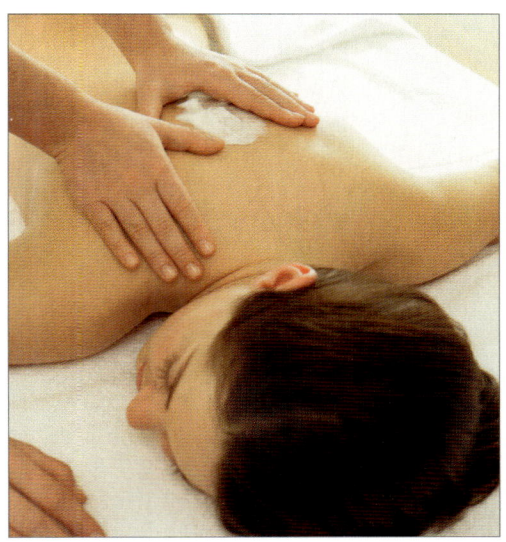

von sanften Massagen in der Schmerztherapie bei Tumorpatienten
spricht eine von der nationalen US-Gesundheitsbehörde NIH geförderte Studie.[26] Es gibt Anzeichen, dass sie auch bei Übelkeit wirken. Der Einsatz von Aromaölen scheint den Erfolg der Behandlung
zu intensivieren (siehe Seite 86, 87).

*Vor allem gegen Schmer-
zen, Angst, Stress und
das Fatigue-Syndrom hat
sich die Massage bei
Krebspatienten bewährt.*

Massagen sind auch ein nicht zu unterschätzendes Mittel gegen
depressive Verstimmungen. Sie reduzieren Beschwerden von
Krebspatienten für mindestens zwei Tage um die Hälfte, zeigte eine
Studie des *Sloan-Kettering Memorial Hospitals*. Patienten, die während der Chemotherapie keine Berührung ertragen, erhalten dort
häufig auch einfache Fußmassagen.

Wie Massagen genau auf den Körper wirken, darüber gibt es verschiedene Theorien, aber keine Nachweise. Es wird diskutiert, ob
die manuelle Stimulierung die Schmerzleitbahnen blockiert und so
die Weiterleitung von Impulsen an das Schmerzzentrum im Gehirn
verhindert. Eine andere Erklärung ist, dass die Aktivität des autonomen Nervensystems von (anregenden) sympathischen Reizen zu
(beruhigenden) parasympathischen Reizen umgeschaltet wird.
Einige Studien legen nahe, dass die Massage Einfluss auf den Botenstoffhaushalt von Serotoninen und Endorphinen hat. Sie inten-
siviert Durchblutung und Lymphfluss und damit den Stoffwechsel.
Und sie ist eine klassische Be-Handlung mit allen positiven Effekten

23–26: siehe Literatur Seite 270.

# AROMATHERAPIE

Aromaöle entwickeln ungeahnte Kräfte: Sie wirken unter anderem direkt auf das Riechzentrum im Gehirn, wecken Erinnerungen und verändern Stimmungen. In der Krebstherapie werden sie häufig gegen Unwohlsein und Angst eingesetzt. In anderen Fällen lindern sie Hautbeschwerden nach einer Bestrahlung oder Narbenschmerzen. Essenzielle Öle aus Heilkräutern, Blumen oder Bäumen riechen nicht nur intensiv (und überdecken z. B. unangenehme Ausdünstungen), sie enthalten auch eine Vielzahl wirkungsvoller Pflanzeninhaltsstoffe, die unter anderem antibakteriell und entzündungshemmend wirken. Das kann sehr hilfreich sein bei Patienten, die wegen ihres geschwächten Immunsystems Infektionen bekommen. Aromaöle unterstützen die Wundheilung, zum Beispiel das Öl der Myrrhe. Sanft einmassiert werden die Bestandteile des Aromaöls von der Haut aufgenommen und dringen in Bruchteilen über die Epidermis bis in den Blutkreislauf vor.

## Massage mit Aromaölen

Eine Aromamassage ist eine gute Alternative für Patienten, die zu geschwächt für eine Ganzkörpermassage sind oder besonders empfindlich gegenüber Berührung. Sie birgt nicht das Risiko von subkutanen Blutungen bei Patienten, deren Blutplättchenzahl durch eine Chemotherapie gesenkt ist. Region und Intensität der Behandlungen können dem individuellen Zustand der Patienten angepasst werden.

Die Behandlung mit Aromaölen ist sehr alt, schon Maria soll die Füße ihres Sohnes Christus vor der Kreuzigung mit dem Speick-Kraut gesalbt haben, um ihn vor der Kreuzigung zu stärken. Die Grundlagen der modernen Aromatherapie stammen von einem französischen Chemiker, René Maurice Gattefossé (1881–1950), der nach Verbrennungen bei einem Laborunfall seinen schmerzenden Arm aus Ermangelung anderer Flüssigkeiten in ein Behältnis mit Lavendelöl tauchte. Zu seinem Erstaunen stellte er fest, dass die Wunden schnell und mit minimaler Vernarbung heilten. Daraufhin begann er, mit verschiedenen Ölen als Arzneimittel zu experimentieren.

## Aromaöle bei Krebs

Noch gibt es wenige und widersprüchliche Studien zur Aromatherapie, deren Nutzen nicht nur von der Technik, sondern auch von dem gewählten Öl und der individuellen Präferenz des Patienten abhängt. Es gibt jedoch Anzeichen für entspannende und stärkende Effekte. Da Leber und Nieren von Krebspatienten unter der Belastung vieler starker Medikamente ohnehin schon überstrapaziert sind, sollten keine stark konzentrierten Öle verwendet werden. Schon eine einprozentige Lösung reicht, um das Riechzentrum zu stimulieren. Bei Patienten, deren Organe stark angegriffen sind, wird ein schnell flüchtiges Aromaöl auf eine Trägersubstanz aufgetragen. Es wirkt dann nicht über die Haut, sondern über die Nase. Da zum Beispiel eine Chemotherapie den Geruchssinn beeinflusst und Patienten oft besonders empfindlich gegenüber Aromen macht, sollte auch darauf geachtet werden. Man mischt dann mehrere Aromen, um zu verhindern, dass ein bestimmter Geruch im Gehirn in Verbindung mit unangenehmen Symptomen wie etwa Übelkeit abgespeichert und gelernt wird. Sonst besteht die Gefahr, dass ein einzelner Dufton auch noch Jahre nach der Krankheit Unwohlsein auslöst.

Der Anteil an pflanzlichen Östrogenen wird allgemein als zu gering erachtet, um sich negativ auf hormonabhängige Tumorarten auszuwirken. Aus Vorsicht kann jedoch auf solche Öle zurückgegriffen werden, die keine Phytoöstrogene enthalten. Gefahrlos in dieser Hinsicht sind zum Beispiel Anis-, Fenchel-, Muskat-Salbei- und Niaoulibaum-Öle. Mögliche Allergien müssen vor einer Behandlung ausgeschlossen werden. Sie dauert 15 bis 20 Minuten und sollte nur von einem speziell ausgebildeten Aromatherapeuten gemacht werden.[27]

| Inhaltsstoff | Wirkung |
|---|---|
| • Aldehyde | Antibakteriell, beruhigend |
| • Ketone | Schleimlösend, wundheilend, beruhigend |
| • Ester | Krampflösend, beruhigend |
| • Sesquiterpene (Terpene) | Antihistaminisch, antiallergisch |
| • Kumarine, Laktone | Ausgleichend, beruhigend |
| • C15- und C20-Alkohole | Östrogenähnlich wirkend |
| • Säuren, aromatische Aldehyde | Antibakteriell, immunstimulierend |
| • Phenole, C10-Alkohole | Antibakteriell, immunstimulierend |
| • Oxide | Schleimlösend, antiparasitär |
| • Phenylmethylether | Antibakteriell, krampflösend |
| • C10-Terpene | Antiseptisch, kortisonähnlich |

27: siehe Literatur Seite 270.

der Therapeuten-Patient-Beziehung. Auf jeden Fall gibt es ausreichende Erfahrungen, welche den Nutzen von Massagen bestätigen.

Weil Massagen sehr wirksam sind, wird ihr Einsatz in den USA durch unterschiedliche Standards geregelt. Im *Dana-Farber Cancer Institute* zum Beispiel darf das Pflegepersonal einfache Massagen durchführen. Sogenannte »therapeutische Massagen«, die auf das Bindegewebe einwirken, benötigen eine spezielle Ausbildung. Wir schicken unsere Patienten deshalb zur Physiotherapie oder für bestimmte Massageformen zu einem Lymphdrainagetherapeuten.

Vorsicht ist geboten im Bereich angeschwollener Lymphknoten und Wundnarben, aber auch im Umfeld von möglichen Implantaten zur Schmerzlinderung (Ports). Bei bestrahlten Patienten sollte natürlich in der Therapiezone jede weitere Hautreizung vermieden werden. Vorsicht bei Patienten mit Krebs im fortgeschrittenen Stadium und brüchigen oder angegriffenen Knochen, damit es nicht zu unbeabsichtigten Brüchen kommt. Besondere Vorsicht gilt während der Chemotherapie (Handschuhe tragen), da manche Patienten währenddessen empfindlich auf Berührungen reagieren oder schnell Blutergüsse bekommen, und bei der Einnahme von blutgerinnungshemmenden Mitteln (Antikoagulanzien).

## Keine Option: »alternative« Krebstherapien

Unter dem Deckmantel der Kritik an der »Schulmedizin« werden Therapien angeboten, die sich nicht als Ergänzung oder Optimierung der Krebsbehandlung anbieten, sondern als Alternative zu Operation, Chemotherapie oder Bestrahlung. Es ist wichtig, diese »alternativen« Ansätze klar von den seriösen komplementären, naturheilkundlichen zu unterscheiden, erst recht von der Integrativen Onkologie, die sich auf wissenschaftlich geprüfte Verfahren stützt.

Es gibt einige Studien, die den Nutzen alternativer Krebstherapien untersucht haben: In Norwegen wurden acht Jahre lang 500 Tumorpatienten beobachtet, von denen sich jeder Fünfte alternativen Therapien unterzog. Bei dieser Gruppe war die Todesrate nicht geringer, sondern im Gegenteil leicht erhöht. Am wenigsten profitierten diejenigen Patienten davon, die eigentlich die größten Chancen mit einer konventionellen Therapie gehabt hätten.

*In Norwegen wurden acht Jahre lang 500 Tumorpatienten beobachtet, von denen sich jeder Fünfte »alternativen« Therapien unterzog. Bei dieser Gruppe war die Todesrate nicht geringer, sondern im Gegenteil leicht erhöht.*

Von folgenden Therapien und Wirkstoffen ist abzuraten, da sie auf unklaren Thesen beruhen und potenziell schädlich sind, vor allem, wenn sie nicht parallel zu, sondern statt einer konventionellen Krebsbehandlung angewendet werden.[28–38] Ihre angeblichen Erfolge sind nicht zu beweisen. Um es klar zu sagen: Wir raten Ihnen von solchen »Alternativen« ab und erklären auch gleich, warum.

## Amygdalin

Häufig werden bittere Aprikosenkerne beworben, die mithilfe eines speziellen Inhaltsstoffs, der als Amygdalin, Laetrile oder Vitamin B17 bezeichnet wird, angeblich Tumorzellen zerstören können. Diese Blausäureverbindung kann – entgegen der Werbung – von Tumorzellen genauso unschädlich gemacht werden wie von gesunden Zellen. Eine Studie aus dem Jahr 1982 an 178 Patienten fand keine Wirkung bei Krebspatienten, allerdings kam es zu Vergiftungserscheinungen, da mit der empfohlenen Dosierung auch die Entgiftungsfunktion gesunder Zellen überfordert war. Über Vergiftungen mit Amgydalin durch frei verkäufliche Präparate wird immer wieder berichtet. Von einer Einnahme ist daher dringend abzuraten.

## Ukrain

Bei diesem Abkömmling des Schöllkrauts wird wegen seines möglichen Gehalts an Zytostatika, unklaren giftigen Effekten und unzureichender Seriosität des Herstellers gewarnt. An sich ist Schöllkraut eine Pflanze, die vor allem als Gallemittel eingesetzt wird, in der Krebstherapie sind keine Wirkungen bekannt.

## Galavit

Dieser Stoff wird als Krebstherapeutikum im Internet vermarktet. Wirksamkeitsuntersuchungen sollen aus Russland stammen, was von der Arzneimittelkommission in Deutschland (2001) nicht nachvollzogen werden konnte. In Russland selbst wird das Mittel bei Erkältungen für einen Bruchteil des Betrags, den man hierzulande dafür zahlen muss, in Apotheken verkauft. Eine Zulassung als Krebsmittel besteht auch in Russland nicht, es gibt keine nachprüfbaren Ergebnisse zu den Behauptungen, mit denen das Mittel vermarktet wird. Von der Einnahme wird dringend abgeraten.

28–38: siehe Literatur Seite 270.

## Essiac

Dieser der indianischen Naturheilmedizin zugeschriebene Tee besteht aus Amerikanischer Ulmenrinde, Sauerampfer, Kletten- und Rhabarberwurzel. Es gibt vereinzelte Daten, die eine immunsteigernde Wirkung vermuten lassen. Die zellwachstumshemmenden Eigenschaften zeigen sich jedoch erst bei hohen Dosen, die beim Trinken nicht erreicht werden. Im Laborversuch ließ sich sogar ein verstärktes Wachstum von Brustkrebszellen beobachten. Bei Prostatakarzinomzellen zeigte sich überhaupt keine Wirkung. Klinische Studien an Patientinnen mit Brustkrebs zeigten keinerlei Effekte. Mögliche Nebenwirkungen sind Übelkeit, Erbrechen, Verstopfung, und, bei langfristiger Verwendung, Nieren- und Leberschäden. Essiac bremst möglicherweise den Abbau des Chemotherapeutikums Camptothecin durch Blockade des Cytochroms P450 (siehe Seite 66). Von der Einnahme wird abgeraten.

## Haifischknorpelextrakt

50.000 Amerikaner nehmen Schätzungen zufolge jährlich Haifischknorpelextrakt zu sich und zahlen dafür bis zu 7000 Dollar.[39] Haie erkranken sehr selten an Krebs, was die Hoffnung weckte, dass in ihrem Knorpelgewebe eine schützende Substanz enthalten sein könnte. In Tierversuchen schien sich das zunächst zu bestätigen, doch mehrere klinische Studien brachten keine überzeugenden Ergebnisse. Die Nebenwirkungen reichen von Leberentzündungen bis zu Schwäche und Veränderungen der Blutsalzwerte, vor allem zu hohen Werten von Kalzium im Blut. Außerdem zählen Haie als Rohstofflieferanten zu den geschützten Arten der Roten Liste. Von der Einnahme wird abgeraten.

## Antineoplastone

Der polnisch-amerikanische Arzt und Biochemiker Stanislaw R. Burzynski entwickelte eine Eigenurin-Therapie aus der Beobachtung heraus, dass Menschen mit chronischem Nierenversagen angeblich selten krebskrank werden. Er suchte nach den Ursachen und fand eine Reihe von Eiweißverbindungen (Peptiden), die er Antineoplastone nannte (nicht zu verwechseln mit der antineoplastischen Therapie, zu der auch Chemotherapeutika zählen).

39: siehe Literatur Seite 270.

Burzynski hat mehrere Studien veröffentlicht, einige davon auch in renommierten Journals, die Ergebnisse waren häufig positiv, aber nicht immer. Der Wissenschaftler wurde und wird in den USA heftig angegriffen, sein Labor wurde mehrfach verwüstet.

Auffällig ist, dass die von Bruzynski durchgeführten Studien immer positive Ergebnisse zeigen, während dies bei Kontrolluntersuchungen nicht zutraf, was den Verdacht auf Fälschung der Ergebnisse aufgebracht hat. Das Mittel darf nur im Rahmen von Studien eingesetzt werden, die Kosten für den Patienten liegen zwischen 20.000 und 100.000 US-Dollar. Von der Einnahme wird abgeraten.

## Noni-, Goji- und Mangosteen-Saft

Exotische Fruchtsäfte sind ein Renner, vor allem im Internethandel. Häufig enthalten die vermarkteten Produkte nicht alle Inhaltsstoffe der Früchte, oft sind die Säfte mit anderen vermischt oder sogar pasteurisiert, was ihre Wirkungsweise verändert.

Noni (Morinda citrifolia L.) ist ein traditionelles polynesisches Heilmittel. Es wird seit langer Zeit traditionell eingesetzt für lokal begrenzte Erkrankungen der Haut. In jüngerer Zeit wurden Wirksamkeiten für weitere Symptome postuliert, entsprechende Untersuchungen stehen allerdings weitgehend noch aus. Für seine Wirkung gibt es keine klinischen Belege, in Laborversuchen waren die Ergebnisse widersprüchlich

Goji (Lycium barbarum) sind Beeren, die der Werbung nach aus den Hochtälern Tibets stammen, aber häufig in großen Anbaugebieten entlang des Gelben Flusses in China gezogen werden oder aus Europa oder Nordamerika kommen. Die Beeren haben einen hohen Gehalt an Antioxidanzien. Bislang wurden nur in China Versuche an verschiedenen Zellkulturen oder Tierversuche durchgeführt. Diese zeigten positive Resultate, Untersuchungen an Patienten gibt es bislang nicht.

Mangosteen (Garcinia mangostana) ist eine südasiatische Frucht, die entzündungshemmende und antioxidative Eigenschaften hat. Traditionell wird sie bei Hauterkrankungen, Wunden und Durchfall eingesetzt. In Laborversuchen wurde die Hemmung des Zellwachstums von Krebszellen dokumentiert. Es gibt jedoch keinen klinischen Beleg dafür, dass sie gegen Krebs etwas ausrichtet. Ihr hoher

Gehalt an Antioxidanzien könnte den Effekt von Chemotherapie und Bestrahlung mindern, und ihr hoher Zuckergehalt stellt ein Risiko für Diabetiker dar. Von der Einnahme all dieser Beeren zur Therapie wird abgeraten.

### Pau D'Arco

Das indianische Heilprodukt ist als Tee oder in Kapseln zu erhalten. Sein Hauptbestandteil ist Lapachol, das im Laborversuch giftig auf Krebszellen wirkt. Eine Studie an Leukämiekranken zeigte keinen therapeutischen Nutzen. Patienten reagierten außerdem auf hohe Dosen mit Schläfrigkeit, Blutarmut, Übelkeit und Erbrechen. In Kanada wurde es verboten, in den USA darf es nicht als Präventions- oder Heilmittel gegen Krebs vermarktet werden. Von der Einnahme wird abgeraten.

### Chaparral-Tee

Die Teezubereitung aus Blättern und Zweigen einer nordamerikanischen Wüstenpflanze (Larrea tridentata) enthält eine stark antioxidativ wirkende Substanz (Nordihydroguajaretsäure, NDGA). In vorklinischen Studien erwies sie sich als antikanzerogen und könnte zur Basis neuer Wirkstoffe werden. Die Ergebnisse aus Laborversuchen sind vielversprechend, und es könnte sein, dass in einigen Jahren aus dem Wirkstoff auch tatsächlich wirksame Medikamente entstehen. Bislang sind jedoch noch keine Untersuchungen an Menschen durchgeführt worden. Denn hier zeigt sich wieder, dass Pflanzen nicht immer harmlos sind. Eine chronische Einnahme kann zu schweren Leberschäden und Nierenproblemen führen, in Einzelfällen soll sogar daraus Krebs entstanden sein. Daher wird versucht, die Substanz NDGA so zu verändern, dass die toxische Wirkung vermindert wird bei gleichzeitiger Erhaltung der therapeutischen Möglichkeiten. Derzeit wird vom Einsatz abgeraten.

### Ozon- und Sauerstofftherapien

Ozon ist ein dreiatomiges Sauerstoffmolekül (das Sauerstoffmolekül selbst besteht aus zwei Atomen) und ist beim Einatmen giftig, daher ist der Grenzwert für die Atemluft sehr niedrig. Die Behandlung mit Ozon soll dieses hochreaktive Sauerstoffmolekül in den Organismus bringen und so die Durchblutung verbessern (Einsatz bei Durchblutungsstörungen und Geschwüren wie »offenem Bein«). Gesichert ist seine Wirkung gegen Bakterien, Viren und Pilze, weshalb es zum Beispiel auch in Schwimmbädern zur Wasseraufbereitung eingesetzt wird, im medizinischen Bereich deshalb auch bei verschiedenen Hauterkrankungen.

Otto Warburg (1883–1970), ein deutscher Biochemiker, der 1931 den Medizin-Nobelpreis für seine Aufklärung der Zellatmung erhielt, stellte die These auf, dass Krebszellen besser in einer sauerstoffarmen (anaeroben) Umgebung existieren können. Sauerstoffzufuhr wirkt sich demnach negativ auf einen Tumor aus. Später entdeckte man einen Faktor (hypoxia-inducible factor-1, HIF-1), der die Anpassung der Zelle an einen veränderten Sauerstoffgehalt reguliert: Er kann die Zelle zum Absterben bringen oder aber das Gefäßwachstum fördern – Überleben durch Anpassung.

Aus der Idee heraus, dass die Ozontherapie das Immunsystem stimuliert und das Krebsgewebe mit für diese Zellen »schädlichem« Sauerstoff flutet, wird von den Anwendern die Behandlung von Krebspatienten empfohlen. Leider existieren für Krebserkrankungen bislang keine Studien, die einen Effekt der Therapie belegen konnten. Von der Therapie wird abgeraten.

# Linderung von Nebenwirkungen der Chemo- und Strahlentherapie

Viele Menschen haben mehr Angst vor den Nebenwirkungen einer onkologischen Therapie als vor der Therapie selbst – das ist fatal, denn der Krebs muss mit aller Entschlossenheit bekämpft werden, und Angst sollte die Patienten nicht zusätzlich belasten. Denken Sie immer daran: Jede vierte Tumorkrankheit kann allein durch eine Operation geheilt werden und 40 Prozent durch eine Strahlentherapie (allein oder in Kombination mit anderen onkologischen Verfahren). Der Erfolg von Chemotherapien ist je nach Tumorart sehr unterschiedlich, doch bei manchen Krebsarten (Leukämien im Kindesalter, Morbus Hodgkin oder Keimzelltumoren) erreichen auch sie Heilungsraten von 60 bis 90 Prozent.

## Nebenwirkungen aktiv angehen

Es lohnt sich also, die onkologische Therapie mutig und entschlossen anzugehen – Verfahren der Naturheilkunde helfen den Patienten dabei. In der Integrativen Onkologie werden mögliche Nebenwirkungen nicht verschwiegen oder beschönigt, sondern von Anfang an offen angesprochen und thematisiert. Während die klassische Onkologie sich vor allem auf die schwersten Nebenwirkungen wie Übelkeit fokussiert und dafür Medikamente bereithält, verfügen Naturheilkun-

de und andere traditionelle Heilverfahren über ein breites Feld an Interventionen, die in der Regel weniger intensiv und langsamer wirken, dafür aber in der Regel kaum negative Auswirkungen haben. Vor allem aber werden sie von den Patienten akzeptiert und gewünscht – die Angst vor Nebenwirkungen der Behandlung ist nämlich der Hauptgrund dafür, dass sich Tumorkranke überhaupt naturheilkundlichen Behandlungsverfahren zuwenden und sie nachfragen. So zeigt eine von unserer Klinik in Auftrag gegebene Umfrage des Instituts für Demoskopie Allensbach aus dem Jahr 2010: Die Erwartung geringerer Nebenwirkungen (60 Prozent) sind die wichtigsten Motive, warum im Falle von Brustkrebs viele Frauen eine Behandlung mit Verfahren der Integrativen Medizin vorziehen. In China sind naturheilkundliche Behandlungsverfahren zur Linderung der Nebenwirkungen mittlerweile sogar Standard in der Onkologie.

Vor allem aber bieten viele Naturheilverfahren den Betroffenen die Chance, selbst etwas zu tun. Die Möglichkeit, aktiv zu werden und einem unangenehmen Symptom selbst etwas entgegensetzen zu können, ist schon aus der Schmerztherapie bekannt. Dort reduziert zum Beispiel eine Schmerzpumpe, welche die Patienten selbst bedienen können, die Medikamentendosis deutlich. Die psychoneuroimmunologische Forschung zeigt überdies, dass Stress weit weniger negative Folgen im Organismus hat, wenn die Betroffenen ihm nicht passiv ausgeliefert sind (siehe Seite 176).

### Die Basis der Empfehlungen

Was Betroffene im Einzelnen tun können, lesen Sie – geordnet nach Symptomen – auf den folgenden Seiten. (Hier finden Sie vor allem Mittel und Methoden, die Sie selbst anwenden können, gekennzeichnet mit dem Symbol !. Das Symbol $ zeigt hingegen an, dass Sie sich für diese Methode an einen Arzt oder Therapeuten wenden sollten.) Auf mögliche Wechselwirkungen mit der onkologischen Therapie wird hingewiesen, dennoch sollten Sie auf jeden Fall mit Ihrem Arzt besprechen, was Sie selbst unterstützend tun möchten. Die Empfehlungen haben alle eine geprüfte Basis und sind gut dokumentiert. Manche haben eine sehr gute Evidenz – das heißt, sie sind durch streng kontrollierte Studien belegt. Andere sind weniger gut untersucht, zum Teil weil es keine geeigneten Methoden dafür gibt, haben sich aber in unserer klinischen Praxis bewährt. In diesem Fall sind wir bei unseren Empfehlungen einem in der Integrativen Onkologie üblichen Schema gefolgt: Je größer das **Risiko einer Therapieempfehlung** ist, desto wichtiger wird ihr **Evidenzgrad**. Oder umgekehrt formuliert: Auch wenn eine naturheilkundliche Therapie nicht bewiesen ist, so kann sie im Einzelfall empfohlen werden, wenn durch sie kein Schaden zu erwarten ist.

# Durchfall

## Ursachen und Symptome

Durchfall kann als Begleiterscheinung einer Chemotherapie, aber auch nach einer Bestrahlung des Unterleibs auftreten. Meist liegt das daran, dass diese Therapien die Schleimhaut im Dünn- und Dickdarm geschädigt haben.

Zu den Wirkstoffen, die relativ häufig Durchfälle auslösen, zählen 5-FU (5-Fluoruracil), Lapatinib und Irinotecan. Letzterer kann innerhalb der ersten 24 Stunden nach der Therapie zu Durchfall führen, der jedoch meist harmlos verläuft. Problematischer ist es, wenn der Durchfall infolge der Schädigung der Darmschleimhaut später auftritt und häufig mehrere Tage anhält. Dann können Elektrolytveränderungen, Flüssigkeitsmangel, Gewichtsverlust und Mangelerscheinungen die Folge sein.

## Therapiestrategie der Integrativen Onkologie

Leichter Durchfall lässt sich mithilfe der Naturheilkunde relativ gut in den Griff bekommen (siehe nachfolgende Empfehlungen von besonders wirksamen bis zu weiteren unbedenklichen Methoden). Da bei den neuen zielgerichteten Krebsmedikamenten Durchfall durchaus oft auftritt, sollten Sie jedoch Ihren Arzt bitten, Ihnen auch ein schulmedizinisches Durchfallmittel zu verschreiben, damit Sie auch gegen stärkere akute Beschwerden gewappnet sind. Wir empfehlen unseren Brustkrebspatientinnen, die den Wirkstoff Lapatinib (Tyverb®) einnehmen, für akuten Durchfall Loperamid bereitzuhalten. Bei massivem Durchfall (mehr als sieben Stühle pro Tag), Bauchschmerzen, -krämpfen, Blutbeimengungen im Stuhl oder Fieber sollten Sie unbedingt einen Arzt aufsuchen, der gegebenenfalls eine stationäre Behandlung vornimmt, da es hierbei zu lebensbedrohlichen Zuständen kommen kann. Er wird dann auch eine mögliche zusätzliche bakterielle Infektion abklären, die medikamentös behandelt werden kann.

# Hilfe gegen Durchfall

## 1 Phytotherapie

Bewährt haben sich hier besonders ein Fertigpräparat auf der Basis von Myrrhe, Kamille und Kaffeekohle sowie Flohsamenschalen und Heilerde.

## ! Fertigpräparat mit Myrrhe, Kamille und Kaffeekohle

► **Wirkprinzip:** Die Inhaltsstoffe der Myrrhe und Kamille wirken antientzündlich (vor allem Commiphorasäure der Myrrhe und Matricin der Kamille). Die Kaffeekohle saugt darüber hinaus Flüssigkeit auf und bindet schädliche Substanzen.

► **Anwendung:** z. B. Myrrhinil intest®, 3-mal täglich 2 bis 4 Tabletten vor den Mahlzeiten unzerkaut mit etwas Flüssigkeit einnehmen.

**Wichtig:** Die Tabletten sollten Sie wegen des großen Bindungsvermögens der Kaffeekohle mit einer Stunde Abstand zu anderen Medikamenten einnehmen, da deren Wirkung sonst beeinträchtigt werden kann.

► **Kontraindikationen:** Schwangerschaft, starke Verengungen (Stenosen) im Magen-Darm-Trakt. Wechselwirkungen zwischen Kamille und Blutgerinnungsmitteln (z. B. Marcumar®) sind möglich, ebenso zwischen Myrrhe und Antidiabetika (Gefahr der Blutzuckerabsenkung).

## ! Heilerde

► **Wirkprinzip:** Das Pulver bindet ebenfalls überschüssiges Wasser, ist zugleich aber auch reich an Mineralstoffen und Spurenelementen und kann so dem Verlust dieser Substanzen bei Durchfall entgegenwirken.

► **Anwendung:** 2- bis 3-mal täglich 1 Portionsbeutel (z. B. Luvos®-Heilerde) in ein halbes Glas Wasser oder Tee einrühren.

**Wichtig:** Die Heilerde sollten Sie mit einer Stunde Abstand zu anderen Medikamenten einnehmen, da deren Wirkung sonst beeinträchtigt werden kann.

► **Kontraindikationen:** schwere Nierenfunktionsstörung, Darmverschluss. Bei Verstopfung sollte man mit der Einnahme von Heilerde zurückhaltend sein.

## ! Flohsamenschalen

► **Wirkprinzip:** Die Quellstoffe der Flohsamenschalen füllen den Darm und binden überschüssiges Wasser, außerdem wirken sie antientzündlich (vermutlich durch kurz-kettige Fettsäuren, Butyrat und Azetat). Da sie die Darmtätigkeit insgesamt anregen, sind sie auch bei Verstopfung geeignet.

▶ **Anwendung:** Hier empfiehlt sich ein Fertigpräparat aus der Apotheke (z. B. Mucofalk® oder Flosa®, 1- bis 3-mal täglich 1 Beutel einnehmen).

**Wichtig:** Damit die Flohsamenschalen im Darm genügend quellen, sollten Sie unbedingt nach der Einnahme ausreichend Flüssigkeit aufnehmen (mindestens 1 Glas Wasser zu jedem Beutel trinken). Die Flohsamenschalen sollten Sie außerdem mit einer Stunde Abstand zu anderen Medikamenten einnehmen, da deren Wirkung sonst beeinträchtigt werden kann.

▶ **Kontraindikationen:** bekannte Allergie gegen Flohsamen, starke Verengungen (Stenosen) im Magen-Darm-Trakt.

## 2 Homöopathie

**! Okoubaka D6**

▶ **Wirkprinzip:** Dieses Mittel aus der Rinde des afrikanischen Okoubaka-Baumes wirkt erfahrungsgemäß gegen Durchfall.

▶ **Anwendung:** 3-mal täglich mindestens 30 Minuten vor oder nach den Mahlzeiten 5 Globuli einnehmen. Das Mittel sollten Sie 3 Wochen lang täglich einnehmen. Bei akutem Durchfall können die Globuli für bis zu 3 Stunden auch alle 10 Minuten eingenommen werden.

▶ **Kontraindikationen:** keine

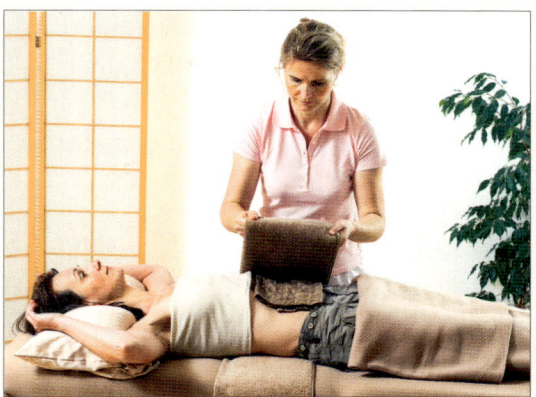

*Krampflösend und schmerzlindernd wirkt ein feuchtkalter Leibwickel.*

## 3 Symbioselenkung

**!** Bei guter Immunlage (Anzahl der weißen Blutkörperchen > 1,5 pro Mikroliter) während der Chemotherapie kann es sinnvoll sein, das Zusammenspiel der Darmbakterien (Symbiose) durch darmfreundliche Bakterien zu unterstützen. Versuchen können Sie es zum Beispiel mit dem Kanne Brottrunk®. Das ist ein Getränk auf der Basis vergorenen Brotes, das neben den auch im Darm vorkommenden Milchsäurebakterien viele Vitamine, Mineralstoffe, Spurenelemente und Enzyme enthält. Einige Patienten haben über eine Besserung des Durchfalls berichtet, andere haben nicht von der Symbioselenkung profitiert oder haben eine leichte Zunahme des Durchfalls beobachtet. Begonnen werden sollte daher vorsichtig mit 1 EL Kanne Brottrunk® pro Tag. Bei guter Verträglichkeit kann die Menge esslöffelweise auf etwa 1,5 große Tassen pro Tag gesteigert werden.

Positive Erfahrung haben wir auch mit anderen frei verkäuflichen Probiotika (z. B. Perenterol®, Omniflora®) gemacht, die die darmfreundlichen Bakterien in konzentrierterer Form enthalten. Diese können statt Brottrunk eingenommen werden.[1] Üblicherweise geben wir zunächst Kanne Brottrunk®. Wird dieser gut vertragen, empfehlen wir die konzentrierteren Probiotika.

► **Kontraindikationen:** Unter der Chemotherapie mit dem Wirkstoff Irinotecan raten wir von Maßnahmen, die den Stuhl ansäuern (z. B. Milchsäurebakterien) ab, da es Hinweise darauf gibt, dass die Nebenwirkungen der Chemotherapie durch ein saures Milieu verstärkt werden. Nicht während einer Hochdosischemotherapie und verminderter Blutkörperchenzahl (Zelltief) anwenden.

## 4 Hydrotherapie

**! *Feuchtkalter Leibwickel***

► **Wirkprinzip:** Die feuchtkalten Reize dieses Wickels wirken – vermittelt über Reflexe – auf die Bauchorgane, die Muskelspannung im Darm verringert sich. Auf den kalten Reiz reagiert der Körper, indem er mehr Wärme produziert und zugleich die Blutgefäße weitet. Der Wickel hat deshalb krampflösende, schlaffördernde und schmerzlindernde Eigenschaften und wirkt ausgleichend auf das vegetative Nervensystem.

► **Anwendung:** Tränken Sie ein Geschirrtuch in kaltem Wasser und wringen Sie es dann gut aus. Eine Hilfsperson legt nun das mehrfach gefaltete feuchtkalte Geschirrtuch auf den Bauch. Darüber kommt ein trockenes Baumwolltuch, das fest um den Leib gewickelt wird. Nach 10 Minuten sollte eine Wiedererwärmung eintreten. Den Wickel können Sie zweimal pro Woche oder bei Bedarf auch täglich anwenden.

► **Kontraindikationen:** Frieren vor der Anwendung, akuter Schub einer chronisch entzündlichen Darmerkrankung, akuter Harnwegsinfekt.

## 5 Akupunktur

Auch wenn es bislang keine wissenschaftlichen Belege über die Wirkung von Akupunktur bei Durchfall gibt, kann man eine Akupunkturbehandlung bei Durchfall auf jeden Fall versuchen, denn das Stechen mit den Nadeln ist nebenwirkungsarm. Eine Linderung der Schmerzen ist insbesondere zu erwarten, wenn der Durchfall mit Bauchkrämpfen verbunden ist.

► **Anwendung:** Die Akupunktur sollten Sie von einem erfahrenen Therapeuten durchführen lassen.

► **Kontraindikationen:** schwergradige Gerinnungsstörungen (hierunter fällt auch eine Therapie mit gerinnungshemmenden Medikamenten, wie z. B. Marcumar®), Lymphödeme in den zu akupunktierenden Arealen. Auch bei ausgeprägter Verminderung der weißen Blutkörperchen sollte keine Akupunktur durchgeführt werden. In solchen Fällen ist jedoch eine Laser-Akupunkturbehandlung möglich.

1: siehe Literatur Seite 271.

## 6 Mind-Body-Therapie

! Mind-Body-Verfahren bringen den Körper in eine ideale Balance zwischen An- und Entspannung (siehe Seite 152 ff.), die sich auch positiv auf den Darm auswirkt. Welche Entspannungsmethode für Sie am besten passt, müssen Sie ausprobieren. Wer Erfahrung mit Meditation hat, kann davon sehr profitieren. Leichter zu erlernen ist die progressive Muskelentspannung nach Jacobson (siehe Seite 59). Wer sich durch zu viel Ruhe nicht entspannen kann, für den bieten sich asiatische Bewegungslehren wie Yoga, Tai-Chi oder Qigong an.

## 7 Ernährung

! Achten Sie unbedingt auf eine ausreichende Flüssigkeitszufuhr, damit der Flüssigkeitsverlust infolge des Durchfalls wieder ausgeglichen wird: Pro Tag sollten Sie 2,5 bis 3 Liter trinken. Warmes Wasser, Tee oder Gemüsebrühe werden meist besser als Kaltgetränke vertragen. Nehmen Sie lieber mehrmals am Tag kleine Mahlzeiten zu sich anstatt wenige große, um das Verdauungssystem nicht zu überlasten.

Empfehlenswert ist auch pektinreiches Obst und Gemüse (z. B. Apfel, Banane und Möhren), was ebenfalls Flüssigkeit bindet, und kaliumreiche Lebensmittel (z. B. Banane, Aprikosen und gekochte Möhren), da durch den Durchfall besonders Kalium verloren geht (siehe auch Seite 218).

Während der Chemotherapie treten nicht selten vorübergehend Milchzuckerunverträglichkeiten auf, die sich in Durchfall, Blähungen und Bauchschmerzen äußern können. Daher sollten Sie Milchprodukte bei Durchfall während der Chemotherapie nur in geringen Mengen verzehren. Sauermilchprodukte, wie Joghurt und Kefir, werden meist besser vertragen als Milch. Statt Milch können Sie zum Beispiel auch Reis- oder Hafermilch verwenden. Vermeiden Sie fettige und blähende Lebensmittel (z. B. Pommes frites, Chips, Kohlgemüse), Alkohol, Kaffee und kohlensäurereiche Getränke.

## 8 Bewegung

! Bei ausgeprägtem Durchfall ist körperliche Schonung empfehlenswert. Bewegen Sie sich nur so viel, wie Sie es als angenehm empfinden. Allerdings sollte die Schonung nicht übertrieben werden (keine Bettruhe), da hieraus ein Erschöpfungssyndrom (Fatigue) entstehen kann.

# Fatigue

## Ursachen und Symptome

Über 70 Prozent der Krebspatienten klagen über extreme Schwäche oder eine Art chronische Müdigkeit (Fatigue), mindestens an einem Tag während ihrer Chemo- oder Strahlentherapien. Bei vielen geben sich diese Symptome nach dem Ende der Behandlung, bei einem Drittel der Patienten aber bleiben sie noch Monate erhalten. Dabei ist die Müdigkeit und Schwäche so ausgeprägt, dass normale Alltagstätigkeiten wie Einkaufen, Geschirrspülen oder Putzen manchmal kaum oder auch gar nicht mehr zu bewältigen sind. Nach einer solchen an sich leichten Belastung ist dann eine ungewöhnlich lange Ruhepause zur Erholung notwendig. Trotz der ausgeprägten Müdigkeit leiden die Patienten häufig unter Schlaflosigkeit, der Schlaf ist wenig erholsam, oder es besteht eine Tagesmüdigkeit.

Jeder Zweite mit fortgeschrittener Krebserkrankung leidet unter Fatigue, ohne dass dies noch die Folge einer aktuellen Behandlung ist. Dies kann verschiedenste Ursachen haben: Anämie, Schlafstörungen, Schilddrüsenprobleme, Schmerzen oder Unruhe.

## Therapiestrategie der Integrativen Onkologie

Ob infolge der Therapie oder durch die Krankheit selbst verursacht – Fatigue ist eine der Begleiterscheinungen bei Krebs, gegen

### ▶ FATIGUE BEI KINDERN

Auch bei Kindern und Jugendlichen mit Krebserkrankungen kommt das Fatigue-Syndrom vor. Wenn sie und ihre Eltern einfache Tipps beherzigen, haben sie während und nach einer Chemotherapie deutlich weniger unter Fatigue-Symptomen zu leiden.[2] Die wichtigsten Empfehlungen sind:

- Nachts sollten betroffene Kinder möglichst durchschlafen. Die Anzahl und Dauer von Schlafphasen (Nickerchen) tagsüber sollten hingegen auf ein Minimum reduziert werden.
- Beschäftigen Sie das Kind tagsüber mit einfachen Tätigkeiten (beispielsweise mit Bücherlesen, Bildermalen, Musikhören).
- Gehen Sie, wenn möglich, auch während der Chemotherapie täglich 10 bis 15 Minuten mit dem Kind spazieren.

die die Naturheilkunde mit einer Palette von durchaus wirksamen Methoden aufwarten kann. An erster Stelle stehen hier Bewegung und Akupunktur, gute Erfolge haben wir jedoch auch mit der Misteltherapie und mit Methoden der Mind-Body-Medizin.

Bei einer ausgeprägten Blutarmut kann eine Bluttransfusion nötig sein, die in solchen Fällen wie ein »Jungbrunnen« wirken kann, da schlagartig wieder die notwendige Sauerstoffversorgung zur Verfügung steht.

2: siehe Literatur Seite 271.

Nachteilig sind hier aber das mögliche Infektionsrisiko (Hepatitis, HIV), eine Unterdrückung des Immunsystems und die Überladung mit Eisen durch die Infusion. Mit Medikamenten, die die Bildung der roten Blutkörperchen stimulieren (Erythropoese-stimulierende Substanzen, ESA) sollte zurückhaltend umgegangen werden (vor allem bei Patienten, die besonders zu Blutgerinnseln neigen), da sie für Patienten mit einem höheren Hämoglobinwert einen Überlebensnachteil gezeigt haben. Wir empfehlen, sie nur gemäß der aktuellen Richtlinien und während einer Chemotherapie einzusetzen. Eisenhaltige Medikamente sollten nur bei nachgewiesenem Eisenmangel eingenommen werden.[3,4]

# Hilfe gegen Fatigue

## 1 Bewegung

! Bei Patienten, die unter dem Fatigue-Syndrom leiden, kann Bewegung hilfreich sein. Oft genügt schon regelmäßige moderate Bewegung: So verbesserte sogar eine Walking-therapie, die über drei Wochen täglich 12 Minuten durchgeführt wurde, bei Patienten mit akuter myeloischer Leukämie die Fatigue-Symptome. Auch konnten die Patienten eine längere Strecke zurücklegen.[5]

Wenn möglich, sollten Sie sich täglich bewegen, besonders empfehlenswert ist Ausdauertraining. Falls Sie nicht in der Lage sind, 30 Minuten am Stück zu trainieren, können Sie auch 3-mal täglich 10 Minuten üben.

Sanfte Ausdauersportarten sind zum Beispiel Walking, Schwimmen oder Radfahren.

Wie intensiv trainiert wird, hängt von der individuellen Verfassung ab. Auch kann die Verfassung von einem Tag auf den anderen stark schwanken. Fordern Sie sich also durchaus, aber überfordern Sie sich niemals! Wenn es Ihnen am nächsten Tag schlechter geht, ist dies ein sicheres Zeichen dafür, dass Sie übertrieben haben (siehe auch Seite 194 bis 195).

▶ Kontraindikationen: Am Tag der Chemotherapie sollte kein Sport betrieben werden (siehe Seite 198 ff.).

## 2 Akupunktur

§ Wir haben sehr gute Erfahrungen mit Akupunktur bei Fatigue-Patienten. Auch gibt es Hinweise aus Studien, dass Akupunktur die Fatigue-Symptome nach einer Chemotherapie deutlich reduzieren kann.[6] In einer Studie des *Memorial Sloan-Kettering Cancer Centers* hat sich bei einer Gruppe aus 70 Patienten mit einer Erschöpfung schweren Grades nach einer Chemotherapie der Fatigue-Score deutlich gebessert.[7]

▶ Anwendung: Die Akupunktur sollte ein erfahrener Therapeut durchführen.

▶ Kontraindikationen: schwergradige Gerinnungsstörungen (hierunter fällt auch eine Therapie mit gerinnungshemmenden Medikamenten, wie z. B. Marcumar®), Lymphödeme in den zu akupunktierenden Arealen. Auch bei ausgeprägter Verminderung der weißen Blutkörperchen sollte keine Aku-

3–7: siehe Literatur Seite 271

punktur durchgeführt werden. In solchen Fällen ist jedoch eine Laser-Akupunkturbehandlung möglich.

## 3 Phytotherapie

 *Misteltherapie*

▶ **Wirkprinzip:** Mistel verbessert allgemein die Lebensqualität der Betroffenen und verleiht ihnen mehr Energie. Außerdem normalisiert sie das Schlafverhalten, sodass Schlafstörungen zurückgehen.

▶ **Anwendung:** Weil die wirksamen Inhaltsstoffe der Mistel bei der Verdauung zerstört würden, müssen sie zwei- bis dreimal wöchentlich gespritzt werden. Dabei unterscheidet sich die Art der Anwendung je nachdem, ob sie als Teil der anthroposophischen Medizin oder eines Naturheilverfahrens (phytotherapeutisch) erfolgt (siehe Seite 74 ff.). Bei beiden Therapieformen wird über einen langen Zeitraum behandelt, mindestens ein bis zwei Jahre. Bei der anthroposophischen Form wird die Dosis so lange gesteigert, bis eine Reaktion sichtbar ist. Diese besteht in einer Rötung an der Einstichstelle, etwa der Bauchhaut, die 5 Zentimeter im Durchmesser aufweisen kann. Diese Stelle kann auf Druck dann auch etwas schmerzhaft sein. Diese Symptome sollten aber spätestens nach einem Tag wieder vollständig abgeklungen sein, ansonsten wird die Dosis verringert. Es kann auch dazu kommen, dass man sich für etwa einen halben Tag etwas abgeschlagen fühlt, so als wäre eine Erkältung

im Anmarsch. Auch dies ist ein Zeichen, dass das Immunsystem angeregt wird.

Für die Misteltherapie können Sie sich an einige Hausärzte oder Ärzte für Naturheilkunde wenden.

▶ **Kontraindikationen:** akute entzündliche, hochfieberhafte Erkrankungen, Allergie gegen einen der Inhaltsstoffe, Schwangerschaft, nach einer Organtransplantation.

## 4 Mind-Body-Therapie

! Mit den Methoden der Mind-Body-Medizin (siehe Seite 152 ff.) können Sie das Zusammenspiel von Körper, Geist und Seele positiv beeinflussen. Entspannung ist dabei ein wichtiger Schritt aus der ständigen Überreizung. Gerade mit der progressiven Muskelentspannung nach Jacobson gibt es gute Erfolge bei Fatigue,[8] noch dazu lässt sich diese Methode besonders leicht erlernen (siehe Seite 59), und Sie erfahren bewusst den Unterschied zwischen An- und Entspannung. Wer schlecht in Ruhe loslassen kann, für den eignen sich auch bewegungsintensivere Entspannungsmethoden wie Yoga, Tai-Chi oder Qigong.

## 5 Hydrotherapie

! *Wechselwarme oder kalte Güsse*

▶ **Wirkprinzip:** Regelmäßig angewendet, beruhigen die Temperaturreize des Wassers

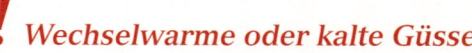

8: siehe Literatur Seite 271.

das vegetative Nervensystem. Körper und Psyche entspannen sich, und eine allgemeine Kräftigung stellt sich ein.

▶ Anwendung: Für den Anfang genügen wechselwarme Kniegüsse. Sobald man nach einigen Tagen die wechselnde Wassertemperatur gut toleriert, geht man über zum kalten Kniguss, dann zum Schenkelguss. Schließlich kann man den Guss auf den gesamten Körper ausdehnen und zum Wechselduschen übergehen.

Beginnen Sie für den Kniguss mit warmem Wasser an der kleinen Zehe des rechten Fußes und führen Sie den Schlauch bis zum Knie. Begießen Sie die Kniekehle und führen Sie den Schlauch dann an der Innenseite des Unterschenkels hinunter bis zur Großzehe. Das Gleiche dann auf der linken Seite wiederholen. Das machen Sie so lange, bis eine gute Erwärmung eingetreten ist. Zum Schluss werden noch die Fußsohlen abgegossen. Anschließend wiederholen Sie das Ganze für wenige Sekunden mit kaltem Wasser. Dieser Wechselguss wird insgesamt dreimal durchgeführt.

Der Wechselschenkelguss läuft im Prinzip genauso ab, nur dass die Gussführung an der Körperrückseite bis unterhalb des Beckenkamms reicht und an der Vorderseite bis zur Leistenbeuge.

▶ Kontraindikationen: fehlende körperliche Belastbarkeit, Herzinsuffizienz, Herzrhythmusstörungen, nicht ausreichend eingestellter Bluthochdruck, fieberhafte Erkrankungen, Thrombosen, ausgeprägte Krampfadern. Nicht anwenden sollten Sie die Güsse an den Tagen der Chemotherapie.

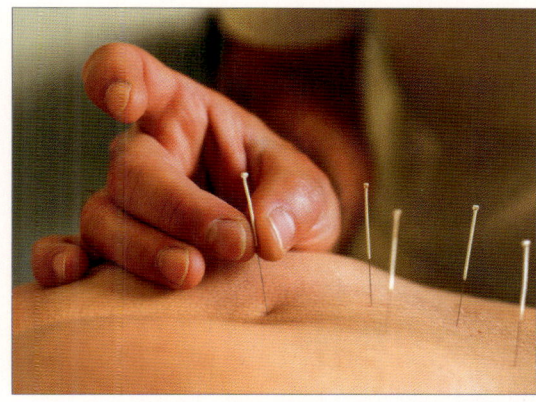

*Akupunktur kann die Fatigue-Symptome nach einer Chemotherapie deutlich reduzieren.*

### 6 Ernährung

**!** Um den Körper gut mit allen wichtigen Nährstoffen zu versorgen, empfiehlt sich eine Ernährungsumstellung zur mediterranen Vollwertkost (siehe Seite 217 und 242). Da die meisten Krebspatienten während der Chemotherapie sehr frieren, sollte warmen und wärmenden Speisen der Vorzug gegeben werden. Falls rohes Gemüse oder Obst als zu kühlend empfunden wird, können Sie die Rohkost kurz andünsten, Obst können Sie im Backofen etwas vorgaren. Das erleichtert in vielen Fällen die Verdauung.

# Hand-Fuß-Syndrom

## Ursachen und Symptome

Manche Chemotherapeutika bringen auch Hautreaktionen an verschiedenen Stellen des Körpers mit sich. Besonders oft betroffen sind Hände und Füße, daher die Bezeichnung Hand-Fuß-Syndrom. Die Symptome treten hauptsächlich unter Chemotherapeutika mit 5-FU (5-Floururacil) auf, die bei Darm- und Brustkrebs eingesetzt werden. Die genaue Ursache ist noch nicht bekannt.

Die Hautveränderungen äußern sich in unterschiedlichen Schweregraden: Grad 1 verläuft noch schmerzlos. Typisch sind ein Taubheitsgefühl, Rötung und Schwellung der Haut. Bei Grad 2 bilden sich zusätzlich zur Rötung und Schwellung noch Blasen, in diesem Stadium ist die Nebenwirkung bereits schmerzhaft. Schreitet die Hautveränderung weiter fort (Grad 3), ist sie sehr schmerzhaft, sodass der Alltag kaum bewältigt werden kann. Dann kommen noch Hautblutungen und Hautgeschwüre hinzu.

## Therapiestrategie der Integrativen Onkologie

Schlimmere Beschwerden können verhindert werden, wenn die Patienten unter den angesprochenen Chemotherapien einige wichtige Empfehlungen schon im Vorfeld berücksichtigen. Solange Nebenwirkungen von Grad 1 auftreten, genügt es, die vorbeugenden Maßnahmen zu intensivieren, die Haut mit feuchtigkeitsspendenden Cremes zu pflegen und sie mit einer Uridin-Salbe zu behandeln. Informieren Sie dann unbedingt auch Ihren Arzt über die Symptome. Sobald die Nebenwirkungen stärker werden, wird er die Chemotherapie bis zur Besserung unterbrechen und danach in niedrigerer Dosierung fortsetzen.[9]

## Vorbeugen

- Vermeiden Sie warme Temperaturen und direkte Sonneneinstrahlung. Auch gekühlte Getränke sind besser als warme.
- Halten Sie Hände und Füße so oft wie möglich unbedeckt. Wenn Sie mit den Händen arbeiten, ziehen Sie am besten Baumwollhandschuhe an.
- Duschen Sie nur kurz und nur mit lauwarmem oder kaltem Wasser. Fächeln Sie sich anschließend trocken, raue Handtücher oder Waschlappen sind nicht geeignet.
- Vermeiden Sie Pflaster.
- Scharfe Reinigungsmittel, Körperpflegemittel auf Basis von Alkohol oder mit ätherischen Ölen sollten Sie nicht verwenden.
- Treiben Sie nur moderaten Sport und stützen Sie sich auch nicht länger mit den Ellbogen ab und knien Sie sich nicht hin.

## Hilfe gegen das Hand-Fuß-Syndrom

### ! Uridin-Salbe

Belegt ist die therapeutsche Wirksamkeit einer uridinhaltigen Salbe, mit der wir auch

9: siehe Literatur Seite 271.

sehr gute klinische Erfahrung haben. Man kann sie sich in der Apotheke herstellen lassen. Sie ist nicht in Arzneibüchern zu finden, sodass Sie die Rezeptur Ihrem Apotheker am besten mitbringen. Leider wird die Salbe bisher nicht von den Krankenkassen erstattet (Kosten ca. 70 Euro).

▶ **Rezeptur:** 10,0 Gramm Uridin, dickflüssiges Paraffin Ph. Eur. (Menge nach Bedarf), Basiscreme DAC zu 100,0 Gramm. Das Uridin wird mit dem Paraffin vertrieben und in Basiscreme zu 100,0 Gramm eingearbeitet.[10] Die Salbe ist nur begrenzt haltbar.

▶ **Anwendung:** Bei Bedarf die Salbe mehrmals täglich auftragen.

## ! *Leinsamenbad*

Recht gut wirksam ist ein Hand- oder Fußbad aus geschrotetem Leinsamen.

▶ **Anwendung:** 100 g Leinsamen in 1 Liter Wasser geben und 5 Minuten kochen lassen. Sobald die Temperatur angenehm ist, die Hände oder Füße darin baden. Die Anwendung können Sie 2-mal täglich durchführen.

## ▶ NAGELVERÄNDERUNGEN

Manche Chemotherapeutika haben nicht nur Auswirkungen auf die Haut, sondern greifen auch die schnell wachsenden Zellen der Nägel an. Häufig erst mit einigen Wochen Verzögerung reagieren die Nägel an Fingern und Zehen mit meist dunklen Verfärbungen oder Verdickungen. Der Kontakt mit Keimen kann darüber hinaus zu schmerzhaften Entzündungen am Nagelwall führen. Mit einigen einfachen Tipps können Sie die Nagelveränderungen jedoch zumindest deutlich lindern:

- In der Erfahrung und in Studien bewährt haben sich die prophylaktisch eingesetzten Kühlhandschuhe und -socken.[11–13] Die kalte Temperatur verändert über eine verringerte Durchblutung den Stoffwechsel im Gewebe. Ziehen Sie jeweils 15 Minuten vor einer Chemotherapie mit Docetaxel (Taxote-

re®) Kühlhandschuhe oder -socken an und behalten Sie diese noch 15 Minuten danach an (Kühlelementwechsel nach 45 Minuten). Alternativ können Sie auch einen herkömmlichen Kühlakku verwenden, den Sie in eine Stoffhülle geben.

- Tragen Sie bequeme Schuhe, um Druck auf das Nagelbett zu vermeiden.
- Tragen Sie für Tätigkeiten mit den Händen, etwa für die Gartenarbeit, baumwollgefütterte Handschuhe.
- Pflegen Sie Ihre Nägel schonend, schieben Sie die Nagelhaut dabei nicht zurück. Von Nagellack ist abzuraten.
- Fuß- oder Nagelpilz sollten Sie vor Beginn der Krebstherapie behandeln lassen. Waschen Sie Ihre Füße gründlich mit Seife, um die Keimzahl niedrig zu halten (antiseptische Fußbäder).

10–13: siehe Literatur Seite 271.

# Nervenschädigungen

## Ursachen und Symptome

Eine häufige Nebenwirkung von Chemotherapien sind Nervenschädigungen (Polyneuropathie). Die damit verbundenen Beschwerden können die Patienten selbst bei durchschnittlicher Ausprägung in ihrer Lebensqualität deutlich beeinträchtigen. Neuropathien sind häufig auch ein Grund dafür, dass Patienten die Chemotherapie abbrechen. Oft halten die Beschwerden noch nach Beendigung einer Chemotherapie an.

Bemerkbar macht sich so eine Schädigung zunächst mit Kribbeln der Hände und Füße, durch sogenanntes Ameisenlaufen. Viele haben das Gefühl, dass die Hände oder Füße eingeschlafen, taub oder wie in Watte gepackt sind. Selten wird von unangenehmen einschießenden, brennenden oder stechenden Schmerzen berichtet. Die Symptome können auf die Zehen oder Finger beschränkt oder strumpf- oder handschuhförmig begrenzt sein, aber auch bis zu den Knien oder Ellenbogen reichen. Beeinträchtigt ist oft auch das Kälte- und Wärmeempfinden. Sehr selten treten Schwächegefühle bis hin zu Lähmungen auf.

## Therapiestrategie der Integrativen Onkologie

Eine Besserung der Beschwerden kann man mit einer Reihe von naturheilkundlichen Möglichkeiten erzielen. Auch wenn einige der nachfolgenden Methoden wissenschaftlich noch nicht erwiesen sind, gibt es einige Erfahrung damit. Noch dazu haben sie keine wesentlichen Nebenwirkungen. Vor allem aber bieten diese Methoden eine gute Möglichkeit, selbst aktiv zu werden. Die nachfolgend aufgeführten Verfahren (aufgelistet nach ihrer Wirksamkeit) lassen sich natürlich auch kombinieren. Wichtig ist, dass Sie darüber hinaus einige Punkte beachten:

- Inspizieren und pflegen Sie regelmäßig die Füße.
- Lassen Sie die betroffenen Regionen, insbesondere die Füße, auch regelmäßig vom Hausarzt oder dem behandelnden Onkologen kontrollieren, damit bei zunehmenden Symptomen rasch gehandelt werden kann und dauerhaft anhaltende Beschwerden vermieden werden.
- Achten Sie unbedingt auf passendes Schuhwerk. Zu enge Schuhe können Druckstellen und Wunden verursachen, die oft nicht wahrgenommen werden.

Bei Schmerzen durch die Nervenschädigung hilft unserer Erfahrung nach Gabapentin; damit sind jedoch möglicherweise auch Nebenwirkungen verbunden (z. B. Fieber, Schwindelgefühle, Ermüdung). Geeignete Medikamente bei diesen Schmerzen, die der Onkologe verschreiben muss, sind zudem solche aus der Gruppe der nichtsteroidalen Antiphlogistika (wie Aspirin®, Ibuprofen®) oder Opioide (Morphin).[14]

Obwohl es vielversprechende Hinweise auf einige nervenschützende (neuroprotektive) Substanzen gibt, konnte ihre Wirkung in klinischen Studien bislang noch nicht bestä-

14: siehe Literatur Seite 271.

tigt werden. Der klinischen Erfahrung nach nicht geholfen hat die Gabe von Vitamin-B-Präparaten. Auch Vitamin-E-Präparate sind nicht empfehlenswert,[15] da sie mit der Chemotherapie interagieren können.

# Hilfe bei Nervenschädigungen

## 1 Physikalische Therapie

**! Igelballmassage oder Massage mit Qigong-Kugeln**

▶ **Wirkprinzip:** Die Massage stimuliert insbesondere jene durch die Chemotherapie geschädigten Nerven, die Druck und Berührung weiterleiten. Dabei werden Reize gesetzt, die Wachstum und Regeneration der geschädigten Nerven anregen können.

▶ **Anwendung:** Um die Füße zu massieren, legen Sie einen Igelball auf den Boden und rollen Sie den Fuß mehrmals täglich mehrere Minuten darauf hin und her. Bei Schädigung der Hände wird der Igelball mit leichtem Druck zwischen den Händen gerollt.

Alternativ können Sie die Massage auch mit Qigong-Kugeln, das sind zwei Metallkugeln, ausführen. Legen Sie dazu beide Kugeln auf eine Handfläche: Die erste Kugel liegt auf den Fingern, die zweite auf der Handinnenfläche. Beugen Sie nun das Mittel- und Ringfingergelenk und lassen Sie die erste Kugel zum Daumen rollen. Wenn sie den Daumen berührt, senken Sie die restlichen Finger, um die zweite Kugel zu den

Fingern zu rollen. Dann drücken Sie die erste Kugel mit dem Daumen Richtung Handgelenk und die zweite Kugel mit Mittel- und Ringfinger zum Daumen hin. Das erfordert etwas Übung, stimuliert aber auf noch vielfältigere Weise die Rezeptoren der Nerven. Außerdem sind die Kugeln magnetisiert, was den zusätzlichen Effekt einer Magnetfeldtherapie mit sich bringt.

▶ **Kontraindikationen:** keine

## 2 Phytotherapie

**! Capsaicinsalbe oder -creme**

▶ **Wirkprinzip:** Der aus Chilischoten gewonnene Wirkstoff Capsaicin reizt die sensiblen Nervenzellen, was mit einem brennenden, warmen Gefühl verbunden ist. Die Nervenrezeptoren schütten dabei einen Botenstoff, die Substanz P, aus. Danach sind die Nervenzellen für einige Zeit unempfindlich gegenüber Neureizungen (Desensibilisierung), und es stellt sich ein schmerz- und juckreizlindernder sowie durchblutungsfördernder Effekt ein.

Eine große Übersichtsarbeit ergab, dass jeder sechste Patient so von der Capsaicinsalbe profitiert, dass sich die Beschwerden der Nervenschädigungen um mindestens 50 Prozent bessern.[16]

▶ **Anwendung:** Die Creme oder Salbe ist nur für die äußerliche Anwendung geeignet! 3- bis 4-mal täglich eine 0,025–0,075 %ige Creme oder Salbe auf die betroffenen Stellen auftragen (z. B. Jucurbum®).

15, 16: siehe Literatur Seite 271.

**Wichtig:** Tragen Sie beim Eincremen unbedingt Handschuhe oder waschen Sie sich zumindest sofort nach der Anwendung gründlich die Hände mit Seife. Wenn der Wirkstoff aus Versehen in die Augen gelangt, führt das zu lang anhaltendem Brennen. Bei einer Polyneuropathie der Hände sollten Sie nach dem Auftragen der Salbe Baumwollhandschuhe überziehen, damit Sie nicht aus Versehen die Augen berühren können.

▶ **Kontraindikationen:** Nicht auf offene Wunden auftragen. Keine Langzeitanwendung über Monate, da Capsaicin ebenfalls Nervenschädigungen auslösen kann. In etwa einem Drittel der Fälle kommt es zu Hautrötungen oder Hautbrennen.

### 3 Hydrotherapie

Methode der Wahl sind sogenannte Zwei- oder Vierzellenbäder (je nachdem, ob nur die Beine oder Arme oder Beine und Arme zusammen behandelt werden). Dabei wird in wassergefüllten Wannen ein Gleichstrom angebracht. Meist wird die Anwendung von speziell ausgebildeten Physiotherapeuten und medizinischen Bademeistern durchgeführt. Für die Selbstanwendung geeignet sind auch kalte Arm- und Kniegüsse.

### Zweizellen- oder Vierzellenbäder

▶ **Wirkprinzip:** Bei dieser Behandlung wird Strom durch das Wasser geleitet, der die Muskelspannung beeinflusst und schmerzlindernd und durchblutungsfördernd wirkt.

▶ **Anwendung:** Hier stellt man seine Beine und/oder hält seine Arme in Wannen mit wohltemperiertem Wasser. Über Elektroden, die in den Wannen angebracht sind, wird der Gleichstrom erzeugt.

▶ **Kontraindikationen:** Herzschrittmacher, manche Metallimplantate, offene Wunden, fieberhafte Erkrankungen, Entzündungen.

### Kalte Knie- oder Armgüsse

▶ **Wirkprinzip:** Der Kaltreiz dieser Wasseranwendung führt zu einer Veränderung der Durchblutung und der Stoffwechsellage und stärkt das Immunsystem (Abhärtung). Zugleich wird auch die Psyche gestärkt, und man fühlt sich belastbarer.

▶ **Anwendung:** Mit einem Gussrohr, das am Duschschlauch angebracht wird, oder aber dem Schlauch selbst werden beide Beine bis zum Knie mit kaltem Wasser abgegossen. Dabei soll der Wasserstrahl sanft sein, wie aus einer Gießkanne. Sie haben dann den richtigen Wasserdruck, wenn der Wasserstrahl bei zur Decke gerichtetem Schlauch etwa eine Handbreit über der Mündung abbricht. Fangen Sie an der kleinen Zehe des rechten Fußes an, führen Sie den Schlauch in wenigen Sekunden bis zum Knie. Begießen Sie einige Sekunden die Kniekehle und führen Sie den Schlauch dann an der Innenseite des Unterschenkels bis zur Großzehe. Das Gleiche führen Sie dann auf der linken Seite aus. Zum Schluss werden noch die Fußsohlen abgegossen. Der Zeitbedarf für den Guss beträgt eine halbe bis eine Minute. Führen Sie den Guss am besten jeden Morgen aus.

Sind die Hände von den Nervenschädigungen betroffen, verfahren Sie mit dem Guss analog an den Händen und Armen.

**Wichtig:** Immer herzfern anfangen! Nie kalt auf kalt, die Hände und Füße sollen vor der Anwendung des kalten Gusses warm sein. Anschließend muss für rasche Wiedererwärmung gesorgt werden, am besten durch intensive Bewegung. Auch sollten Sie nicht im abfließenden Wasser (in einer Pfütze) stehen. Hier hat sich ein Lattenrost bewährt, der in die Wanne gelegt wird

► **Kontraindikationen:** Durchblutungsstörungen wie M. Raynaud oder arterielle Verschlusskrankheit.

## 4 Akupunktur

Mit Akupunktur haben wir gute Erfahrungen bei einer Neuropathie gemacht, die durch eine Chemotherapie induziert wurde. Da sie nebenwirkungsarm ist, kann man sie bei peripherer Neuropathie auf jeden Fall empfehlen. In der Klinik setzen wir besonders häufig Elektrostimulationsakupunktur ein, bei der die Akupunkturnadeln etwas unter Strom gesetzt werden, um die Wirkung zu verstärken. Der Strom wird dabei nur als Kribbeln wahrgenommen.

► **Akupunkturpunkte:** Je nachdem, welche Areale betroffen sind, das heißt je nachdem, wo die Hauptbeschwerden des Patienten sind, wird ein erfahrener Akupunkteur die Akupunkturpunkte aussuchen. In Studien haben sich bereits folgende Punkte bewährt: LG 6, Ma 34, Ma 36 und Di 11 (tonisierend),

Ba Xie und Ex-LE 10 (Ba Feng, sedierend), Jing-Punkte (Endpunkte) der betroffenen Finger bei starker Taubheit, Extrapunkt-LE 12 (Qi Duan).[17, 18]

► **Kontraindikationen:** schwergradige Gerinnungsstörungen (hierunter fällt auch eine Therapie mit gerinnungshemmenden Medikamenten, wie z. B. Marcumar®), Lymphödeme in den zu akupunktierenden Arealen. Auch bei ausgeprägter Verminderung der weißen Blutkörperchen sollte keine Akupunktur durchgeführt werden. In solchen Fällen ist jedoch eine Laser-Akupunkturbehandlung möglich.

## 5 Mind-Body-Therapie

**!** Mit Entspannungstechniken lassen sich ganz allgemein Schmerzen und deren Wahrnehmung verändern, oft sogar deutlich bessern. Daher sollte täglich eine Entspannungsübung in den Alltag integriert werden (siehe auch Seite 152 ff.).

## 6 Bewegung

**!** Viele Patienten berichten, dass sich die Symptome der Polyneuropathie durch Walken leicht bessern. Wer von schweren Nervenschädigungen betroffen ist, ist allerdings unsicher beim Gehen. Dann sind Schwimmen oder Radfahren eine gute Alternative. Am Tag der Chemotherapie sollte kein Sport getrieben werden.

17, 18: siehe Literatur Seite 271.

# Schlafstörungen

## Ursachen und Symptome

Schlafstörungen kommen bei Krebspatienten häufig vor. Sie treten oft im Zusammenhang mit dem Fatigue-Syndrom auf (siehe Seite 100). Ursache können jedoch auch die Begleitmedikamente der Therapie sein (z. B. Kortison). Aber auch Sorgen und Ängste um die Krankheit und deren Behandlung lassen viele Patienten nachts keinen Schlaf finden.

## Therapiestrategie der Integrativen Onkologie

Es gibt eine Reihe von Schlafmitteln unterschiedlicher Potenz, die der Arzt Ihnen verschreiben kann. Für die Selbstbehandlung sind sie nicht geeignet, da manche eine Abhängigkeit erzeugen. Die Naturheilkunde hält jedoch eine Reihe von Methoden parat, die wirkungsvoll sind und vor allem auch weniger Nebenwirkungen aufweisen als die synthetischen Medikamente.

Versuchen Sie es daher erst einmal mit den hier angegebenen Verfahren. Doch nicht jeder Mensch reagiert gleich: Lassen Sie sich daher nicht entmutigen, wenn der Erfolg sich nicht schon nach kurzer Zeit einstellt, probieren Sie dann einfach mal verschiedene Methoden aus. Langfristig besonders bewährt gegen Schlafstörungen haben sich Entspannungsverfahren. **Keinesfalls angezeigt** während der Chemotherapie sind pflanzliche Mittel, die **Baldrian** enthalten!

## Hilfe bei Schlafstörungen

**1 Mind-Body-Therapie**

**! Progressive Muskelentspannung nach Jacobson**

▶ **Wirkprinzip:** Wenn man nicht zur Ruhe kommt und die Gedanken kreisen, kann besonders diese Entspannungsmethode nach Jacobson helfen, die leicht allein zu erlernen ist (siehe Seite 59). Das bewusste An- und Entspannen der Muskulatur setzt die Aktivität des zentralen Nervensystems herab, was sich auch wohltuend auf die Psyche auswirkt. Mit wachsender Übung vertieft sich der Entspannungseffekt.

▶ **Anwendung:** Diese Methode können Sie als regelmäßiges Ritual immer abends vor dem Einschlafen ausführen, sie lässt sich sowohl im Liegen wie im Sitzen anwenden (siehe Seite 59). Auch wenn Sie nachts aufwachen und nicht wieder einschlafen können, lohnt sich ein Versuch damit.

▶ **Kontraindikationen:** Herzinsuffizienz, sehr niedriger Blutdruck, schlecht eingestellter Bluthochdruck, Muskel- oder Gelenkentzündungen, akute Kreuzschmerzen, akute Migräne, psychiatrische Erkrankungen.

**! Meditation**

▶ **Wirkprinzip:** Richtig angewendet kann eine Meditation ähnlich wie ein Betablocker Herzfrequenz, Blutdruck und nervliche Erregbarkeit senken. Der Kardiologe Herbert

Benson bezeichnete die Wirkung einer Meditation als Entspannungsantwort (siehe auch Kasten auf Seite 156).

▶ Anwendung: Wer mit Meditation bereits Erfahrung gemacht hat, für den ist diese Methode eine gute Alternative. Da es gar nicht so einfach ist, wirklich zu entspannen, empfehlen wir Ihnen, sich für den Einstieg in die Meditation einer Gruppe anzuschließen. Gute Erfolge stellen sich bei regelmäßigem Training erst nach sechs Wochen ein.

▶ Kontraindikationen: psychiatrische Erkrankungen, starke Schmerzen, nicht geeignet bei sehr unruhigen Menschen.

## 2 Hydrotherapie

Methode der Wahl ist eine Leibwaschung, die gerade auch für geschwächte Patienten geeignet ist. Einen stärkeren Reiz setzen Wechselgüsse. Probieren können Sie auch Anwendungen mit einem Zusatz von beruhigend wirkenden Heilpflanzen wie Lavendel, Melisse oder Passionsblume. Wer wegen seiner kalten Füße nicht einschlafen kann, dem hilft ein Senfmehlfußbad.

### ! Leibwaschungen

▶ Wirkprinzip: Der kalte Reiz bedeutet zunächst eine kurze Anspannung für das Nervensystem, was sich in der Folge beruhigend auf das vegetative Nervensystem auswirkt und so schließlich den Schlaf fördert.

▶ Anwendung: Tauchen Sie einen Waschlappen in ca. 18 bis 20 °C kaltes Wasser und

wringen Sie ihn gut aus. Waschen Sie jetzt mit diesem Waschlappen beginnend am rechten Handgelenk den rechten Arm auf der Außenseite bis zur Schulter ab und auf der Innenseite zurück zum Handgelenk und wieder an der Innenseite bis zur Achsel. Jetzt tauchen Sie erneut den Waschlappen in das Wasser und wiederholen die Waschung am linken Arm. Danach folgen die Oberkörper-Vorderseite und der Rücken. Trocknen Sie sich nach der Anwendung nicht ab, wickeln Sie sich in vorgewärmte Handtücher und legen Sie sich dann ins Bett.

▶ Kontraindikationen: akute Harnwegsinfekte. Vor der Anwendung sollte man nicht frieren.

### ! Wechselgüsse

▶ Wirkprinzip: Güsse beruhigen das vegetative Nervensystem und wirken auf diese Weise schlaffördernd.

▶ Anwendung: Den Guss führen Sie am besten morgens durch. Für den Anfang genügt ein wechselwarmer Kniguss. Sobald Sie nach einigen Tagen die wechselnde Wassertemperatur gut tolerieren, gehen Sie über zum Schenkelguss. Schließlich können Sie den Guss auf den gesamten Körper ausdehnen und zum Wechselduschen übergehen.

Beginnen Sie für den Kniguss mit warmem Wasser an der kleinen Zehe des rechten Fußes und führen Sie den Schlauch bis zum Knie. Begießen Sie die Kniekehle und führen Sie den Schlauch dann an der Innenseite des Unterschenkels hinunter bis zur Großzehe. Das Gleiche dann auf der linken Seite wiederholen. Das machen Sie so lange, bis eine gute Erwärmung eingetreten ist. Zum Schluss werden noch die Fußsohlen abgegossen. Anschließend wiederholen Sie das Ganze für wenige Sekunden mit kaltem Wasser. Dieser Wechselguss wird insgesamt dreimal durchgeführt. Der Wechselschenkelguss läuft im Prinzip genauso ab, nur dass die Gussführung an der Körperrückseite bis unterhalb des Beckenkamms reicht und an der Vorderseite bis zur Leistenbeuge.

▶ Kontraindikationen: ausgeprägte arterielle Verschlusskrankheit; Vorsicht bei M. Raynaud.

## ! *Fußbäder mit Lavendelöl*

▶ Wirkprinzip: Fußbäder sind als Einschlafhilfe besonders gut geeignet für Menschen, die zu kalten Füßen neigen. Da man mit kalten Füßen nicht gut einschlafen kann, wirkt ein warmes Fußbad allein schon schlafanregend. Mit den entspannenden und beruhigenden Wirkstoffen des Lavendels wird dieser Effekt noch verstärkt.

▶ Anwendung: Vermengen Sie vor dem Zubettgehen 2 bis 3 Tropfen Lavendelöl mit 2 EL Sahne, geben Sie dies in eine Fußbadewanne und füllen Sie dann körperwarmes Wasser (ca. 37 °C) auf, das bis zur Wade reichen soll. Alternativ können Sie natürlich auch Lavendelbäder aus dem Handel benutzen (z. B. von Weleda). Baden Sie die Füße 10 bis 15 Minuten. Trocknen Sie die Füße anschließend gut ab, ziehen Sie warme Socken an und legen Sie sich direkt ins Bett.

▶ Kontraindikationen: keine

## ! *Lavendel- oder Melissenauflage*

▶ Wirkprinzip: Die ätherischen Öle aus Lavendel und Melisse sind beruhigend und schlaffördernd. Ihre Wirkung auf den Körper entfalten sie, indem sie über die Haut aufgenommen und eingeatmet werden.

▶ Anwendung: Reiben Sie vor dem Zubettgehen die Herzregion mit 2 bis 3 Tropfen eines reinen Lavendelöls (oder eines Melissenöls) ein und legen Sie darauf ein in kaltes Wasser getauchtes und gut ausgewrungenes Baumwolltuch (z. B. ein Geschirrtuch). Dieses Tuch decken Sie mit einem trockenen Handtuch ab. Darüber ziehen Sie Ihren Schlafanzug und legen sich dann ins Bett.

▶ Kontraindikationen: keine

## ! *Bienenwachsauflagen mit Passionsblume und Lavendel oder Rose*

▶ Wirkprinzip: Passionsblume und Lavendel sind schlaffördernd und beruhigend. Durch den Trägerstoff Bienenwachs entsteht bei der Auflage eine wohlige Wärme, die ebenfalls schlafanstoßend wirkt.

Bei Patienten mit Krebserkrankungen haben sich gerade auch Anwendungen mit Rosenöl sehr bewährt, das entspannend wirkt und gegen Ängste helfen soll. Diese Auflage lässt sich daher nicht nur bei Schlafstörungen einsetzen, sondern dient auch der allgemeinen Beruhigung.

▶ Anwendung: Bienenwachsauflagen, die mit den Ölen getränkt sind, sind im Handel erhältlich (Bezugsquelle: z. B. www.wachswerk.de). Legen Sie diese Bienenwachsauflage täglich einmal für 1/2 bis maximal 2 Stunden auf den Oberbauch.

▶ **Kontraindikationen:** Allergie gegen einen der Bestandteile.

## ! *Senfmehlfußbad bei kalten Füßen*

▶ **Wirkprinzip:** Auch hier macht man sich Wärme zur Schlafförderung zunutze, die durch das Senfmehl noch verstärkt wird. Zusätzlich beseitigt Senfmehl die »Fülle im Kopf«, die sich in Gedankenandrang, Sorgen und Grübeln äußert, was das Einschlafen oft unmöglich macht.

▶ **Anwendung:** Das Schwarze Senfmehl wirkt stark erhitzend, daher sollten Sie am Anfang die Wassertemperatur nicht zu hoch wählen. Es besteht sonst die Gefahr von leichten Verbrennungen. Tasten Sie sich also erst einmal vorsichtig an die richtige Temperatur heran: Geben Sie 4 EL Schwarzes Senfmehl (aus dem Kräuterladen oder der Apotheke) in eine Fußbadewanne und füllen Sie dann körperwarmes Wasser auf, das bis zur Wade reichen soll. Gießen Sie nach 5 Minuten heißes Wasser nach, damit die Temperatur konstant bleibt. Lassen Sie die Füße nun 10 Minuten im Senfmehlfußbad stehen. Anschließend spülen Sie die Füße mit klarem, lauwarmem Wasser ab und trocknen sie gut ab, um Hautreizungen zu vermeiden. Zum Schluss reiben Sie die Füße mit Öl ein und ziehen Wollsocken an.

▶ **Kontraindikationen:** Allergie gegen Senföl sowie Hauterkrankungen, ausgeprägte Krampfadern.

## 3 Phytotherapie

## ! *Silexan*

▶ **Wirkprinzip:** Silexan, das ist hochwertiges, standardisiertes Lavendelöl, wirkt angstlösend und ist deshalb empfehlenswert bei Schlafstörungen, die durch ängstliche Unruhe ausgelöst werden. Die Besserung der Schlafqualität tritt nach etwa ein bis zwei Wochen ein. Es besteht keine Gefahr einer Abhängigkeit.

▶ **Anwendung:** Zum Beispiel als Lasea®, 1-mal täglich 1 Kapsel zwischen den Mahlzeiten einnehmen.

▶ **Kontraindikationen:** Silexan kann Beruhigungs- oder Schlafmittel und Antidepressiva verstärken, sodass sie nicht gleichzeitig eingenommen werden sollten.

## 4 Homöopathie

## ! *Bryophyllum*

Probieren können Sie es auch mit Bryophyllum (Keimzumpenblättern), einem homöopathischen Präparat aus der anthroposophischen Medizin.

▶ **Wirkprinzip:** Bryophyllum soll psychisch ausgleichend und harmonisierend wirken.

▶ **Anwendung:** Von dem Pulver Bryophyllum 50% (z. B. von Weleda) 4-mal täglich 1 Messerspitze einnehmen.

▶ **Kontraindikationen:** Allergie gegen Keimzumpenblätter.

# Schleimhautentzündung und Mundtrockenheit

## Ursachen und Symptome

Die Entzündung der Mundschleimhaut oder der Schleimhaut des Magen-Darm-Trakts, in der Fachsprache als Mukositis bezeichnet, kann bei vielen Krebstherapien als Nebenwirkung auftreten: als Folge einer Chemotherapie (vor allem Hochdosistherapie) oder auch einer Bestrahlung (vor allem im Kopf-Hals-Bereich). Diese Therapien greifen alle sich rasch teilenden Zellen an, dazu zählen nicht nur die Tumorzellen, sondern auch Schleimhautzellen – im Mund (Stomatitis), aber auch im gesamten Magen-Darm-Trakt bis zum Anus oder auch in der Scheide. Die Symptome können sich – je nach Schweregrad – in Rötungen, Schwellungen, Blutungen bis hin zu schmerzhaften Geschwüren äußern. Da Chemo- und Strahlentherapien das Zellteilungsvermögen verringern, können sich die Mundschleimhäute nur langsam erneuern, sodass oft zu wenig Speichel produziert wird. Dann entsteht auch Mundtrockenheit (Xerostomie).

Schleimhautveränderungen im Mund können wegen der damit verbundenen Schmerzen die Nahrungs- und Flüssigkeitsaufnahme, aber auch das Sprechen beträchtlich erschweren. Bei sehr schweren Formen der Schleimhautentzündung muss der Patient unter Umständen künstlich ernährt werden.

Faktoren, die das Risiko verstärken, sind:
- mechanische Schädigungen (z. B. falsches Zähneputzen; daher möglichst eine weiche Zahnbürste verwenden!),
- chemische Reize (z. B. Alkohol, Nikotin),
- zu heiße oder kalte Nahrungsmittel,
- zu scharf gewürzte Speisen und säurehaltige Lebensmittel,
- Infektionen (z. B. bestimmte Viren oder Bakterien),
- schlechte Mundhygiene,
- Begleiterkrankungen (z. B. Immunerkrankungen, Diabetes mellitus, rheumatische Erkrankungen),
- Medikamente,
- zu geringe Flüssigkeitszufuhr.

Welchen Einfluss bestimmte genetische Voraussetzungen mit sich bringen, wird derzeit in Studien untersucht.

Durch die entzündlichen Veränderungen können die Schleimhäute oft ihre natürliche Schutzfunktion nicht mehr aufrechterhalten. Dann besteht das Risiko, dass sich krankheitsverursachende (pathogene) Keime ansiedeln und Infektionen auslösen. Sie erschweren den Heilungsprozess und schwächen die Betroffenen nur weiter. Sie können zudem die geplante Durchführung der Chemotherapie und somit die erfolgreiche Zerstörung des Tumors gefährden.

Eine Sonderform der Schleimhautentzündung ist die Trockenheit der weiblichen Scheide infolge einer Chemo-, antihormonellen oder Strahlentherapie. Durch die Therapien entsteht ein Mangel des weiblichen Geschlechtshormons Östrogen, das zusammen mit bestimmten Milchsäurebakterien

(Laktobazillen) für das Feuchthalten der weiblichen Scheide verantwortlich ist. Ein gestörtes Schleimhautmilieu kann neben Trockenheit und dadurch bedingten Beschwerden beim Geschlechtsverkehr auch zu Scheideninfektionen mit Pilzen oder Bakterien führen.

## Therapiestrategie der Integrativen Onkologie

Eine zielgerechte Mukositisprophylaxe und -therapie ist bei jeder Krebsbehandlung unbedingt anzustreben, bei der diese Nebenwirkung auftreten kann. Sie soll sicherstellen, dass der Patient die Krebstherapie durchhält, damit die Chancen auf Heilung möglichst optimal sind.

Da Patienten, die nach standardisierten Mundpflegeprogrammen therapiert werden, einen deutlich milderen Mukositisverlauf aufweisen, sollte mit dem Vorbeugen einer Schleimhautentzündung frühzeitig begonnen werden. Wichtig ist, dass noch während der Chemo- oder Strahlentherapie eine sorgfältige Zahn- und Mundhygiene erfolgt. Verwenden Sie zum Zähneputzen möglichst eine weiche Zahnbürste. Nachfolgend sind einige wirksame Mundspülungen sowohl klassischer Art als auch aus der Naturheilkunde angegeben. Hilfreich sind zudem Eiswürfel. Darüber hinaus gibt es gezielte Medikamente gegen Schleimhautentzündungen im Darm- bzw. Enddarmbereich.

Leichtere Beschwerden lassen sich mit Mitteln aus der Naturheilkunde behandeln, für stärkere Schmerzen oder Beschwerden sollten Sie Kontakt mit Ihrem behandelnden Arzt aufnehmen, der ein geeignetes synthetisches Medikament empfehlen kann.

Sprechen Sie bei Juckreiz oder Schmerzen im Schambereich oder der Scheide Ihren Frauenarzt an, damit er entscheiden kann, ob eine lokale Östrogentherapie oder ein Präparat gegen eine Scheideninfektion eingesetzt werden sollte. Bei Hormonrezeptorpositivem Brustkrebs und gynäkologischen Krebserkrankungen (Eierstock-, Gebärmutterkrebs) sollten allerdings nach Möglichkeit keine östrogenhaltigen lokalen oder systemischen Medikamente eingesetzt werden, da sie sich ungünstig auf die Grunderkrankung auswirken können. Bei Trockenheit in der Scheide und bei Schmerzen beim Geschlechtsverkehr können verschiedene Gele (z. B. Gynomunal® Vaginalgel, Replens® sanol) und auch Gleitgele (z. B. Gleitgelen, K-Y-Femilind® Gleitgel) hilfreich sein.

## Vorbeugemaßnahmen

### 1 Allgemeine Vorbeugemaßnahmen

**! *Mundspülung mit salzhaltiger Lösung (NaCl 0,9%)***

▶ **Wirkprinzip:** Die isotone Kochsalzlösung (entspricht dem Salzgehalt unserer Körperflüssigkeiten) benetzt die Schleimhaut, ohne eine Reizung zu verursachen. Sie ist in dieser Verdünnung in Apotheken erhältlich.

▶ **Anwendung:** 4- bis 6-mal täglich gurgeln.

## ! Eiswürfel

▶ **Wirkprinzip:** Das Lutschen von Eiswürfeln zur Vorbeugung von Schleimhautentzündungen wird zum Teil bereits in den europäischen Leitlinien empfohlen *(European Society for Medical Oncology, Mucositis Study Section of Multinational Association of Supportive Care in Cancer and the International Society for Oral Oncology)*.

▶ **Anwendung:** Wir haben gute Erfahrung mit angetauten Eistabletten aus Wasser oder Salbeitee gemacht, die man sich leicht selbst herstellen kann. Lutschen Sie die Eiswürfel am besten 5 Minuten vor der Chemotherapie beginnend und währenddessen. Diese Methode ist geeignet für folgende Chemotherapeutika: 5-Fluoruracil (5-FU), Edatrexat und Melphalan.

**Wichtig:** Die Eiswürfel sollten keine scharfen Kanten haben.

## 2 Phytotherapie

## ! Mundspray

Bewährt hat sich hier ein Fertigpräparat aus der Apotheke auf Basis von Blutwurz, Ratanhiawurzel und Myrrhe (z. B. Repha-Os®).

▶ **Wirkprinzip:** Die Gerbstoffe der Blutwurz- und der Ratanhiawurzel wirken zusammenziehend (adstringierend) und bilden mit den Eiweißstoffen der oberen Gewebeschicht der Schleimhaut eine schützende Schicht. Blutwurz hat darüber hinaus antibakterielle Eigenschaften. Myrrhe ist mit ihren Harzstoffen und ätherischen Ölen ebenfalls schleimhautschützend und antibakteriell. Die Wirkung wird ergänzt durch verschiedene desinfizierende und erfrischende ätherische Öle aus Eukalyptus, Anis, Pfefferminze und Nelken sowie Menthol.

▶ **Anwendung:** Ab dem Tag der Chemotherapie mehrmals täglich in die Mundhöhle und den Rachenraum sprühen

▶ **Kontraindikationen:** Das Spray brennt bei Schleimhautdefekten, deshalb ist es nur zur Vorbeugung geeignet!

## ! Spülung mit Salbei-, Kamillen- oder Ringelblumentee

▶ **Wirkprinzip:** Salbei, Kamille und Ringelblume wirken entzündungslindernd und fördern die Wundheilung. Darüber hinaus wirken sie antibakteriell und desinfizierend.

▶ **Anwendung Salbeitee:** 1 EL Salbeiblätter mit 1 Tasse heißem Wasser übergießen, 10 Minuten zugedeckt ziehen lassen und abseihen. 4- bis 6-mal täglich mit dem Aufguss spülen und gurgeln.

▶ **Anwendung Kamillentee:** 1 EL Kamillenblüten mit 1 Tasse heißem Wasser übergießen, 10 Minuten zugedeckt ziehen lassen und abseihen. 4 bis 6-mal täglich mit dem Aufguss spülen und gurgeln.

▶ **Anwendung Ringelblumentee:** 1 EL Ringelblume mit 1 großen Tasse heißem Wasser übergießen, 10 Minuten zugedeckt ziehen lassen und abseihen. 4 bis 6-mal täglich mit dem Aufguss spülen und gurgeln.

▶ **Kontraindikationen:** Allergie gegen einen der Inhaltsstoffe der Pflanzen.

## 3 Homöopathie

! *Spülung mit Traumeel-Tropfen*

▶ Wirkprinzip: Traumeel ist ein homöopathisches Kombinationsmittel, das sich bei Verletzungen, aber auch entzündlichen Prozessen bewährt hat. Die Anwendung ist geeignet während der Chemotherapie.[19, 20]

▶ Anwendung: 5- bis 6-mal täglich den Mund damit spülen oder mittels Zerstäuber in die Mundhöhle sprühen.

▶ Kontraindikationen: keine

## 4 Weitere Medikamente

℞ Gute Erfahrung haben wir auch mit einigen synthetischen Medikamenten, die wir unseren Patienten als vorbeugende Maßnahmen empfehlen. Da sie verschreibungspflichtig sind, sollten Sie Ihren behandelnden Onkologen darauf ansprechen, damit er Ihnen gegebenenfalls ein Rezept für das Mittel ausstellt. So sind **Benzydamin-haltige Mundspüllösung** (Tantum verde®) oder -Lutschtabletten geeignet, um schmerzhaften Schleimhautentzündungen im Mund- und Rachenraum bei Chemotherapien oder einer Bestrahlung vorzubeugen. Der Wirkstoff Benzydamin hat sowohl antimikrobielle als auch schmerzlindernde Eigenschaften.[21] Um einer Darmmukositis (Enteropathie) frühzeitig entgegenzuwirken, die sich unter Strahlentherapie im Beckenbereich bilden kann, hilft **Sulfasalazin**. Diese Substanz, die üblicherweise auch zur Behandlung von chronisch entzündlichen Darmerkrankungen eingesetzt wird, wirkt antientzündlich. Der Wirkstoff **Amifostin** (z. B. Ethyol®) mit seinen zellschützenden und antioxidativen Eigenschaften hat sich zur Vorbeugung einer Entzündung am Enddarm (Proktitis) bewährt. Zudem lindert er Entzündungen der Speiseröhre (Oesophagitis) infolge einer Chemo- oder Strahlentherapie bei Lungenkrebs.

Für die Einnahme dieser Substanzen halten Sie sich an den Beipackzettel oder die Empfehlungen des Onkologen.

# Hilfe gegen Schleimhautentzündung

## 1 Phytotherapie

! *Spülung mit dem Fruchtfleischöl des Sanddorns*

▶ Wirkprinzip: Sanddorn unterstützt mit seinen Inhaltsstoffen (viele Vitamine und mehrfach ungesättigte Fettsäuren) die Wundheilung, repariert Zellschäden und wirkt allgemein als Radikalfänger.

▶ Anwendung: Bei leichten Beschwerden 3 bis 5 Tropfen Sanddornfleischöl mit etwas Wasser mischen und die Mundhöhle damit mehrmals täglich spülen. Bei starken Schmerzen: bis zu 1 TL Öl mit etwas Wasser gemischt zum Spülen verwenden.

▶ Kontraindikationen: Allergie gegen einen der Inhaltsstoffe des Sanddorns.

19–21: siehe Literatur Seite 271.

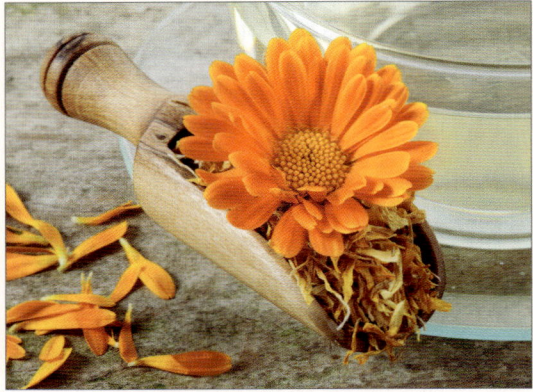

*Ringelblumenblüten helfen, die Entzündungen zu lindern, und fördern die Wundheilung.*

## ! Spülung mit Salbei-, Kamillen- oder Ringelblumentee

▶ **Wirkprinzip:** Hier macht man sich wieder die entzündungslindernden und wundheilungsfördernden Eigenschaften zunutze.

▶ **Anwendung Salbeitee:** 1 EL Salbeiblätter mit 1 Tasse heißem Wasser übergießen, 10 Minuten zugedeckt ziehen lassen und abseihen. 4 bis 6-mal täglich mit dem Aufguss spülen und gurgeln.

▶ **Anwendung Kamillentee:** 1 EL Kamillenblüten mit 1 Tasse heißem Wasser übergießen, 10 Minuten zugedeckt ziehen lassen und abseihen. 4 bis 6-mal täglich mit dem Aufguss spülen und gurgeln.

▶ **Wirkprinzip Ringelblumentee:** 1 EL Ringelblume mit 1 großen Tasse heißem Wasser übergießen, 10 Minuten zugedeckt ziehen lassen und abseihen. 4 bis 6-mal täglich mit dem Aufguss spülen und gurgeln.

▶ **Kontraindikationen:** Allergie gegen einen der Inhaltsstoffe der Pflanzen.

## 2 Homöopathie

### ! Spülung mit Traumeel-Tropfen

▶ **Wirkprinzip:** Traumeel ist ein homöopathisches Kombinationsmittel, das sich bei Verletzungen, aber auch entzündlichen Prozessen bewährt hat. In einer Studie mit Kindern, die nach der Chemotherapie unter einer Schleimhautentzündung litten und eine Stammzelltransplantation erhielten, hatte sich herausgestellt, dass das Mittel die Symptome deutlich bessern kann und diese rascher abklingen. Die Anwendung ist geeignet während der Chemotherapie.

▶ **Anwendung:** 5- bis 6-mal täglich den Mund damit spülen oder mittels Zerstäuber in die Mundhöhle sprühen.

▶ **Kontraindikationen:** keine

## 3 Leichte Schmerzmittel

### ! Lidocain-haltiges Mundgel

▶ **Wirkprinzip:** Lidocain-haltiges Mundgel hat schmerzlindernde und antientzündliche Effekte. Es ist geeignet bei Entzündungen im Mund-Rachen-Bereich.

▶ **Anwendung:** Zum Beispiel als Kamistad®, die Anwendung erfolgt nach Beipackzettel.

▶ **Wichtig:** Da keine ausreichenden Untersuchungen vorliegen, soll Kamistad® Gel bei Kindern unter 12 Jahren nicht angewendet werden. Sollten sich die Beschwerden nach der Anwendung innerhalb einer Woche nicht bessern oder unklare Beschwerden auftreten, sollten Sie dies sicherheitshalber von einem Arzt abklären lassen.

▶ Kontraindikationen: Überempfindlichkeit gegenüber den Wirkstoffen, einen der sonstigen Bestandteile des Arzneimittels oder gegen andere Lokalanästhetika vom Amid-Typ.

## 4 Weitere Medikamente

§ Wenn sich die Beschwerden mit diesen sanften Methoden nicht bessern, sollten Sie Ihren behandelnden Onkologen auf stärkere synthetische Medikamente ansprechen.

Er kann Ihnen weitere **Lidocain-haltige Mundgele** wie zum Beispiel Dynexan®-Mundgel verschreiben. **Benzydamin-haltige Mundspüllösung** (Tantum verde®) oder -Lutschtabletten sind nicht nur zur Vorbeugung, sondern auch zur Behandlung von besonders schmerzhaften Schleimhautentzündungen im Mund- und Rachenraum geeignet.[26] Gegen Magenschleimhautbeschwerden (Gastritis) oder Entzündungen der Magenschleimhaut kann der behandelnde Arzt auch **Magensäureblocker** (beispielsweise Omeprazol® oder Pantozol® oder Histamin-$H_2$-Antagonisten wie Ranitidin) verschreiben.

Für die Einnahme dieser Substanzen halten Sie sich an den Beipackzettel oder die Empfehlungen des Onkologen.

▶ **Wichtig:** Vom Einsatz von Chlorhexidin-haltigen Lösungen wird sowohl in der Prophylaxe als auch in der Therapie einer

22–24: siehe Literatur Seite 271.

Schleimhautentzündung deutlich abgeraten, da sie erwiesenermaßen zu stark reizend auf die Schleimhäute wirken![22, 23]

Außerdem abgeraten wird von folgenden Mitteln: antimikrobiellen Lösungen, Sucralfat (nicht wirksam, aber stärkere Nebenwirkungen), Glutamin, Aciclovir, Pentoxifyllin, GMCSF-Mundspülungen (Granulozyten-Makrophagen stimulierender Faktor) und 5-Amino-Salizylsäure wie Mesalazin und Olsalazin zur Prophylaxe.[24]

## 5 Ernährung

! Wichtig ist, dass Sie keine zu heißen oder zu kalten und keine scharfkantigen Lebensmittel zu sich nehmen. Achten Sie auch darauf, dass die Speisen nur mild gewürzt sind und keine säurehaltigen Lebensmittel (wie Zitrusfrüchte) enthalten. Obst und auch sauer eingelegtes Gemüse kann meist nicht mehr verzehrt werden.

# Übelkeit und Erbrechen

## Ursachen und Symptome

Die wahrscheinlich am meisten gefürchteten Nebenwirkungen einer Krebstherapie sind Übelkeit und Erbrechen. Während früher drei Viertel der Patienten unter diesen Symptomen litten, sind es mittlerweile beträchtlich weniger. Das liegt unter anderem daran, dass der Medizin heute eine neue Generation an Antibrechmitteln zur Verfügung stehen.

## Therapiestrategie der Integrativen Onkologie

Da sich das Brechzentrum im Gehirn reizende Substanzen und damit verbundene Bilder und Gerüche rasch einprägt (es wird konditioniert), ist es wichtig, diesen Teufelskreis erst gar nicht entstehen zu lassen (siehe Seite 149). Deshalb sollten Sie unbedingt bereits vorbeugend vor der Chemotherapie etwas gegen Brechreiz unternehmen. Die naturheilkundliche Begleittherapie soll hierbei nicht die prophylaktisch gegebenen Antibrechmittel (Antiemetika) ersetzen, die Sie in jedem Fall gemäß der Empfehlung Ihres behandelnden Arztes einnehmen sollten. Sollte Ihnen dennoch übel werden, kann die Naturheilkunde jedoch die schulmedizinische Bedarfsmedikation unterstützen. Am wirkungsvollsten gegen Übelkeit ist insbesondere die Akupunktur.

## Hilfe bei Übelkeit und Erbrechen

> **1** Akupunktur & Akupressur

### Akupunktur

Eine Behandlung mit Akupunktur oder Akupressur kann das Auftreten von Übelkeit und Erbrechen infolge einer Chemotherapie erwiesenermaßen reduzieren. Besonders bewährt hat sich die Elektroakupunktur.[25]

▶ **Anwendung:** Die Akupunktur sollten Sie von einem erfahrenen Therapeuten durchführen lassen.

▶ **Kontraindikationen:** schwergradige Gerinnungsstörungen (hierunter fällt auch eine Therapie mit gerinnungshemmenden Medikamenten, wie z. B. Marcumar®), Lymphödeme in den zu akupunktierenden Arealen. Auch bei ausgeprägter Verminderung der weißen Blutkörperchen sollte keine Akupunktur durchgeführt werden. In solchen Fällen ist jedoch eine Laser-Akupunkturbehandlung möglich.

### ! Akupressur

Für die Selbstbehandlung geeignet ist die Akupressur, die anstelle der Nadeln bei der Akupunktur mit Fingerdruck arbeitet. Bewährt gegen die Übelkeit hat sich eine Akupressur der Punkte Pe 6 (und Ma 36).

Der **Punkt Perikard 6** (Pe 6) liegt zwei Daumenbreit über der Handgelenksbeugefalte auf der Innenseite des Unterarms in der

25: siehe Literatur Seite 271.

Mitte zwischen Elle und Speiche (siehe Seite 149). Den **Punkt Magen 36** finden Sie in Sitzposition: Umfassen Sie mit Daumen und Zeigefinger Ihr Knie so, dass der Daumen hinten am Knie und der Mittelfinger an der Außenseite des Schienbeins ist. Der Punkt liegt dann an der Spitze des Mittelfingers. Stimulieren Sie die Punkte mit so viel Druck, wie es Ihnen angenehm ist (es sollte nicht schmerzhaft sein!) und so lange es Ihnen gut-tut, mindestens jedoch 1 Minute, mit krei-senden bzw. massierenden Bewegungen. Die Akupressur sollte vor der Chemothera-pie angewendet werden.

In der Apotheke sind darüber hinaus Arm-bänder erhältlich, die mit einem Plastikknopf den Akupressurpunkt Pe 6 stimulieren.

## 2 Phytotherapie

Mittel der Wahl sind hier Ingwer und Pfef-ferminze, die klassischen Heilpflanzen gegen Übelkeit und Erbrechen.

### ! Ingwerwurzel

▶ **Wirkprinzip:** Ihre übelkeitslindernde Wir-kung verdankt die Ingwerwurzel den enthal-tenen Ölen und Scharfstoffen.

▶ **Anwendung:** Für einen Tee 1 Stück Ing-werwurzel mit einer Länge von 1 bis 2 Zenti-metern schälen und klein schneiden, dann 15 bis 20 Minuten in 1 Liter Wasser kochen und abseihen. Der Tee kann mit etwas Honig gesüßt werden. Über den Tag verteilt bis zu 1 Liter warm trinken.

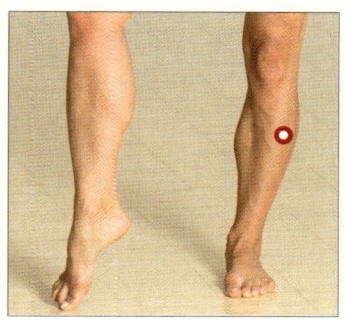

*Der Akupressur-punkt Magen 36 liegt an der Außenseite des Schienbeins.*

▶ **Kontraindikationen:** Ingwer durchwärmt sehr gut. Wer sich nach der Chemo- oder Strahlentherapie jedoch sehr erhitzt fühlt, dem ist von Ingwer abzuraten.

### ! Pfefferminztee oder -öl

▶ **Wirkprinzip:** Das ätherische Öl der Pfef-ferminze wirkt gut gegen Blähungen und Übelkeit, ist aber eher kühlend, daher besser für die »überhitzten« Patienten geeignet als die Ingwerwurzel.

▶ **Anwendung:** 1 EL Pfefferminzblätter mit 1 Tasse kochendem Wasser übergießen, 5 Minuten zugedeckt ziehen lassen und ab-seihen. Bis zu 1 Liter über den Tag verteilt trinken. Oder 5 Tropfen Pfefferminzöl auf ei-nen Würfelzucker träufeln.

▶ **Kontraindikationen:** Allergie gegen einen der Inhaltsstoffe der Pfefferminze.

### ! Kombinationspräparat mit Bitterpflanzen

▶ **Wirkprinzip:** Bitterstoffhaltige Pflanzen (wie Angelika oder Schöllkraut) regen die Darmtätigkeit an und stimulieren die Aus-schüttung der Gallenflüssigkeit. Da sie auch das vegetative Nervensystem aktivieren, helfen sie zudem, das Allgemeinbefinden bei Erschöpfung zu verbessern.

▶ **Anwendung:** Im Handel als gebrauchsfertige Lösung erhältlich (z. B. Iberogast®, 3-mal täglich 30 Tropfen einnehmen).

▶ **Kontraindikationen:** Allergie gegen eine der enthaltenen Pflanzen.

## ! *Kamillentee*

▶ **Wirkprinzip:** Die Inhaltsstoffe der Kamille wirken krampflösend, helfen gegen Entzündungen und Blähungen und können Übelkeit bessern.

▶ **Anwendung:** Die einfachste Zubereitung ist die als Tee. Dafür 1 TL Kamillenblüten mit 1 Tasse kochendem Wasser übergießen und 5 bis 10 Minuten zugedeckt ziehen gelassen. Täglich 2 bis 3 Tassen warm trinken.

▶ **Kontraindikationen:** Allergie gegen die Inhaltsstoffe der Kamille.

## 3 Homöopathie

## ! *Okoubaka D6*

▶ **Wirkprinzip:** Dieses Mittel aus der Rinde des afrikanischen Okoubaka-Baumes wirkt erfahrungsgemäß gut bei Übelkeit und auch bei Durchfall.

▶ **Anwendung:** 3-mal täglich 5 Globuli ca. 30 Minuten vor den Mahlzeiten einnehmen. Bei akuter Übelkeit kann man auch alle 10 Minuten 5 Globuli einnehmen.

▶ **Kontraindikationen:** keine

## ! *Nux vomica D6*

Eine typische Indikation für dieses homöopathische Mittel ist neben der Übelkeit ein faulig-bitterer Geschmack im Mund.

▶ **Wirkprinzip:** Die Brechnuss *(Nux vomica)* wirkt erfahrungsgemäß sehr gut bei Übelkeit und Erbrechen.

▶ **Anwendung:** Bei akuter Übelkeit können Sie alle 5 bis 10 Minuten 5 Globuli einnehmen. Wenn nach 1 Stunde keine Linderung eingetreten ist, kann auch keine weitere Wirkung mehr erwartet und die Einnahme beendet werden.

▶ **Kontraindikationen:** keine

## 4 Mind-Body-Therapie

! Hypnose kann ein wertvolles Therapieverfahren bei Erbrechen sein, das durch eine Chemotherapie ausgelöst wird. Dies gilt besonders für Kinder. Auch die progressive Muskelentspannung nach Jacobson (siehe Seite 59) kann eine akute Übelkeit senken, wie eine Studie ergeben hat.

## 5 Ernährung

! Nehmen Sie anstelle weniger großer lieber häufiger kleine Mahlzeiten ein, um das Magen-Darm-System nicht zu überlasten. Viele vertragen während der Chemotherapie auch keine Milch und Milchprodukte, weshalb Sie lieber darauf verzichten sollten. Hilfreich sind eher warme Speisen, wie in der

TCM empfohlen, evtl. auch schon zum Frühstück mit einem warmen Getreidebrei starten (siehe auch Seite 218).

## 6 Hydrotherapie

### ! Bienenwachsauflagen mit Kümmel oder Fenchel

▶ **Wirkprinzip:** Bienenwachsauflagen haben einen wärmenden Effekt. Zusammen mit den ätherischen Ölen des Kümmels oder Fenchels wirken sie darüber hinaus gezielt gegen Übelkeit und beruhigen den Magen-Darm-Trakt. Da die Übelkeit oftmals auch durch die seelische Verstimmung verstärkt wird, kann die Wirkung zusätzlich noch durch Rosenöl unterstützt werden, das ebenfalls entspannende und beruhigende Eigenschaften hat.

▶ **Anwendung:** Bienenwachsauflagen, die mit den Ölen getränkt sind, sind im Handel erhältlich (Bezugsquelle: z. B. www.wachswerk.de). Legen Sie diese Bienenwachsauflage täglich ein- bis zweimal für eine halbe bis maximal 2 Stunden auf den Oberbauch.

▶ **Kontraindikationen:** Allergie gegen einen der Bestandteile.

## 7 Manuelle Therapie

### ! Eine leichte Massage (Streichungen, sog. Effleurage) der Füße bzw. Unterschenkel oder Hände bzw. Unterarme während der Chemotherapie zusätzlich zur Standard-Medikation reduziert ebenfalls Übelkeit und Erbrechen infolge einer Chemotherapie. Massagen müssen nicht immer von einem Physiotherapeuten oder ausgebildeten Masseur durchgeführt werden, auch eine Massage, die der Partner, ein Familienangehöriger oder Freund durchführt, kann sehr wohltuend sein. Besonders verträglich sind Fuß- oder Unterschenkelmassagen.

▶ **Wirkprinzip:** Die Massage führt über reflektorische Wirkungen zur Entspannung. Dabei bewirkt die Stimulation von Berührungs- und Druckrezeptoren der Haut Veränderungen im vegetativen Nervensystem und die Ausschüttung verschiedener Substanzen im Blut und Gewebe. Dies senkt Schmerzwahrnehmung und Übelkeit. Daneben hat die Berührung eine ausgeprägte psychische Komponente.

▶ **Anwendung:** Beginnen Sie an der Fußoberseite. Streichen Sie dabei sanft vom Knöchel zu den Zehenspitzen und dann zwischen den Sehnen in Richtung Zehenspitzen. Massieren Sie nun die Fußsohle. Entspannend wirkt die Massage, wenn Sie von den Ballen zu den Zehenspitzen streichen. Führen Sie nun kreisende Bewegungen an Ferse, Fußmitte und Ballen durch. Die Zehen sollten Sie vorsichtig und mit viel Gefühl bearbeiten, mehr Druck können Sie an den Ballen ausüben. Zum Schluss streichen Sie den Fuß sanft zu den Fußspitzen hin aus. Massagen können täglich angewendet werden.

▶ **Kontraindikationen:** fieberhafte Erkrankungen, keine Massage über entzündete Körperbereiche (Haut, Gelenke), Thrombosen, Venenentzündungen.

# Verstopfung

## Ursachen und Symptome

Verstopfung ist eine häufige Folge von Opioid- und anderen Schmerzmitteln, die in manchen Fällen die Darmnerven schädigen können. Vorbeugende Medikamente gegen Übelkeit (z. B. die Wirkstoffe Ondansetron oder Granisetron) können über eine Verlangsamung der Dickdarmpassage ebenfalls Verstopfung verursachen. Wer wenig isst, wenig trinkt oder sich auch kaum bewegt, der begünstigt eine Verstopfung ebenso.

## Therapiestrategie der Integrativen Onkologie

Die Naturheilkunde bietet hier einige schonende Mittel an. Bei stärkerer Verstopfung stehen jedoch synthetische Medikamente, die über eine osmotische Wirkung den Stuhl erweichen, an erster Stelle der Behandlung (z. B. mit dem Wirkstoff Macrogol 3350). Wenn zusätzlich zur Verstopfung Bauchkrämpfe oder Schmerzen einsetzen, sollten Sie dies von einem Arzt abklären lassen.

## Hilfe gegen Verstopfung

### 1 Bewegung

! Durch die vertiefte Atmung bei der Bewegung wird das Zwerchfell, unser Hauptatemmuskel, intensiv bewegt. Er liegt wie ein Dach über dem Darm und stimuliert durch seine rhythmische Bewegung die Darmtätigkeit. Letztlich sind unsere inneren Organe wie ein Spiegelbild unseres Muskelsystems: Ist das eine träge, so wird es das andere auch sein und umgekehrt. Bewegung »im Außen« führt auch zu Bewegung im Inneren.

Empfohlen wird Radfahren und zügiges Spazierengehen.

### 2 Phytotherapie

! *Flohsamenschalen*

▶ **Wirkprinzip:** Die Schalen der Flohsamen quellen im Darm stark auf und bilden dabei ein schleimiges Gel, sodass der Darminhalt weicher wird. Außerdem haben sie eine antientzündliche Wirkung.

▶ **Anwendung:** Hier empfiehlt sich ein Fertigpräparat aus der Apotheke (z. B. Mucofalk® oder Flosa®, 1- bis 3-mal täglich 1 Beutel einnehmen).

▶ **Wichtig:** Damit die Flohsamenschalen im Darm genügend quellen, sollten Sie mindestens 2 Liter pro Tag trinken. Anderenfalls kann die Verstopfung verstärkt werden! (Flohsamen wirkt abhängig von der dazu eingenommenen Flüssigkeit abführend oder verstopfend.) Die Flohsamenschalen sollten mit einer Stunde Abstand zu anderen Medikamenten eingenommen werden, da deren Wirkung sonst beeinträchtigt werden kann.

▶ **Kontraindikationen:** bekannte Allergie gegen Flohsamen, starke Verengungen (Stenosen) im Magen-Darm-Trakt.

## 3 Homöopathie

### ! Nux vomica C30

**Mittelbeschreibung:** Wenn Sie sich in den nachfolgenden Beschwerden wiederfinden, kann die Einnahme von *Nux vomica* (Brechnuss) sinnvoll sein. Diese Empfehlung beruht auf der Erfahrungsmedizin: Typisch sind schneidende Magenschmerzen zusammen mit dem Gefühl, dass sich ein Durchfall einstellen könnte, meist besteht jedoch eine hartnäckige Verstopfung. Damit verbunden ist eine so starke Übelkeit, bei der nur Erbrechen Linderung bringen kann. Typisch sind auch starke Gereiztheit und eine Überempfindlichkeit auf alle Sinneseindrücke.

▶ **Anwendung:** Nehmen Sie Nux vomica in einer C30-Potenzierung einmalig ein (5 Globuli einspeicheln, alternativ 5 Tropfen oder 1 Tablette). Bei hartnäckigen Beschwerden kann eine weitere Gabe erfolgen.

## 4 Ernährung

### !

Sinnvoll ist eine Vollwertkost mit hohem Ballaststoffanteil (siehe Seite 221 ff.). Die Ballaststoffe binden Wasser und vergrößern so das Volumen des Darminhalts, wodurch er schneller transportiert wird. Noch dazu verbessern sie die Zusammensetzung der Darmbakterien. Sie können auch Leinsamen, Haferkleie und Weizenkleie über Ihr Essen streuen; dann ist eine hohe Flüssigkeitszufuhr (mindestens 2 Liter) aber von zentraler

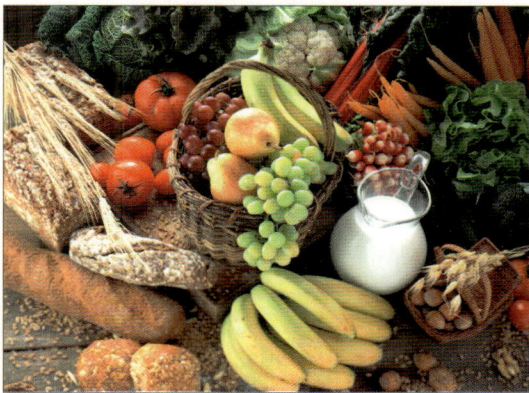

*Ballaststoffreiche Nahrung wird schneller im Darm transportiert und ist auch gut für die Darmflora.*

Bedeutung. Aber Vorsicht: Leinsamen enthält Phytoöstrogene (siehe Seite 227), deshalb sollten Patientinnen mit Hormonrezeptor-positivem Brustkrebs nicht mehr als 1 EL Leinsamen pro Tag verzehren. Backpflaumen (drei Stück), die am Tag zuvor in Wasser eingeweicht werden, haben sich ebenfalls bei Verstopfung bewährt. Verzehren Sie sie dann zusammen mit dem Einweichwasser. Wer zu Verstopfung neigt, sollte stopfende Lebensmittel vermeiden, wie zum Beispiel Bananen. Wichtig ist auch, dass Sie gründlich kauen, denn damit erfolgt ein Teil der Verdauung schon im Mund. Nehmen Sie regelmäßige Mahlzeiten ein und lassen Sie sich Zeit beim Essen (siehe Seite 219).

## 5 Symbioselenkung

### !

Bei guter Immunlage (Anzahl der weißen Blutkörperchen > 1,5 pro Mikroliter) während der Chemotherapie kann ein Therapieversuch mit darmfreundlichen Bakterien sinnvoll sein, sodass sich das Zusammenspiel der Bakterien im Darm verbessert und die Verdauung unterstützt wird. Bewährt hat sich zum Beispiel der Kanne Brottrunk®, ein Gärgetränk aus Brot, das neben Milchsäurebakterien auch viele Vitamine, Mineralstoffe, Spurenelemente und Enzyme enthält.

Begonnen werden sollte mit 1 EL pro Tag, bei guter Verträglichkeit wird täglich esslöffelweise auf 300 Milliliter pro Tag (also etwa 1,5 große Tassen) gesteigert.

▶ Kontraindikationen: Unter der Chemotherapie mit dem Wirkstoff Irinotecan raten wir von Maßnahmen, die den Stuhl ansäuern (z. B. Milchsäurebakterien) ab, da es Hinweise darauf gibt, dass die Nebenwirkungen der Chemotherapie durch ein saures Milieu verstärkt werden. Nicht während einer Hochdosischemotherapie und stark verminderter Blutkörperchenzahl (Zelltief) anwenden.

## 6 Hydrotherapie

### ! Heiße Leibspirale

▶ Wirkprinzip: Dieser spezielle Guss, bei dem der Schlauch spiralförmig um den Nabel geführt wird, wirkt reflektorisch anregend auf den Dünn- und Dickdarm.
▶ Anwendung: Umgießen Sie den Nabel mit einem heißen Wasserstrahl 3- bis 5-mal spiralförmig im Uhrzeigersinn. Die Behandlung kann täglich wiederholt werden.
▶ Kontraindikationen: akuter Darmverschluss.

## 7 Akupunktur

Da Akupunktur nebenwirkungsarm ist, kann man eine Akupunkturbehandlung bei Verstopfung auf jeden Fall versuchen. Wichtig ist jedoch ein erfahrener Therapeut.
▶ Kontraindikationen: schwergradige Gerinnungsstörungen (auch eine Therapie mit gerinnungshemmenden Medikamenten, wie z. B. Marcumar®), Lymphödeme in den zu akupunktierenden Arealen. Auch bei ausgeprägter Verminderung der weißen Blutkörperchen sollte keine Akupunktur durchgeführt werden. In solchen Fällen ist jedoch eine Laser-Akupunkturbehandlung möglich.

## 8 Mind-Body-Therapie

! Der Darm ist Sitz von mehr als 100 Millionen Nervenzellen, er ist eng mit Nervensträngen zum Gehirn verbunden. Oft registriert er Einflüsse wie Stress oder Überreizungen sogar noch, bevor diese das Gehirn erreichen. Krankheit äußert sich dann, wenn der Körper nicht mehr in der Lage ist, sich an die natürlichen Umweltreize anzupassen. Dann kommt das komplexe Botenstoffsystem des Körpers durcheinander, mit Auswirkungen auf den Hormonhaushalt und die Psyche. Hier setzen die Mind-Body-Verfahren an, die wieder einen Einklang zwischen An- und Entspannung und zwischen Körper, Geist, Seele und Bewusstsein herstellen. Mind-Body-Verfahren lernen Sie am besten in einer Gruppe (siehe Seite 152 ff.).

# Wechseljahres-beschwerden

## Ursachen und Symptome

Zwei Drittel der Brustkrebspatientinnen bekommen Hitzewallungen und ein ähnlicher Prozentsatz der Prostatakrebskranken, die mit Hormonen behandelt werden. Oft sind die Symptome stärker ausgeprägt als üblicherweise in den Wechseljahren und gehen mit plötzlichen, mehrmals am Tag auftretenden Hitzeschüben und vermehrtem Schwitzen einher. Die lästigen Beschwerden können auch nachts auftreten und sind dann häufig Ursache für einen gestörten Schlaf mit dadurch bedingter schwerer Tagesmüdigkeit (Fatigue) und Leistungseinbußen.

Man geht davon aus, dass die Hitzewallungen durch die plötzliche Hormonumstellung hervorgerufen werden, die durch die Chemotherapie und bestimmte Medikamente noch weiter verstärkt wird oder bei jüngeren Patientinnen auch erst durch eine antihormonelle Behandlung ausgelöst wird. Die Patientinnen werden sozusagen plötzlich in künstliche Wechseljahre versetzt. Bei Männern mit Prostatakrebs können diese Beschwerden ebenfalls nach einer Operation oder durch bestimmte Medikamente (Antiandrogene) ausgelöst werden. Inzwischen gibt es Hinweise, dass nicht nur die Hormonumstellung die Wechseljahresbeschwerden bedingt, sondern auch das zentrale Nervensystem die Hitzewallungen beeinflusst.

26–31: siehe Literatur Seite 271.

## Therapiestrategie der Integrativen Onkologie

Während Wechseljahresbeschwerden bis vor wenigen Jahren üblicherweise mit Hormonen behandelt wurden (sogenannte Hormonersatztherapie), wird dies inzwischen kontrovers diskutiert. Denn es verdichteten sich die Hinweise, dass sich dadurch das Brustkrebsrisiko erhöht. Da eine Hormonersatztherapie für Frauen mit einem hormonabhängigen Tumor nicht infrage kommt, nehmen naturheilkundliche Behandlungsmöglichkeiten hier eine wichtige Rolle ein. Besonders bewährt haben sich Mind-Body-Therapien und Akupunktur, da sie positiv auf das zentrale und auch das vegetative Nervensystem wirken und so auch Hitzewallungen verringern können. Gerade Yoga hat sich bei Wechseljahresbeschwerden als sehr sinnvoll erwiesen, denn es beruhigt das durch Stress und Emotionen überstrapazierte vegetative Nervensystem. Entscheidend ist auch regelmäßige Bewegung.

Außerdem gibt es nichthormonelle, aber wirksame verschreibungspflichtige Substanzen gegen Hitzewallungen wie Venlafaxin, Escitalopram, Gabapentin und Clonidin, die zum Einsatz kommen können, wenn die Beschwerden trotz naturheilkundlicher Behandlung weiter anhalten oder wenn Akupunktur nicht infrage kommt.

Weitere klassische Medikamente bei Wechseljahresbeschwerden wie Paroxetin, Fluoxetin, Bupropion und Duloxetin sollten wegen einer Wirkungsabschwächung von Tamoxifen nicht verwendet werden.[26–31]

# Hilfe gegen Wechseljahres-beschwerden

## 1 Akupunktur

Die Nadelung zeichnet sich gleich durch mehrere positive Effekte aus: Zum einen wirkt sie Hitzewallungen und menopausalen Beschwerden bei Patientinnen mit Brustkrebs entgegen und hat sich auch bei Hitzewallungen bei Prostatakrebspatienten bewährt, wie mehrere Studien bestätigen konnten:[32–36] Eine Untersuchung konnte sogar zeigen, dass eine Akupunkturbehandlung bei Hitzewallungen einer medikamentösen Behandlung (Antidepressivum Venlafaxin) ebenbürtig ist, dabei aber ohne Nebenwirkungen bleibt und darüber hinaus auch die Sexualität anregt. Gezeigt wurde das in einer Studie mit Brustkrebspatientinnen unter antihormoneller Therapie.[37] Patientinnen berichten außerdem, dass sie sich energiereicher fühlen, dass sie klarer denken können und sich insgesamt besser fühlten. Einen leichten Vorteil scheint die Elektroakupunktur gegenüber der klassischen Akupunktur zu haben (Patienten mit Prostatakrebs).[38]

Die Akupunktur sollten Sie von einem erfahrenen Therapeuten durchführen lassen.

▶ Kontraindikationen: schwergradige Gerinnungsstörungen (hierunter fällt auch eine Therapie mit gerinnungshemmenden Medikamenten, wie z. B. Marcumar®), Lymphödeme in den zu akupunktierenden Arealen. Auch bei ausgeprägter Verminderung der weißen Blutkörperchen sollte keine Aku-

punktur durchgeführt werden. In solchen Fällen ist jedoch eine Laser-Akupunkturbehandlung möglich.

## 2 Mind-Body-Therapie

Mind-Body-Therapien und Entspannungstechniken eignen sich sehr gut zur Behandlung von Hitzewallungen. Vor allem Yoga und Achtsamkeitsmeditation (siehe Seite 160 ff.) sind Studien zufolge wirksam. Yoga stellt eine gute Kombination von tiefer Atmung, Konzentration und Bewegung dar. So konnte ein achtwöchiges Yogatraining bei Frauen Hitzewallungen deutlich reduzieren, und diese Verbesserung hielt sogar noch drei Monate nach dem Training an.

## 3 Hydrotherapie

Methode der Wahl sind regelmäßige Saunabesuche. Für die tägliche Anwendung zu Hause hingegen eignen sich vor allem Wechselduschen und Waschungen. Sanftere Temperaturreize setzen kalte Waschungen, die sich besonders für geschwächte Patientinnen als ideal herausgestellt haben. Wer sich schlapp und kraftlos fühlt, kann es mit regelmäßigem Trockenbürsten probieren.

### Sauna

▶ Wirkprinzip: Durch die wechselnden Kalt- und Warmreize der Sauna wird das vegetative Nervensystem trainiert, was sich –

37, 38: siehe Literatur Seite 271.

regelmäßig angewendet – wiederum günstig auf Hitzewallungen auswirkt.

▶ **Anwendung:** Empfohlen wird, einmal wöchentlich eine Finnische Sauna oder eine Dampfsauna aufzusuchen. Mit Sauna kann nach Abschluss der Akuttherapie begonnen werden. Zur Operation sollten mindestens sechs Wochen, zur letzten Bestrahlung vier bis sechs Wochen Abstand sein. Beginnen Sie vorsichtig mit kurzen Saunagängen von wenigen Minuten und niedrigeren Temperaturen. Bei guter Verträglichkeit können die Temperatur und die Dauer gesteigert werden. Brechen Sie den Saunagang ab, falls Sie Schmerzen im Operationsbereich oder Schwellungen im Arm bemerken. Ein bestehendes Lymphödem ist noch keine prinzipielle Kontraindikation. Falls sich dieses jedoch beim Saunieren verschlechtert, sollte der Saunabesuch abgebrochen werden.

▶ **Kontraindikationen:** fehlende körperliche Belastbarkeit, Herzinsuffizienz, Herzrhythmusstörungen, nicht ausreichend eingestellter Bluthochdruck, fieberhafte Erkrankungen, Thrombosen, Krampfadern.

## ! *Wechselgüsse*

▶ **Wirkprinzip:** Der wechselnde Temperaturreiz trainiert das vegetative Nervensystem, sodass Hitzewallungen abnehmen.

▶ **Anwendung:** Für den Anfang genügt ein wechselwarmer Kniguss. Sobald Sie nach einigen Tagen die wechselnde Wassertemperatur gut tolerieren, gehen Sie zum Schenkelguss über. Schließlich können Sie den Guss auf den gesamten Körper ausdehnen.

- Beginnen Sie für den **Kniguss** mit warmem Wasser an der kleinen Zehe des rechten Fußes und führen Sie den Schlauch bis zum Knie. Begießen Sie die Kniekehle und führen Sie den Schlauch dann an der Innenseite des Unterschenkels hinunter bis zur Großzehe. Das Gleiche dann auf der linken Seite wiederholen. Das machen Sie so lange, bis eine gute Erwärmung eingetreten ist. Zum Schluss werden noch die Fußsohlen abgegossen. Schließlich wiederholen Sie das Ganze für wenige Sekunden mit kaltem Wasser. Dieser Wechselguss wird insgesamt dreimal durchgeführt. Führen Sie den Guss jeden Morgen durch, das macht fit für den Tag.
- Der **Wechselschenkelguss** läuft im Prinzip genauso ab, nur dass die Gussführung an der Körperrückseite bis unterhalb des Beckenkamms reicht und an der Vorderseite bis zur Leistenbeuge.

▶ **Kontraindikationen:** fehlende körperliche Belastbarkeit, Herzinsuffizienz, Herzrhythmusstörungen, nicht ausreichend eingestellter Bluthochdruck, fieberhafte Erkrankungen, Thrombosen, ausgeprägte Krampfadern. Nicht anwenden sollten Sie die Güsse an den Tagen der Chemotherapie.

## ! *Kalte Waschungen*

▶ **Wirkprinzip:** Bei einer Waschung macht man sich ebenfalls die Wirkung des wechselnden Temperaturreizes auf die Blutgefäße und das vegetative Nervensystem zunutze. Dieser Reiz ist allerdings deutlich schwächer als der der Wechselgüsse.

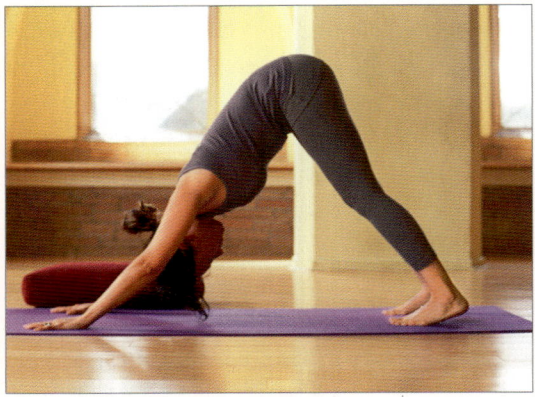

*Yoga beruhigt bei Patientinnen mit Wechseljahresbeschwerden das überstrapazierte Nervensystem.*

▶ **Anwendung:** Tauchen Sie einen Waschlappen in ca. 18 bis 20 °C kaltes Wasser und wringen Sie ihn gut aus. Waschen Sie jetzt mit diesem Waschlappen beginnend am rechten Handgelenk den rechten Arm auf der Außenseite bis zur Schulter ab und auf der Innenseite zurück zum Handgelenk und wieder an der Innenseite bis zur Achsel. Jetzt tauchen Sie erneut den Waschlappen in das Wasser und wiederholen die Waschung am linken Arm. Danach folgt die Oberkörper-Vorderseite und der Rücken.

Trocknen Sie sich nicht ab, wickeln Sie sich in vorgewärmte Handtücher und legen Sie sich dann ins Bett.

▶ **Kontraindikationen:** keine

! *Trockenbürstungen*

▶ **Wirkprinzip:** Das Bürsten stimuliert die Druckrezeptoren und regt die Hautdurchblutung an. Man fühlt sich danach deutlich frischer und wacher.

▶ **Anwendung:** Mit einer Bürste mit harten oder weichen Naturborsten (oder einem Massagehandschuh) wird der gesamte Körper abgebürstet. Beginnen Sie dabei aber anders als bei den Güssen in der Körpermitte, und arbeiten Sie sich dann nach außen.

▶ **Kontraindikationen:** Hautentzündungen oder -defekte wie Neurodermitis, Psoriasis und Wunden.

## 4 Bewegung

! Regelmäßige körperliche Aktivität verbessert die Hitzewallungen deutlich.[39, 40] Geeignet ist jede Form von Bewegung, die Spaß macht und aus Sicht des behandelnden Arztes durchgeführt werden darf. Bewegen Sie sich täglich möglichst 30 Minuten lang. Noch leichter, sich zu motivieren, fällt es, wenn Sie sich Gleichgesinnte suchen.

## 5 Phytotherapie

! Zu den bei Wechseljahresbeschwerden oft eingesetzten Wirkstoffen aus der Pflanzenheilkunde gehören sogenannte Phytoöstrogene (Isoflavonoide), wie sie beispielsweise in Soja (siehe auch Seite 227), Rotklee (Trifolium pratense) oder Leinöl enthalten sind. Bei Brustkrebs, der Hormonrezeptorpositiv, also hormonempfindlich ist, sollten solche Mittel jedoch keinesfalls eingenommen werden, da so ein ungünstiger Effekt auf die Grunderkrankung ausgelöst werden kann (siehe Seite 227).

39, 40: siehe Literatur Seite 271.

Die Traubensilberkerze hingegen, beeinflusst den Östrogenrezeptor direkt. Bislang ist ihre Wirksamkeit gegen Wechseljahresbeschwerden aber nicht eindeutig belegt. Aus der klinischen Erfahrung heraus können wir sagen, dass eine Reihe von Frauen unter Traubensilberkerze über eine Besserung ihrer Wechseljahresbeschwerden berichtet haben. In zwei Studien konnte für die Einnahme von Traubensilberkerze ein schützender Effekt vor Brustkrebs gezeigt werden. Das heißt, nach der aktuellen Datenlage schützt die Einnahme von Traubensilberkerze die Frauen eher vor Brustkrebs, als dass es ihnen schadet.[41, 42] Direkt gegen die Hitzewallungen ist auch Salbeitee hilfreich.

## ! Salbeitee oder -lösung

▶ **Wirkprinzip:** Salbeiblätter enthalten ätherische Öle, Gerb- und Bitterstoffe sowie Flavonoide, auf die ihre Wirkung gegen übermäßiges Schwitzen zurückgeht.

▶ **Anwendung:** Salbei kann innerlich angewendet werden, entweder als Sabeitee, oder indem 3-mal täglich 30 Tropfen einer Salbeilösung aus der Apotheke (z. B. Salvysat® Buerger Lösung) eingenommen werden. Für den Tee 2 TL Salbeiblätter mit 1 Tasse kochendem Wasser übergießen, zugedeckt 10 Minuten ziehen lassen und abseihen. 3- bis 5-mal täglich 1 Tasse trinken.

Noch besser sind oft Waschungen mit Salbeitee. Dabei wird der ganze Körper ein- bis zweimal täglich mit einem Waschlappen, der mit Salbeitee getränkt ist, abgewaschen.

▶ **Kontraindikationen:** keine

41, 42: siehe Literatur Seite 271.

## ! Traubensilberkerze

▶ **Wirkprinzip:** Die Traubensilberkerze (Cimicifuga racemosa) hat antiöstrogene und wachstumshemmende (antiproliferative) sowie antioxidative Eigenschaften.

▶ **Anwendung:** z. B. Remifemin®, täglich morgens und abends 1 Tablette einnehmen. Eine deutliche Wirkung setzt erst nach 2 bis 3 Wochen ein.

▶ **Kontraindikationen:** Die Anwendung von Remifemin® bei Patientinnen mit vorgeschädigter Leber sollte nur mit Vorsicht und unter ärztlicher Kontrolle erfolgen.

## ! Kombinationspräparat mit Traubensilberkerze und Johanniskraut

▶ **Wirkprinzip:** Hier macht man sich neben der Traubenkerze auch die milde antidepressive Wirkung des Johanniskrauts zunutze.

▶ **Anwendung:** z. B. Remifemin Plus®, täglich morgens und abends 1 Tablette einnehmen. Eine deutliche Wirkung setzt erst nach 2 bis 3 Wochen ein.

▶ **Kontraindikationen:** nicht oder zumindest nur unter ärztlicher Kontrolle bei vorgeschädigter Leber.

**Wichtig:** Unter einer Chemo- oder antihormonellen Therapie sollte Remifemin Plus® **keinesfalls** verwendet werden, da Johanniskraut-Präparate die Wirkung einer Chemo- oder antihormonellen Therapie mit Tamoxifen® oder Aromatasehemmern (Letrozol, Exemestan) abschwächen.

## Die Traditionelle Chinesische Medizin

In Deutschland führt das Institut für Demoskopie Allensbach seit 1970 in mehrjährigen Abständen Befragungen zur Anwendung naturheilkundlicher Verfahren durch. Seit der ersten Befragung zeigt sich eine stetige Zunahme der Nachfrage in diesem Bereich. In der Untersuchung von 2002 gaben 73 Prozent der Befragten an, Naturheilmittel zu verwenden. Gleichzeitig äußerten sie den Wunsch nach einer stärkeren Verzahnung der Schulmedizin mit der Naturheilkunde. 2005 wurde eine Umfrage durchgeführt, die sich im Besonderen mit der Bewertung der Traditionellen Chinesischen Medizin (TCM) beschäftigte. 61 Prozent der Befragten gaben an, eine Kombination mit der herkömmlichen Medizin zu befürworten. Bei denjenigen Patienten, die bereits Erfahrungen mit TCM (meist Akupunktur) gesammelt hatten, waren es sogar 89 Prozent. Nur 18 Prozent wollten allein konventionell behandelt werden.

Obwohl die chinesische Medizin einem völlig anderen Kulturkreis entstammt und ihre Erklärungsmodelle von unseren abweichen, lassen sich viele ihrer Therapien erfolgreich in die westliche Medizin integrieren. Sie ist deshalb auch ein wichtiger Bestandteil der Integrativen Onkologie.

*Laut einer Allensbach-Umfrage aus dem Jahr 2005 befürworten 61 Prozent der Befragten eine Kombination der Traditionellen Chinesischen Medizin mit der herkömmlichen Medizin.*

### Kräuter gegen Krebs

Vor einigen Jahren stellte einer der Mitarbeiter der Klinik für Naturheilkunde an den Kliniken Essen-Mitte seine chinesische Schwägerin dem auf Magen- und Darmkrebs spezialisierten Onkologen für eine Zweitmeinung vor. Sie litt an einem Magentumor, die Erkrankung war weit fortgeschritten und unheilbar. Der Essener Experte hatte ihre Lebenserwartung auf voraussichtlich noch drei Monate geschätzt. Die Chinesin, die in der Nähe von Shanghai kombiniert mit westlicher Chemotherapie und chinesischen Kräutern behandelt wurde, lebte noch fünf Jahre.

Solche unerwarteten Ereignisse treten immer wieder mal in der Tumormedizin auf, und doch häufen sich solche und ähnliche Fallberichte gerade im Zusammenhang mit China, wo Krebspatienten in der Regel mit einer Kombination aus westlichen onkologischen Therapien und traditioneller Kräutermedizin behandelt werden.

Die klassische chinesische Kräutertherapie erfolgt mit Vielstoffgemischen, die zehn bis fünfzehn unterschiedliche Kräuter miteinander kombinieren, um nach traditioneller Auffassung positive Wirkungen zu verstärken und negative abzuschwächen. Die Rezeptur wird als Abkochung (Dekokt) zubereitet und über den Tag verteilt getrunken. Dabei sind die Zubereitungsvorschriften entsprechend den Inhaltsstoffen genau einzuhalten.

Von einzelnen Inhaltsstoffen kennen wir die Wirkung: Notoginseng zum Beispiel scheint die tumorhemmenden Effekte einer bestimmten Chemotherapie (5-FU) bei Darmkrebs zu verstärken. Die notwendige Dosis der zu verabreichenden Zellgifte kann dadurch reduziert werden.[1] Ein anderes Beispiel: Tierversuche geben Hinweise darauf, dass die Astralaguswurzel (*Radix astragali* und *Radix angelicae sinensis*) ein durch die Chemotherapie geschwächtes Knochenmark bei der Bildung neuer Zellen unterstützt.

Westlich ausgebildete Mediziner betrachten die chinesische Krebsmedizin trotz vieler positiver Berichte mit Zurückhaltung. Die chinesischen Studien entsprechen oft nicht internationalen Standards oder werden nicht außerhalb des Landes publiziert. Es liegt eine Fülle von Einzelfallbeschreibungen und kleinen Beobachtungsstudien vor, deren Aussagekraft jedoch nicht zur Etablierung von Standards ausreicht. Insbesondere fehlen große, kontrollierte Untersuchungen. Die Studiendesigns westlicher Medizin wiederum sind auf die Überprüfung von Monosubstanzen ausgerichtet und nicht auf die von Vielstoffgemischen, deren Wirkung schwerer zu überprüfen und zu steuern ist. Nach westlicher Auffassung werden sie zudem in nicht wissenschaftlich nachvollziehbaren Systematiken kombiniert und verordnet.

## TCM im modernen China

In China wird jedoch auch die traditionelle Medizin längst internationalen Standards angepasst. Ein nationaler Forschungsplan zur »Modernisierung der TCM« unterstützt sowohl die Entwicklung der Drogenkunde bei Heilpflanzen als auch die Aufklärung ihres Stoffwechsels, die mit modernen molekularbiologischen Methoden betrieben wird. Leitlinien nach internationalem Standard sollen die Qualitätssicherung der häufig noch wegen ihrer Schadstoffbelas-

*In China wird die traditionelle Medizin längst internationalen Standards angepasst. Ein nationaler Forschungsplan zur »Modernisierung der TCM« unterstützt sowohl die Entwicklung der Drogenkunde bei Heilpflanzen als auch die Aufklärung ihres Stoffwechsels.*

1: siehe Literatur Seite 271.

tung kritisierten Pflanzen voranbringen. Die Anbau- und Zuchtmethoden werden im Hinblick auf Nachhaltigkeit verbessert, um die Ausrottung der Pflanzen in freier Natur zu verhindern. Langfristig werden chinesische Medizinpflanzen als wichtige Quelle moderner molekularer, zielgerichteter Therapien gegen Krebs gesehen.

## Die Erforschung der Wirkstoffe

Interesse an den einzelnen Bestandteilen der traditionell gegen Krebs angewendeten Rezepturen haben auch die Wissenschaftler des Deutschen Krebsforschungszentrums (DKFZ) in Heidelberg: Seit einigen Jahren befassen sie sich mit der Identifikation und Erforschung von Substanzen aus der chinesischen Medizin. Aus über 2000 Natursubstanzen wurden rund 400 ausgewählt, die Tumorzelllinien im Labor- wie Tierversuch effektiv abtöteten. Sie werden nun weiter systematisch untersucht.

Einige Substanzen der TCM sind bereits Bestandteil von Chemotherapien (beispielsweise Tretinoin, Indirubin in der Leukämiebehandlung oder Camptothecinderivate bei soliden Tumoren). Für die folgenden chinesischen Heilkräutersubstanzen liegen erste Wirsamkeitshinweise vor:

- Wogonin, ein Pflanzeninhaltsstoff (Flavon) aus dem TCM-Medikament Huang Qin: unterdrückt Leukämie.[2]
- Kanglaite (KLT), gewonnen aus der Hiobsträne (Coix lacryma-jobi): wirksam gegen verschiedene Krebsformen. Die amerikanische Arzneimittelbehörde FDA hat Studien zugestimmt, die seine Wirkung gegen Lungenkrebs überprüfen sollen.
- Artemisinin aus dem Einjährigen Beifuß (Artemisia annua): Einzelerfolge bei einem unheilbaren Aderhauttumor im Auge.[3]
- Huang Qin (Radix Scutellariae Baicalensis), Zi Cao (Radix Lithospermi seu Arnebiae) and Bai Hua She She Cao (Herba Oldenlandiae Diffusae): zur Behandlung von hormonabhängigen Tumoren wie Brust- und Gebärmutter-, aber auch Eierstock- und Blasenkrebs.[4–10]
- Die TCM-Kräutermischung CCMH, ein Mix aus Citronellol, einem Bestandteil der Geranie, und Extrakte der Pflanzen Ganoderma lucidum, Codonopsis pilosula und Angelicae sinensis: Sie verbessern den Immunstatus von Patienten, die eine Chemotherapie erhalten oder bestrahlt werden.[11]

2–11: siehe Literatur Seite 271.

*Seit einigen Jahren befasst sich auch das Deutsche Krebsforschungszentrum mit der Erforschung von Substanzen aus der chinesischen Medizin. Aus über 2000 Natursubstanzen wurden rund 400 ausgewählt, die Tumorzelllinien im Labor- wie Tierversuch effektiv abtöteten. Sie werden nun weiter systematisch untersucht.*

## Kräutermischungen

Noch gibt es keine Studien, die klassische Mixturen mit Monosubstanzen vergleichen. Kräutermischungen werden vor allem an Tumoren erprobt, die schwer zu therapieren sind, weil sie kaum auf Chemotherapien ansprechen, etwa dem Leberzellkarzinom oder dem nichtkleinzelligen Lungenkarzinom. Sie verbessern dabei nicht nur die Lebensqualität,[12] sondern erhöhen auch, wie Forscher von der Berkeley-Universität in Kalifornien zeigen konnten, die Effektivität einer bestimmten Chemotherapie bei der Behandlung von Lungenkrebs.[13] Ein weiteres Kombinationspräparat, Kanglaite, wurde in China bereits bei über 200.000 Lungenkrebspatienten eingesetzt, um auch hier die Wirksamkeit der Chemotherapie zu verstärken und die erheblichen Nebenwirkungen dieser Behandlung zu senken.[14] Jetzt hat auch die amerikanische Arzneimittelbehörde (FDA) entsprechende Studien genehmigt. Auch bei einer anderen schwer therapierbaren Krebserkrankung, dem Nasenrachenkarzinom, belegen Studien, dass die gleichzeitige Gabe von chinesischen Kräutern zur Chemotherapie deren Wirksamkeit steigert.[15]

## Vorsicht ist geboten

Keine der bisherigen Studien zeigte, dass eine Chemotherapie durch die Gabe chinesischer Kräuter abgeschwächt wurde. Trotzdem sollten sie aus Sicherheitsgründen nur dann während einer Chemotherapie verabreicht werden, wenn dabei gravierende Nebenwirkungen auftreten, welche die Fortsetzung der Standardtherapie gefährden oder sogar dazu führen, dass der Patient die Behandlung deshalb abbrechen möchte.

Ansonsten sollten chinesische Kräuter erst nach Abschluss der Chemotherapie oder im therapiefreien Intervall eingenommen werden. Um Wechselwirkungen mit der Chemotherapie auszuschließen, muss der Behandler ausgewiesene pharmakologische und medizinische Kenntnisse besitzen. Es gibt in Deutschland nicht viele Personen, die sachkundig Traditionelle Chinesische Medizin zur Begleitung von Krebskrankheiten einsetzen können. Eine davon ist Barbara Kirschbaum, die im Folgenden die klassische chinesische Sichtweise einer Tumorbehandlung beschreibt und ihre praktischen Erfahrungen mit traditionellen chinesischen Heilkräutern schildert:

12–15: siehe Literatur Seite 271.

# Die Praxis der Traditionellen Chinesischen Medizin

▶ *Barbara Kirschbaum praktiziert seit 1981 chinesische Medizin (zehn Jahre in England). Sie hat in Hamburg eine Praxis für chinesische Medizin und ist unter anderem auf die Behandlung krebskranker Frauen spezialisiert. Sie hat eine Ausbildung am International College for Oriental Medicine in Sussex absolviert, war zu mehrfachen, längeren Studienaufenthalten in China und ist Expertin für chinesische Phytotherapie. Sie unterrichtet Ärzte und Heilpraktiker (unter anderem an der Universität Witten-Herdecke), kooperiert mit den Kliniken Essen-Mitte und hat viele Bücher über chinesische Medizin geschrieben.*

In China ist die Kombination von Heilkräutern und moderner Onkologie in der Krebsbehandlung Routine. Denn die TCM verfügt über ein reiches Reservoir an biologischen Substanzen, die auch gegen Tumorkrankheiten wirksam sind.

## Das Konzept der Vitalität

Dabei ist die historisch überlieferte Sichtweise auf den Krebs eine ganz andere als die der westlichen Medizin. In ihrem Zentrum steht das Konzept der Vitalität, der Energie eines Menschen: Sie wird als »Qi« bezeichnet. Dieses Qi unterstützt und kontrolliert alle funktionellen Prozesse im Körper und beeinflusst dabei auch die Zirkulation von Blut und Körpersäften.

Als Ursache für die Krebsentstehung wird eine Blockade des Qi angenommen. Wenn es sich nicht dynamisch bewegen kann, dann verlangsamt sich der Fluss des Blutes und der Körpersäfte. Dies führt zu einer Verklumpung, die sich in Knoten umwandeln kann.

Der Zustand des Qi wird durch Befragen des Patienten, durch Palpitation (Ertasten des Pulses oder auch des Bauchraums) und durch Augenschein (Antlitz- und Zungendiagnose) diagnostiziert. Das Augenmerk liegt dabei nicht nur auf der Stärke des Qi, sondern vor allem auch auf seiner Qualität: Es kann blockiert oder zu schwach sein oder sich am falschen Ort befinden. Der Zustand einzelner Zellen beziehungsweise histologische Untersuchungen spielen bei dieser Art der Diagnose keine Rolle.

Ursachen für Störungen der Lebenskraft sind häufig eine Stagnation von Blut und Qi. Die Chinesen nehmen an, dass der emotionale Zustand eines Menschen sehr wichtig ist, um den normalen Fluss des Qi zu garantieren. Vor allem lang anhaltende Traurigkeit und Trauer, aber auch innerer Druck oder Unsicherheit, der in übertriebenem Perfektionismus resultiert, können den Funktionskreis Lunge beziehungsweise das Lungen-Qi verletzen. Das kann zu einer oberflächlichen Atmung und zu chronischem Sauerstoffmangel im Blut führen. Das beeinträchtigt den Qi-Fluss des Herzes. Sind beide, der Qi-Fluss der Lunge und des Herzes beeinträchtigt, kann die Bewegung von Blut und Körpersäften ins Stocken geraten.

Frustration, Verbitterung, unauflösbare Enttäuschung sowie Ärger und Wut über Jahre können zudem das sogenannte Leber-Qi blockieren. Dies gilt nach Vorstellung der TCM, besonders bei Frauen mit Brustkrebs, als wichtiger krankheitsverursachender Faktor, da die Leber-Leitbahn die Brust und die Achseln durchzieht. Der Funktionskreis Leber hat eine enge Beziehung zum Blut. Häufig zieht die Leber-Qi-Stagnation einen Blutstau (Stase) nach sich, der ein wichtiger Aspekt in der Entwicklung der meisten Tumoren ist.

Sämtliche verdichtete oder eingedickte Körpersäfte werden in der chinesischen Medizin als »Schleim« bezeichnet. Wenn der normale Fluss der Körpersäfte gestört ist, subjektiv nachvollziehbar bei einer Bronchitis oder einer Schwellung durch Prellung, behindern sie den Fluss des Qi, wodurch es zu einer weiteren Verdichtung der Säfte kommen kann. Aus dieser Sicht bedeutet eine Krebserkrankung – zumindest im Anfangsstadium – ein Zuviel an Materie, aber ein Zuwenig an Bewegung und Energie. Wenn man nur einen einzigen Faktor dieses multifaktoriellen Geschehens korrigieren wollte (z. B. allein die Abwehr stärken), könnte das aus chinesischer Sicht die Blockade sogar noch verschärfen.

## Krankheitsauslöser

Eine unangemessene Ernährungsweise kann diesen Prozess der Blockaden verstärken. So können unregelmäßige Mahlzeiten oder Essen unter Stress das Verdauungs-Qi schädigen und schwächen, was langfristig zu einer mangelnden Umwandlung der Nahrung und Getränke führt: Das verursacht Schleimbildung im Körper. Ein übermäßiger Verzehr von rohen und kalten Speisen verlangsamt den Stoffwechsel und kann ebenso langfristig dazu führen, dass Schleim entsteht, weil der Verdauungsapparat (Milz- und Magen-Qi-Mangel) leidet. Als schleimbildend gelten Speisen wie Joghurt, Käse, Milchprodukte, Bananen, Zucker und Süßigkeiten sowie Fett.

Hitzeerzeugende Prozesse oder Stoffe (wie etwa chronische Entzündungen, Infekte oder Alkohol, chemische Stoffe, Schwermetalle oder andere Gifte) können die Verdichtung, Verklumpung von Blut und Körperflüssigkeiten vorantreiben und weiter verdichten.

Die beschriebenen Belastungen führen längerfristig zu einer Schädigung und Schwächung der sogenannten Funktionskreise, die unter anderem für die Produktion von Qi, Blut und Körpersäften zuständig sind. Überarbeitung oder Doppelbelastung sind Gründe für zunehmende Erschöpfung, an der viele Menschen heute leiden. Dadurch wird die energetische Grundsubstanz, die durch den Funktionskreis Niere gestützt und gespeist wird, immer dünner und schwächer. Auch das schränkt die Dynamik des Qi ein.

Kommt also ein Mensch mit einer geschwächten Konstitution über lange Zeit mit Toxinen in Berührung oder kann er seine Trauer oder Traurigkeit nicht auflösen und wird nicht durch eine passende Ernährung gestärkt, dann kann das Qi sich verlangsamen und verdichten und sich in einem Knoten materialisieren.

Die Entstehung eines Tumorleidens wird also in der chinesischen Medizin als ein Prozess verstanden, bei dem sich Konstitution, seelische Vorgänge, äußere Einflüsse und Lebensweise gegenseitig verstärken. Das wichtigste Ziel der Therapie ist deshalb sowohl eine Kräftigung als auch eine Regulation der Körperfunktionen und eine Harmonisierung des Geistes.

## Die Behandlung

Dieser Dreiklang ermöglicht, dass sich der Organismus gegen den Tumor wehren kann – selbst wenn dieser vielleicht nicht zerstört, so doch hoffentlich in Schach gehalten wird. Bei der ganzheitlich ausgerichteten chinesisch-medizinischen Behandlung steht also nicht der Krebs im Mittelpunkt, sondern der Patient.

Um alle der genannten Ebenen anzusprechen, werden nicht einzelne Wirkstoffe eingesetzt, vielmehr bestimmt ein Zusammenspiel verschiedenster Substanzen die medizinische Wirkung. Pflanzliche und teilweise tierische Bestandteile werden miteinander kombiniert, ergänzen sich, verstärken die erwünschte Wirkung und puffern Nebenwirkungen ab. Es gibt unterschiedlichste Darreichungsformen, die von Tabletten und Pulvern bis zum Dekokt (Abkochung der in der Rezeptur enthaltenen Substanzen) reichen.

Dieses traditionelle Vorgehen ist dennoch kein Gegensatz zur modernen onkologischen Therapie mit Monosubstanzen – im Gegenteil. Erst die Kombination beider Verfahren, bestätigt auch der Mediziner Ying Cai Zhang vom *SinoMed Research Institute* in New York, führt zu bestmöglichen Resultaten.

Wie die Kräuterrezeptur ausgewählt wird, hängt nicht nur von der individuellen Verfassung des Patienten ab, sondern auch von der Tumorart und der gewählten onkologischen Therapie (Operation, Chemotherapie, Bestrahlung, Antikörper usw.).

Heilkräuter können bereits vor einer Operation eingesetzt werden, um den Organismus zu stärken und den Eingriff vorzubereiten. Danach lindern sie Nebenwirkungen und beschleunigen die Wundheilung. Außerdem können sie ganz entscheidend dazu beitragen, die toxischen Folgen von Chemotherapie und Bestrahlung zu reduzieren, ohne deren Wirkung abzuschwächen. Indirekt also unterstützt die TCM die Wirkung der Chemotherapie, da diese besser vertragen wird und seltener wegen Komplikationen unterbrochen werden muss. Einige Forschungen lassen außerdem auch den Schluss zu, dass bestimmte Kräuter die Effektivität der Therapie erhöhen können.[16] Langfristig sollen sie Rezidive verhindern und die Selbstheilungskräfte des Körpers wiederherstellen.

## Wirkung der Kräuter bei Krebs

Eines der größten Potenziale der chinesischen Heilkräuter liegt im Schutz des Knochenmarks, das durch Chemotherapie und Bestrahlung Schaden erleidet. Dadurch wird die Neubildung von Blutzellen unterdrückt, sodass die Anfälligkeit für Blutungen und Infektionen steigen kann. Obwohl häufig die genauen Mechanismen nicht entschlüsselt sind, mildern chinesische Kräuter diesen Effekt deutlich. Die Betroffenen können die Behandlungszyklen mit einer geringeren Neigung zu Komplikationen und ohne Unterbrechung zu Ende

16: siehe Literatur Seite 271.

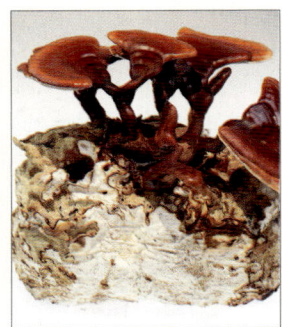

*Reishi gilt in Asien als*
*»Pilz der Unsterblichkeit«.*

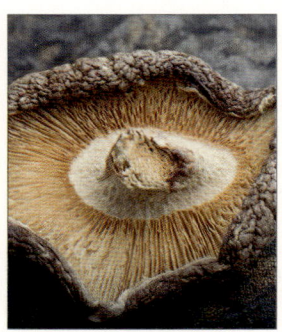

*Die Shiitake-Wirkung geht*
*auf das Lentinan zurück.*

bringen. Bei Brustkrebspatientinnen konnte das zum Beispiel gezeigt werden (anhand einer Cochrane-Datenauswertung von sieben randomisierten Studien aus China).

Chinesische Kräuter helfen erfolgreich, die nierenschädigende Wirkung von Cisplatin, einem häufig verwendeten Chemotherapeutikum, abzuschwächen. Bei Patienten, die bestrahlt werden, können Heilkräuter die Tumorzellen empfindlicher gegenüber der Strahlenenergie machen und gleichzeitig das Blutbild stabilisieren. Sie lindern Schleimhautschäden, wie sie zum Beispiel nach Bestrahlungen im Kopfbereich auftauchen. Sie stärken auch die Regelkreise des Immunsystems.

Von einzelnen Inhaltsstoffen weiß man inzwischen, dass sie den Zelltod (Apoptose) bei Krebszellen fördern, zum Beispiel Curcumin (Farbstoff der Gelbwurzel) beim Non-Hodgkin-Lymphom. Viele lassen sich gezielt zur Verhinderung der Neubildung von Gefäßen (Antiangiogenese) einsetzen, etwa eine Komponente des Ginsengs, die bei Eierstockkrebs wirkt und von der chinesischen Arzneimittelbehörde als neues Krebsmittel zugelassen wurde. Eine weitere Gruppe pflanzlicher Wirkstoffe bindet sich an die Enzyme, die von Tumorzellen gebildet werden, um in Gewebe eindringen zu können, und machen sie so unwirksam.

## Chinesische Heilpilze

Besonders wirksam sind chinesische Heilpilze. Häufig genutzt werden Shiitake *(Lentinula edodes)*, Maitake *(Grifola frondosa)*, Reishi *(Ganoderma lucidum)*, Yamabusitake *(Hericium erinaceus)* und Yun Zhi *(Coriolus/Trametes versicolor)*. Alle diese Pilze enthalten biologisch aktive Polysaccharide, von denen die meisten zur Gruppe der Glucane gehören, einer bestimmten Art von Zuckerketten. Diese wirken auf das Immunsystem ein *(biological response modifier)*. Sie aktivieren zum Beispiel T-Zellen und Makrophagen (Fresszellen) und wirken auf diesem Weg einer Metastasierung entgegen.

Weitere wichtige Inhaltsstoffe sind Triterpene, Vitamine (B, D, E, Folsäure), Mineralstoffe und Spurenelemente sowie Ballaststoffe. Verabreicht werden die Pilzfruchtkörper als Pulver in Form von Kapseln oder Tabletten, als alkoholische und wässrige Extrakte in Kapseln oder aber gebrüht als Tee. Die experimentellen Daten über die

Wirkung von Pilzen sind zum Teil sehr umfangreich. Es fehlen aber meist kontrollierte Studien am Menschen.

Laborstudien an Brustkrebs- und Prostatakrebszellen zeigen zum Beispiel, dass der **Reishi-Pilz** die Verbreitung, Wanderung, Anheftung und Invasion von Tumorzellen hemmt. Die Gefäßneubildung wird unterdrückt (siehe Seite 12). Bei Mäusen erholte sich angegriffenes Knochenmark schneller. Der Pilz enthält außerdem leberschonende Triterpene. In China, Japan und Korea wird der in Deutschland »Glänzender Lackporling« genannte Pilz seit Jahrhunderten als »Pilz der Unsterblichkeit« verwendet, zur Vorbeugung von altersbedingten Erkrankungen wie auch gegen Herzerkrankungen, Bluthochdruck, chronische Bronchitis, Leberleiden, Gelenkentzündungen und Krebs. Diese Ergebnisse sind aber noch nicht in kontrollierten Studien am Menschen bestätigt.

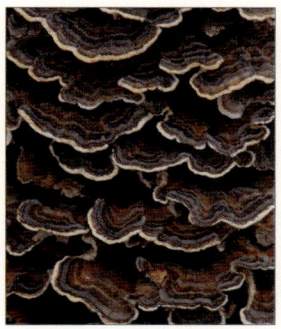

*Umstrittene Wirkung: die Schmetterlingstramete.*

Viele klinische Studien gibt es dagegen zu **Shiitake** (*Lentinula edodes*), dessen positive Wirkung in Japan und China beschrieben wird. Sie ist überwiegend auf das ß-Glucan Lentinan zurückzuführen. Bei Magen-, aber auch bei Darmkrebspatienten verbesserte Shiitake in Kombination mit Chemotherapeutika (Cisplatin, Tegafur) das Überleben, ebenfalls bei Prostatakrebspatienten, die zusätzlich noch Hormone erhielten.

**Die Schmetterlingstramete** (*Trametes versicolor*; japanisch Kawaratake: Pilz am Fluss; chinesisch Yun Zhi: Wolkenpilz) enthält spezielle an Proteine gebundene Polysaccharidkomplexe (PSK, Krestin) und Polysaccharopeptide (PSP). Verschiedene Studien zeigen bei Magen-, Darm-, Brust- und Lungenkarzinomen eine Verlängerung der Lebenszeit. Dem entgegen stehen retrospektive Analysen (sie untersuchen die Vorgeschichte der Patienten), die keinen Vorteil für die mit dem Pilz behandelten Tumorpatienten ergeben.[17]

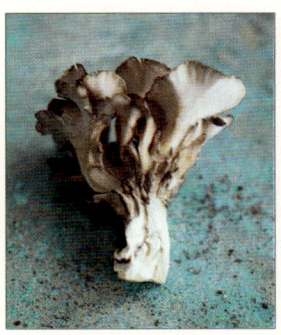

*Maitake scheint das Immunsystem zu aktivieren.*

**Maitake** (*Grifola frondosa*) wirkt über eine Aktivierung des Immunsystems gegen Krebs, auch wenn der genaue Mechanismus noch nicht entschlüsselt ist. Die Aktivität der körpereigenen Killer- und Fresszellen wird angeregt. Die Produktion von Interferon steigt, ebenso die Zahl der Antigene, die dem Immunsystem helfen, die Tumorzellen zu erkennen. Klinische Studien zeigten bei fortgeschrittenen Krebspatienten einen Rückgang der Tumoren oder zumindest eine Verbesserung der Symptomatik. Maitake erreichte solche Er-

17: siehe Literatur Seite 271.

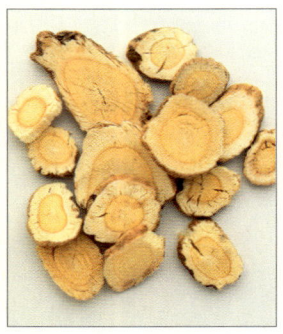

*Astralaguswurzel soll das Immunsystem anregen.*

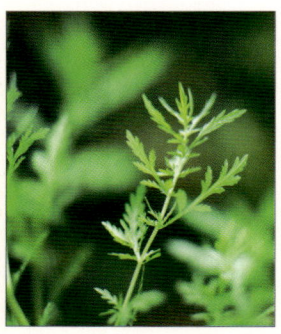

*Artemisia fördert das Absterben von Krebszellen.*

folge auch bei Patienten, die wegen Unverträglichkeit der Chemotherapie diese abbrechen mussten. Klinische Studien am *Memorial Sloan-Kettering Hospital* in New York laufen.

**Warnung:** Pilzpräparate haben in Deutschland in der Regel keine Zulassung als Arzneimittel. Häufig werden sie von Patienten in Eigenregie, zum Beispiel über das Internet, bestellt und unkontrolliert eingenommen. **Das sollten Sie auf keinen Fall tun!** Pilzpräparate aus außereuropäischer Quelle und nicht kontrolliertem Anbau können Verunreinigungen, Beimischungen und einen höheren, schädlichen Pestizidgehalt aufweisen. Bei der Einnahme von Pilzpräparaten müssen außerdem regelmäßig die Transaminasen im Blut kontrolliert werden, eine Enzymgruppe, die anzeigt, ob Sie eine Leberschädigung haben. Bei Leukämien und Lymphomen sollten Pilzpräparate wegen der immunstimulierenden Wirkung der Glucane nicht verwendet werden.[18]

## Wirksame Heilkräuter

Extrakte aus der Wurzel von **Astralagus** *(HuangQi)* stimulieren die Aktivität der Fress- und Killerzellen des Immunsystems. Wirkstoffe sind dabei neben den Polysacchariden auch sogenannte Saponine.[33] Chinesische Studien legen nahe, dass Astralagus, gemeinsam mit Engelswurz *(Angelica)* verabreicht, die Genexpression verändert und dadurch die Nieren schützt. Außerdem gibt es Hinweise darauf, dass Astralagus nach einer Chemotherapie dafür sorgt, dass sich das Immunsystem schneller erholt.[19]

**Artemisia,** eine Beifuß-Art, die in China traditionell verwendet wird, enthält Artemisinin, das zum Beispiel an der *University of Washington* untersucht wurde. Es fördert in besonderem Maße den Tod (Apoptose) von Krebszellen. Positive Erfahrungen wurden damit vor allem bei Leber- und Brustkrebs sowie chronisch lymphatischer Leukämie gesammelt (siehe auch Beispiel oben).[20]

**Ginseng** *(Panax ginseng)* enthält spezielle Saponine (Ginsenoside). Sie wirken nicht nur auf das zentrale Nervensystem und die Gefäßspannung, sondern hemmten im Laborversuch auch das Wachstum von Tumorzellen. Ginsengextrakte scheinen zu einem gewissen Maß vor Krebs zu schützen. Sie interagieren aber mit Insulin und Antikoagulanzien.[21]

18–21 siehe Literatur Seite 271.

**Huang Lian** (*Rhizoma Coptidis Chinesis*) wirkt mit seinen Alkaloiden, vor allem den Berberinen, in vielfältiger Weise auf den Stoffwechsel von Tumorzellen ein, zum Beispiel konnte dadurch im Laborexperiment die Zellteilung bei Leberkrebs gestört werden. Bei Zellen des Bauchspeicheldrüsenkrebses, zeigte eine Studie, veränderten sie die Aktivität von 27 Genen. Es laufen klinische Studien am *Sloan-Kettering Memorial Center* in New York.[22]

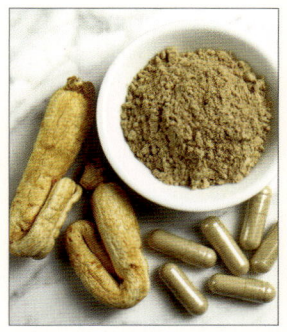

*Ginseng wird wegen seiner Saponine geschätzt.*

## Kräutermischungen

**Jin Fu Kang** ist eine Mischung aus zwölf botanischen Substanzen, die 1960 zum ersten Mal in Shanghai gegen den schwer zu therapierenden Lungenkrebs eingesetzt wurde. Die Zusammensetzung hat sich seither mehrmals geändert. Nach erfolgreichen klinischen Studien wurde Jin Fu Kang 1999 in China offiziell als Medikament gegen nichtkleinzelligen Lungenkrebs zugelassen. Seither sollen über 12.000 Patienten damit behandelt worden sein. Das Medikament scheint platinbasierte Chemotherapien zu unterstützen. Auch hier laufen klinische Studien am *Memorial Sloan-Kettering Hospital*.[23]

Das Mittel **San Qi** enthält den getrockeneten Wurzelextrakt von *Radix Pseudoginseng*. Es verstärkt positiv die Wirkung des oft bei Darmkrebs verwendeten Chemotherapeutikums 5-Fluoruracil.[24]

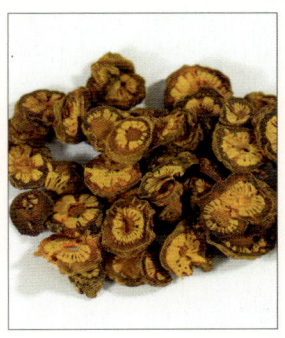

*Huang Lian wirkt auf vielfältige Weise auf den Krebs.*

## TCM-Ernährung

Nahrung ist Medizin in der chinesischen Lehre und neben der Kräutertherapie ein wichtiger Bestandteil der Krebstherapie. Die Logik dahinter ist jedoch eine andere als die der westlichen Ernährungsmedizin. Sie folgt der sogenannten Fünf-Elemente-Theorie, die den Wandlungsprozess im Körper mit dem Übergang verschiedener Elemente beschreibt, zum Beispiel wird Holz zu Feuer oder Erde bringt Metall hervor. Je nach dem Ungleichgewicht im Körper, seinen Mangelzuständen oder Stauungen, kann dieser Elementekreislauf durch Ernährung in Bewegung gebracht werden, was die Selbstregulation stärkt. Das Konzept lässt sich nicht mit unseren Ernährungslehren vergleichen, so gehören beispielsweise verschiedene Getreidesorten völlig unterschiedlichen Elementen an. Grundsätzlich zielt die TCM-Ernährung auf die Kräftigung der individuellen Konstitution, nicht auf spezielle Stoffwechselvorgänge.

22–24: siehe Literatur Seite 271.

Es gibt deshalb auch keine allgemeingültigen Empfehlungen bei Krebs. Häufig wird bei Tumorpatienten, wie bei allen schwer oder chronisch Kranken auch, ein »Qi-Mangel« diagnostiziert. Das führt zu der Empfehlung, 90 Prozent der Speisen in gekochter Form zu sich zu nehmen. Dies steht in ziemlichem Gegensatz zu den etablierten Ernährungskonzepten für Krebspatienten, die eher den Verzehr von Rohkost als Obst und Salate propagieren.

Die beste Lösung ist jedoch eine Kombination aus beiden Konzepten. Rohe Speisen sollten in Verbindung mit einer warmen Suppe oder gekochtem, gedünstetem Gemüse gegessen werden. Salate könnten auch mit »wärmenden« Gewürzen angemacht werden, wie Kümmel, Fenchel oder Pfeffer.

Es wird empfohlen, die Menge der Kohlenhydrate zu reduzieren wie auch die von tierischen Proteinen, insbesondere von kuhmilchhaltigen Speisen. Aus Sicht der Traditionellen Chinesischen Medizin tragen diese zur Bildung von Schleim bei, der ein wesentlicher Bestandteil für die Bildung von Knoten darstellt.

### Traditionelle Chinesische Medizin in Deutschland

Versuchen Sie **auf keinen Fall**, sich in Eigenregie oder mit Unterstützung eines nicht qualifizierten Therapeuten, mit chinesischen Kräutern oder Pilzen zu behandeln. Die Risiken sind zu groß!

Die Behandlung erfordert ein umfangreiches Wissen und eine gute Ausbildung, die zumindest zum Teil in China erfolgt sein sollte. Eine qualifizierte Krebsbehandlung nach chinesischem Vorbild leisten nur ganz wenige Experten in Deutschland. Die gesetzlichen Krankenkassen übernehmen – im Gegensatz zu den privaten – die Kosten für die Behandlung durch einen TCM-Therapeuten nicht. Die chinesischen Kräuter werden – privat oder normal versichert – nur in seltenen Fällen erstattet und können sich auf Kosten von 50 bis 100 Euro pro Monat belaufen.

Informationen erteilt die Arbeitsgemeinschaft für Akupunktur und Traditionelle Chinesische Medizin e. V., eine berufsübergreifende Interessengemeinschaft mit rund 1400 Mitgliedern, die überwiegend als Heilpraktiker oder Schulmediziner chinesische Medizin praktizieren. Daneben gibt es noch die *Societas Medicinae Sinensis* (SMS, Internationale Gesellschaft für Chinesische Medizin e. V.), die am weitesten den Konzepten der chinesischen Medizin folgt und auch klinische Studien entwirft. **Fragen Sie bei den Fachverbänden nach** Therapeuten mit expliziter Erfahrung mit Krebserkrankungen und Onkologie.

Nur ein Bruchteil der in China verwendeten Fertigpräparate aus Heilkräutern ist in Europa zugelassen. Erfahrene Behandler verschreiben jedoch ohnehin keine Fertigpräparate, weil sie keine individuelle Behandlung erlauben. Sie erstellen aus verschiedenen Einzelsubstanzen Rezepturen. Derzeit sind bundesweit an die 60 Apotheken einer 1999 gegründeten **Arbeitsgemeinschaft Deutscher TCM-Apotheken** angeschlossen, deren Hauptanliegen eine Qualitätssicherung chinesischer Arzneimittel ist (Adressen über www.tcm-apo.de/).

Importe von Heilkräutern aus China sind häufig schadstoffbelastet, die Identität und Reinheit der enthaltenen Substanzen muss aufwendig geprüft werden. Um diesem Dilemma zu entgehen, werden in Bayern seit 1999 mit Unterstützung der Bayerischen Landesanstalt für Landwirtschaft 16 zentral wichtige Heilkräuter aus China angebaut. Die pharmakologischen Prüfungen sind bisher positiv.

Ob chinesische Heilkräuter in Europa genauso wirken wie in ihrer Heimat, hängt jedoch nicht nur vom Ort des Anbaus ab. Europäer reagieren teilweise anders darauf als Chinesen, da ihr Stoffwechsel sich in einzelnen Punkten unterscheidet. Geklärt werden müssen mögliche Wechselwirkungen chinesischer Kräuter mit hierzulande verschriebenen Medikamenten, besonders bei chronisch Kranken, die mehrere Wirksubstanzen gleichzeitig einnehmen. Einige Substanzen haben zudem möglicherweise eine hormonähnliche Wirkung. Die Therapie mit chinesischen Arzneimitteln erfordert deshalb viel Wissen und Erfahrung sowie eine engmaschige Kontrolle der Wirkung.

Es ist sinnvoll, vor, während und nach der Einnahmezeit chinesischer Arzneimittel einen Check der Leber-, Nieren- und Blutwerte bei seinem Arzt durchführen zu lassen. Ebenfalls ist es wichtig, dass der TCM-Therapeut weiß, welche Medikamente die Patienten zusätzlich einnehmen, da es zu Wechselwirkungen kommen kann.

# Akupunktur

Ein weiteres Element der chinesischen Medizin ist die Akupunktur, die in der westlichen Hemisphäre häufiger angewendet wird als in China selbst.[1] In Deutschland genießt sie nicht nur unter den Patienten hohe Anerkennung (89 Prozent der Patienten, die Erfahrungen damit gemacht haben, würden sie wieder in Anspruch nehmen). Selbst jeder zweite Universitätsmediziner ist davon überzeugt, dass sie positiven Nutzen hat.

Auch in der Krebstherapie ist die Akupunktur ohne Zweifel ein sehr hilfreiches Instrument: Sie hat ein breites Wirkungsspektrum, das von der Linderung von Schmerzen über die Vorbeugung gegen Übelkeit und Brechreiz durch Chemotherapie und Bestrahlung bis hin zur Bekämpfung von Hitzewallungen als Folge von Antihormonbehandlungen reicht. Sie ist als Methode gut untersucht, beeinflusst die Gabe von Medikamenten nicht, und keine einzige der Studien zeigte eine negative Wirkung der Akupunktur auf die klassischen onkologischen Therapien.

Trotz dieser positiven Erfahrungen ist die Wirkungsweise der Akupunktur immer noch nicht ganz aufgeklärt, was immer wieder dazu führt, sie infrage zu stellen. Es ist deshalb interessant, einen kurzen Blick auf den historischen Wandel ihrer Deutung zu werfen.

## Wirksamkeit der Akupunktur: ein Rückblick

Eine der Theorien zur Entstehung der Akupunktur weist auf einen schamanischen Hintergrund hin: Konnten die Götter und Geister, die den Körper krank machten, nicht vertrieben werden, versuchte man in vielen antiken Kulturen, Schmerzen und Schwellungen mit Hitze oder spitzen Steinlanzetten auszutreiben.

Die chinesische Vorstellung, dabei auf die Kraft »Qi« einzuwirken, entwickelte sich historisch in mehreren Schritten: Zuerst zielte die Stimulation auf nicht näher definierte »Gefäße«, die den Körper überzogen, ohne in eindeutiger Weise miteinander verbunden zu sein. Später kam das Konzept der Meridiane.

Die erste anatomische Figur, die die Lage der Akupunkturpunkte demonstrieren sollte, stammt aus dem 11. Jahrhundert. Rund 500 Jahre später erschien der letzte Klassiker der Akupunkturlehre: das

*In Deutschland genießt die Akupunktur nicht nur unter den Patienten hohe Anerkennung: 89 Prozent der Patienten, die Erfahrungen damit gemacht haben, würden sie wieder in Anspruch nehmen.*

1: siehe Literatur Seite 272.

»Große Kompendium der Akupunktur und Moxibustion« (Zhenjiu Da Cheng), das auch eigene empirische Beobachtungen der Nadelung enthielt. Schon im 18. Jahrhundert wurde in China kritisiert, dass wichtige traditionelle Akupunkturtechniken verloren gegangen seien und die moderne Entwicklung in Richtung einer Art »Kochbuchakupunktur« verlaufe, anstatt sich systemisch an den Leitbahnen zu orientieren.

In China hatte Mao nach einer Phase der wissenschaftlichen Modernisierung der traditionellen Heilkunde wieder Platz eingeräumt, um die katastrophale Volksgesundheit vor allem auf dem Land zu verbessern. 1954 wurde in Nanjing das erste Krankenhaus der Traditionellen Chinesischen Medizin eröffnet. Ein Jahr später wurden das Forschungsinstitut für chinesische Medizin und 1956 eine Akademie für chinesische Medizin in Beijing gegründet. Ihre Aufgabe bestand zunächst darin, einen standardisier- und lehrbaren Kanon des heilkundlichen Wissens festzulegen.

Die moderne Version der antiken Heilkunde wurde »Traditionelle Chinesische Medizin« getauft, ein Begriff, der keine Entsprechung im Chinesischen besitzt.

Im Rahmen der »Begradigung« der chinesischen Medizin wurde das Konzept der Akupunkturpunkte weiter vereinfacht und ihre Lage auf moderne anatomische Strukturen projiziert. Gleichzeitig fiel der Teil der Regulation des Qi weg, den man aus westlicher Sicht als salutogenetisch bezeichnen würde: Atem- und Bewegungstechniken, Sexual- und Schlafempfehlungen. Die Stärkung der individuellen Kraft war zu Zeiten der maoistischen Gleichschaltung, in der nur die Masse zählte, nicht geschätzt.

Gleichzeitig ebnete die Verwestlichung der Akupunktur neuen Forschungskonzepten den Weg, die zu modernen Weiterentwicklungen der alten Lehren führten – wie etwa der Akupunkturanalgesie (Betäubung) oder den »MAPS« (MikroAkuPunkturSysteme), der Projektion innerer Körperstrukturen auf definierte Punkte in der Peripherie, etwa in der Ohr- oder Schädelakupunktur. Letztere wurde im modernen China, die Ohrakupunktur hingegen in Frankreich von Paul Nogier (1908–1996) entwickelt.

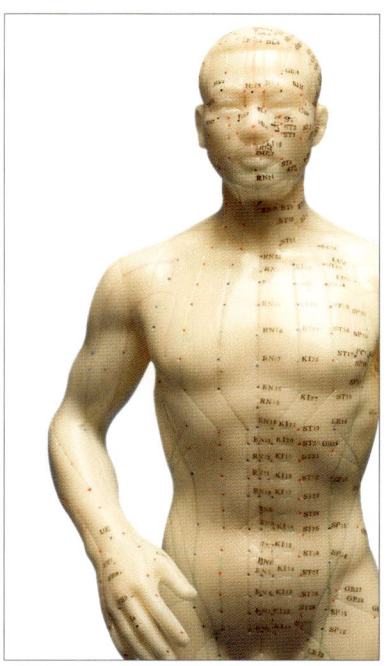

*Nach traditioneller chinesischer Vorstellung geht es bei der Akupunktur darum, auf die Lebenskraft Qi einzuwirken. Die Leitbahnen des Qi entsprechen zwölf Meridianen.*

### Bis heute in der Diskussion: die Wirkmechanismen

Diese Debatte um das Wesen des Qi und die »Punktgenauigkeit« reicht bis in unsere Zeit. Seit Anfang der 70er-Jahre sind weltweit über 500 randomisiert kontrollierte Studien publiziert worden, die die Wirksamkeit von Akupunktur untersuchten. Mehr als die Hälfte davon waren plazebokontrollierte Studien. Außerdem wurden seither über 45 systematische Reviews und Metaanalysen veröffentlicht. Die Ergebnisse zeigen zwar eine allgemeine Wirksamkeit, aber sie geben keine Erklärung für die Wirkmechanismen der Akupunktur. Im Jahr 2000 empfahl deshalb der Bundesausschuss der Ärzte und Krankenkassen (ab 2004 Gemeinsamer Bundesausschuss, G-BA), die Wirksamkeit der Akupunktur zu untersuchen, modellhaft bei den Indikationen Migräne, chronische Kopf-, Lendenwirbelsäulen- und Osteoarthroseschmerzen. Zum ersten Mal in der deutschen Geschichte wurde ein bestimmtes Therapieverfahren auf Kosten der Krankenkassen gezielt erprobt. Das Ergebnis: Akupunktur wirkt, doch die Wirkmechanismen bleiben unklar. Die Akupunkturpunkte, so zeigten die Studien, scheinen jedenfalls nicht zentral für die Wirkung zu sein, da auch eine Akupunktur an »falschen« Stellen häufig wirkt. Es muss andere Erklärungen geben.

Möglicherweise führt die Nadelung zur Freisetzung von Endorphinen und anderen Neurotransmittern im Zentralnervensystem.[2, 3] Andere Theorien gehen davon aus, dass die absteigenden schmerzhemmenden Nervenbahnen über einen Gegenschmerzeffekt aktiviert werden und so das vegetative Nervensystems regulieren[4] beziehungsweise das Nervensystem neu »justiert« wird (Remodelling).[5] Die funktionelle Magnetresonanztomografie des Gehirns zeigt zum Beispiel, dass diejenigen Regionen durch Akupunktur gedämpft werden, die für die Schmerzwahrnehmung zuständig sind.[6]

### Akupunktur und Krebs

Akupunktur bessert eindeutig Übelkeit und Erbrechen als Folge einer Chemotherapie,[7, 8] befanden die US-amerikanischen *National Institutes of Health* (NIH), die auch bestätigten, dass es dabei kaum zu unerwünschten Nebenwirkungen oder Komplikationen komme. In einer onkologischen Klinik in San Diego konnten zum Beispiel bei 60 Prozent der Patienten Symptome wie Schmerzen, Mundtrocken-

*Bis heute wird die Debatte um das Wesen des Qi und die »Punktgenauigkeit« weitergeführt. Offensichtlich scheinen die Akupunkturpunkte jedoch nicht zentral für die Wirkung zu sein.*

2–8: siehe Literatur Seite 272.

heit, Übelkeit und Appetitlosigkeit um mindestens ein Drittel gebessert werden.[9–11] An unserer Klinik machen wir dabei sehr gute Erfahrungen mit einer Selbstbehandlung (manueller Akupressur)[12] oder mit Akupressur durch ein spezielles Armband (Seaband®) am Perikard-6-Punkt.[13–15] Dieses Band, das täglich mindestens acht Stunden getragen werden sollte, können Sie in Apotheken, Reformhäusern und Sanitätsgeschäften erwerben.

Wenn trotz dieser Akupressur die Übelkeit nicht nachlässt, ist es sinnvoll, vom Arzt verordnete Antibrechmittel einzunehmen. Wird nämlich zu lange nichts gegen die Symptome unternommen, wird das Gehirn auf die Übelkeit »konditioniert«: Es kommt zu »antizipatorischem Brechreiz«. Dann reicht oft schon ein typisches Krankenhausgeräusch oder der Anblick der Infusionsnadel, um Beschwerden zu verursachen. Diese Signale können noch Monate nach der Therapie immer wieder entsprechende Reaktionen auslösen.

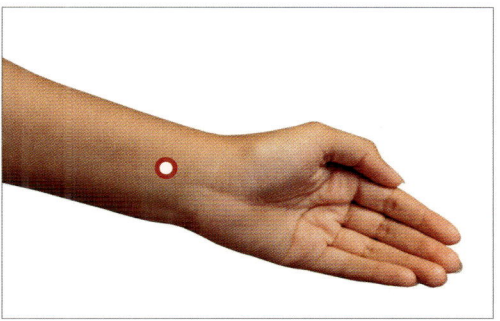

*Bei Übelkeit und Appetitlosigkeit hat es sich bewährt, den Akupressurpunkt Perikard 6 mit sanftem Druck zu massieren. Der Punkt liegt zwei Daumenbreit über der Handgelenksbeugefalte auf der Innenseite des Unterarms in der Mitte zwischen Elle und Speiche.*

Jeder zweite Krebspatient leidet im Verlauf seiner Erkrankung unter Schmerzen. Zu ihrer Linderung können sowohl die Körper- als auch die Ohrakupunktur beitragen.[16, 17] Mehrere streng kontrollierte Studien belegen, dass Akupunktur bei verschiedenen unspezifischen Schmerzzuständen sehr gut hilft (beispielsweise bei Knie-, Schulter- und Nackenschmerzen sowie Arthritis).[18] Studien an der Universitätsklinik Rostock belegen außerdem beeindruckend, dass Akupunktur nach einer Operation die Menge der notwendigen Schmerzmittel um ein Drittel reduzierte. Sie wird dort inzwischen standardmäßig angewendet.

Brustkrebspatientinnen, denen Lymphknoten entfernt werden mussten, bleiben beweglicher, wenn sie nach der Operation akupunktiert werden.[19] Hitzewallungen als Folge von antihormonellen Medikamenten werden (auch bei Männern)[20] gelindert.[21, 22] Patientinnen, die »Aromataseinhibitoren« zur Blockade ihres Östrogenhaushalts einnehmen müssen, leiden oft unter Gelenkschmerzen, die durch Akupunktur deutlich gelindert werden können.[23] Erstaunlich effektiv ist Akupunktur außerdem gegen Angst, Unruhe und depressive Verstimmung.[24, 25] Insbesondere mit der Ohr-

9–25: siehe Literatur Seite 272.

akupunktur haben wir an der Essener Klinik sehr gute Erfahrungen, wenn es um die Beruhigung der Patienten vor einer Operation geht. Ebenso hilft Akupunktur bei Schlaflosigkeit.

Es gibt erste Hinweise, dass Ohrakupunktur sich auch positiv auf Schleimhautentzündungen (Mukositis) auswirkt. Mundtrockenheit als Begleiterscheinung einer Bestrahlungstherapie wird ebenfalls durch Akupunktur reduziert.[26, 27]

Weil Akupunktur auch auf die Darmperistaltik einwirkt, erzielen wir in Essen gute Erfolge bei der Behandlung von Durchfall oder Verstopfung als Folge einer onkologischen Behandlung.

Nach einer Studie des *Memorial Sloan-Kettering Cancer Centers* half Akupunktur erfolgreich, die chronische Müdigkeit (Fatigue) nach einer Chemotherapie zu lindern.[28–30] Da die kräftigende Wirkung der Nadelung allerdings nur wenige Tage anhält, muss die Behandlung wiederholt werden.

Neuropathie, eine chronische Nervenschädigung, die unter anderem als Folge der Behandlung mit Taxanen oder platinbasierten Chemotherapeutika auftreten kann, scheint durch Akupunktur ebenfalls besser zu werden.[31–35] Schließlich soll die Nadelbehandlung auch die Stimmung heben.[36, 37] Bei Palliativpatienten (unheilbar Kranken) hilft Akupunktur vor allem gegen Atemnot (Dyspnoe).[38, 39]

Kontraindikationen sind eine Neutropenie (Verminderung bestimmter weißer Blutkörperchen) oder eine Thrombozytopenie (Schwund an Blutplättchen, sie spielen eine Rolle bei der Blutgerinnung), die als Folge einer Chemotherapie auftreten kann, sowie schwerwiegende Gerinnungsstörungen, etwa unter Einnahme von blutverdünnenden Medikamenten (z.B. Marcumar®). Absolut verbietet sich eine Akupunktur in Regionen mit Tochtergeschwulsten.[40]

## Vorreiter USA

Am *Dana-Farber Cancer Institute* der *Harvard University* wurden in den vergangenen Jahren Tausende von Akupunkturbehandlungen durchgeführt, nach eigenen Aussagen in allen Stadien der Tumorerkrankungen und bei einem breiten Spektrum an Indikationen. Die Integrativen Onkologen arbeiten an standardisierten und dadurch besser kontrollierbaren Behandlungsempfehlungen für eine spezielle »onkologische Akupunktur«.

26–40: siehe Literatur Seite 272.

Auch am *Sidney Kimmel Comprehensive Cancer Center* der *Johns Hopkins University* in Baltimore wird Akupunktur seit 2005 eingesetzt, um die Nebenwirkungen der Krebsbehandlungen zu lindern, vor allem die von Chemotherapie (47 Prozent der Patienten) beziehungsweise Chemotherapie und Bestrahlung (38 Prozent). Studien laufen zur Behandlung von Schleimhautentzündungen.

**Akupunktur eignet sich zur Behandlung eines breiten Spektrums an Nebenwirkungen einer Krebsbehandlung. Eine besonders wichtige Rolle hat sie als Alternative zu Heilkräutern, die im Einzelfall kontraindiziert sind – etwa Johanniskraut gegen Depressionen (wegen der Wechselwirkung mit der Chemotherapie).**

## Akupunktur in Deutschland

In Deutschland gibt es an die 40.000 Ärzte und Therapeuten, die Akupunktur anbieten, zudem eine große Zahl an Heilpraktikern. Die Qualität ist in beiden Gruppen unterschiedlich: Mediziner haben ein breiteres Wissen, aber nicht immer genügend Erfahrung damit, während zum Beispiel in China ausgebildete Ärzte für Traditionelle Chinesische Medizin in Deutschland eine Prüfung als Heilpraktiker ablegen müssen, weil ihre Ausbildung hier nicht anerkannt ist.

Sachkundige Therapeuten vermitteln die Fachgesellschaften, vor allem die Deutsche Ärztegesellschaft für Akupunktur (DÄGfA), mit über 11.000 Mitgliedern eine der größten im Bereich der Naturheilkunde. Für die Qualität in Lehre und Anwendung der Traditionellen Chinesischen Medizin (TCM) setzt sich die AGTCM (Arbeitsgemeinschaft für Akupunktur und Traditionelle Chinesische Medizin e.V.) ein, eine berufsübergreifende Interessengemeinschaft mit rund 1400 Mitgliedern. Neben diesen beiden Gesellschaften ist die *Societas Medicinae Sinensis* (SMS, Internationale Gesellschaft für Chinesische Medizin e.V.) erwähnenswert.

Als Ergebnis mehrerer Modellvorhaben, die in Deutschland gemeinsam mit den Krankenkassen durchgeführt wurden, wird die Akupunktur bislang in Deutschland nur bei chronischen Rücken- und Knieschmerzen als Kassenleistung bezahlt, nicht also bei Krebs. Die Behandlung kostet zwischen 40 und 60 Euro pro Sitzung.

# Mind-Body-Medizin:
# Strategien gegen die Angst

Geboren werden, aufwachsen, sterben, krank sein: scheinbar ganz einfache und ständig geschehende Dinge«, schrieb der französische Philosoph Michel Foucault (1926–1984). Und doch, betonte er, hätten die Menschen in Bezug auf sie »vielschichtige und veränderliche Haltungen entwickelt, die nicht nur ihren Sinn verändern, sondern mitunter auch die Folgen, die sie zeitigen können.«

Wie kann man durch seine Einstellung zum Leben das Leben selbst verändern? Zu den erstaunlichsten Erfahrungen im Umgang mit schwer Kranken gehört die Erkenntnis, dass viele erklären, dass es ihnen besser gehe als zuvor – abgesehen von ihren körperlichen Symptomen. Das gilt selbst bei ungünstiger Prognose. Dieses Phänomen tritt auf, wenn die Patienten durch ihre Krankheit einen neuen Zugang zu ihrem Inneren finden – Spiritualität entdecken, das Leben neu schätzen lernen, menschliche Zuwendung erhalten und geben möchten. Im Vergleich zu Gesunden entwickeln Krebskranke aus ihrer Situation heraus häufig eine größere Stärke: Sie lösen sich aus alten Lebensmustern und entwickeln neue Perspektiven. Es gibt in der Forschung sogar einen Fachbegriff dafür: »post-traumatic growth« (PTG), das Erstarken nach dem Schock.

*Im Vergleich zu Gesunden entwickeln Krebskranke aus ihrer Situation heraus häufig eine größere Stärke: Sie lösen sich aus alten Lebensmustern und entwickeln neue Perspektiven.*

Die meisten Menschen benötigen dafür jedoch Unterstützung – und es ist ein ganz wesentliches Ziel des multidimensionalen Ansatzes der Integrativen Onkologie, ihnen diese Hilfestellung zu geben. Wir sehen also nicht nur die biomechanischen Aspekte ihrer Krankheit – die Tumorentwicklung, die Antwort des Immunsystems oder die Veränderungen des Blutbilds. Denn die seelische Reaktion auf die Krankheit, aber auch die sozialen Prozesse, die sie mit auslöst, haben großen Einfluss auf den Therapieverlauf und die langfristige Heilung. In der Fachsprache heißt das »coping« – die Bewältigung einer Herausforderung, wie zum Beispiel den erfolgreichen Umgang mit einer Krebserkrankung.

Die westliche Medizin orientiert sich vor allem an durch Krankheiten hervorgerufenen Defiziten. Sie ist, bildlich gesprochen, mehr auf die Täler fixiert als auf die Berge. Aus den Traditionen östlicher Heilsysteme kommen dagegen Einflüsse, die verstärkt auf die Ressourcen des Menschen setzen – seine gesunden Anteile, zum Beispiel die Fähigkeit, sich zu entspannen sowie einen ausgeglichenen Energiehaushalt und innere Stärke zu entwickeln.

In der Integration dieser beiden Ansätze liegt ein großes Potenzial. »Wir warten nicht, bis Symptome auftreten und versuchen dann, diese zu lindern«, betont auch Jeremy Geffen, einer der amerikanischen Pioniere der Integrativen Onkologie. »Wir verstehen uns als Partner, die proaktiv handeln: Wir unterstützen die Patienten darin, sich selbst zu helfen.«

Heilen mit diesem Anspruch bedeutet also nicht nur, Symptome zu lindern, sondern den Menschen ein Selbstwertgefühl zurückzugeben. Es geht um Wohlbefinden, Freude, Liebe und den Sinn des Lebens – und der ist unabhängig von der Frage, wie kurz oder lang dieses noch dauern wird.

Erst wenn es uns gelingt, all diese verschiedenen Ebenen der Patienten anzusprechen, können diese ihre Kräfte voll entfalten und selbst zur Heilung beitragen. Jeremy Geffen hat daraus ein Handlungsschema der Integrativen Onkologie entwickelt, das er als die »sieben Stufen der Heilung« bezeichnet:

1 Information und Edukation
2 Vernetzen mit anderen Menschen (Therapeuten, Familie oder Freunden)
3 Den Körper nicht als Maschine, sondern als veränderbaren »Garten« verstehen
4 Gefühle wahrnehmen und einsetzen
5 Denkmuster erkennen, der »Tyrannei der Gedanken« entkommen
6 Sinnsuche und -findung
7 Spiritualität

Auf all diese Aspekte werden wir in diesem Kapitel über die Mind-Body-Medizin eingehen.

# Haltung bewahren:
# Achtsamkeit und Selbstfürsorge

In den USA ist die Mind-Body-Medizin eine ganz wesentliche Säule der Integrativen Medizin. 30 Prozent der erwachsenen Amerikaner gaben in Umfragen an, in den vergangenen zwölf Monaten zumindest eines ihrer Verfahren angewendet zu haben. Von den Patienten des *MD Anderson Cancer Centers* in Houston war es sogar jeder zweite, und 80 Prozent dieser Gruppe gaben an, Mind-Body-Techniken unmittelbar mit ihrer Krebstherapie kombiniert zu haben.

Die *National Institutes of Health (NIH)* definieren die Mind-Body-Medizin als eine medizinische Disziplin, welche »die Interaktionen zwischen Gehirn, Psyche, Körper und Verhalten in den Blick nimmt, jene einflussreichen Zusammenhänge zwischen emotionalen, geistigen, sozialen, spirituellen und verhaltensbedingten Faktoren, die sich unmittelbar auf die Gesundheit auswirken«. Ihr grundlegender Ansatz bestehe darin, »die Fähigkeit des Menschen zur Selbsterkenntnis und Selbstfürsorge anzuerkennen und zu unterstützen und vor allem Techniken einzusetzen, die auf dieser Haltung gründen«.

Letzteres ist der zentrale Punkt der Mind-Body-Medizin: Es geht nicht nur um ganzheitliches Denken, sondern auch um ganzheitliches Handeln – nicht nur der Ärzte und anderer Therapeuten, sondern auch und vor allem der Patienten selbst.

Gesundheitsförderung ist ein klassischer Bestandteil der Naturheilkunde. Bei uns in Essen steht der Begriff »Ordnungstherapie« für all jene naturheilkundlichen Behandlungsansätze, die statt auf Medikamente auf gesunde Ernährung und Bewegung sowie auf Entspannung setzen – mit dem Ziel der Selbsthilfe wie auch der Anregung der Selbstheilungskräfte. Dabei werden häufig Lebensstilfaktoren wie Stressbewältigung oder soziale Kontakte ins Blickfeld gerückt. In unserem Behandlungsansatz wurde dieser klassische Kern der Naturheilkunde darüber hinaus um Methoden der Selbstfürsorge erweitert, die aus anderen medizinischen und philosophischen Traditionen stammen.

Während in Europa die Naturheilkunde in unterschiedliche Ansätze aufgespalten ist, die häufig mehr um Abgrenzung bemüht sind

*30 Prozent der erwachsenen Amerikaner gaben in Umfragen an, in den vergangenen zwölf Monaten zumindest eines der Verfahren aus der Mind-Body-Medizin angewendet zu haben. Von den Patienten des MD Anderson Cancer Centers in Houston war es sogar jeder zweite.*

als um Kooperation, suchen ihre Vertreter in der multiethnischen Gesellschaft der USA einen pragmatischen Ansatz, der die Einflüsse unterschiedlicher Kulturen miteinander kombiniert – erfolgreich, wie wir gleich sehen werden.

So brachten zwei prominente Pioniere der Mind-Body-Medizin, der Kardiologe Herbert Benson von der *Harvard Medical School* und der Molekularbiologe Jon Kabat-Zinn von der *University of Massachusetts*, Elemente der Meditation sowie andere Techniken der Stressbewältigung ein, die sie ihres religiös-philosophischen Hintergrunds entkleideten, um sie über kulturelle Grenzen hinweg als Methode der Selbstfürsorge wirksam zu machen. Ihre Methoden haben in den USA weite Verbreitung gefunden: Mind-Body-Medizin ist längst Bestandteil von Forschung und Ausbildung an vielen medizinischen Fakultäten.

*In den USA ist die Mind-Body-Medizin längst Bestandteil von Forschung und Ausbildung an vielen medizinischen Fakultäten.*

## Stress und Gesundheit

Die Impulse zur Entwicklung der Mind-Body-Medizin kamen aus der Stressforschung der 70er- und 80er-Jahre. Damals wurden die ersten Zusammenhänge zwischen Psyche, Nervensystem, Drüsen- und Botenstoffaktivität sowie dem Immunsystem aufgedeckt. Sie erklärten auch die negativen Folgen von Stress: Der Organismus reagiert auf Bedrohungen mit der Ausschüttung von Botenstoffen wie Adrenalin und Kortisol, die kurzfristig die Aufmerksamkeit schärfen, den Blutdruck hochtreiben und Energien für »Kampf oder Flucht«, so eine Metapher für die Stressreaktion, bereitstellen. Weil unser Körper aber nicht zwischen realen lebensbedrohlichen Gefahren (ein Löwe) und vermeintlichen Bedrohungen (der Chef im Büro nebenan) unterscheidet, überdreht der Organismus im Dauerstress des hektischen Alltags. Die nötige Entspannung, die eintreten sollte, nachdem die akute Gefahr vorbei ist, bleibt aus. So führt chronischer oder anhaltender Stress über Veränderungen des Botenstoffhaushalts zu den verschiedensten Krankheiten, die von Herz-Kreislauf-Leiden über chronische Entzündungen und Schmerzen bis hin zu Depressionen reichen. Stress kann auch an der Entstehung einer Tumorkrankheit beteiligt sein: Im Tierversuch erhöhte er die Metastasierung bei Mäusen mit Gebärmutterkrebs.

# STRESS- UND ENTSPANNUNGSREAKTION

Herbert Benson, einer der Pioniere der Mind-Body-Medizin, prägte den Begriff der »relaxation response« als Therapieansatzpunkt für viele Stresssymptome und -krankheiten. Doch welches Potenzial liegt tatsächlich in der »Ent-Spannung«?

Stresssignale bringen den Hypothalamus, eine wichtige Schaltzentrale des Gehirns, dazu, Impulse an den Sympathikusnerv zu senden. Das führt, vermittelt über eine Kaskade von Botenstoffen, dazu, dass der Körper auf »Kampf oder Flucht« vorbereitet wird: Das Herz schlägt schneller, der Blutdruck steigt, die Atemfrequenz beschleunigt sich, der Muskeltonus erhöht sich, Schweiß bricht aus.

Entspannung setzt einen Regelmechanismus in Gang, der diesen Symptomen entgegenwirkt. Dann sinkt der Sauerstoffbedarf wieder, Atem und Puls verlangsamen sich, Blutdruck und Muskelspannung nehmen ab. Allein die Überzeugung, Stress etwas entgegensetzen, ihn kontrollieren zu können, verringert bereits den Anteil bestimmter Stresshormone und Botenstoffe (z. B. Adrenalin) im Blut. Das beeinflusst auch das Immunsystem.

Stress, so wissen wir heute, wirkt im Wesentlichen über zwei Reaktionskaskaden im Körper: zum einen über die im Nebennierenmark gebildeten Stresshormone Adrenalin und Noradrenalin sowie zum anderen über die Verbindung von Hypothalamus, Hypophyse und Nebennierenrinde, wo Kortisol ins Blut ausgeschüttet wird.

Eine durch Stress gesteigerte Kortisolkonzentration im Blut verändert den Stoffwechsel der Leber, die nun den Zuckergehalt im Blut wie auch im Gewebe erhöht. Diese Glukose wird teilweise in Adenosintriphosphat (ATP) umgebaut, das den Energiestoffwechsel ankurbelt.

Eine wichtige Rolle hat auch Stickstoffmonoxid. Dieses freie Radikal, ein Abbauprodukt des Stoffwechsels, wirkt in den durch Stress ausgelösten Reaktionskaskaden. Adrenalin und Kortisol als Folge von Stress bewirken, dass sein Gehalt sinkt, was dazu führt, dass der Blutdruck weiter gesteigert wird. Viele Studien bestätigen, dass Entspannung zu einer Gefäßerweiterung führt, die vermutlich über den Stickoxidhaushalt erreicht wird.

Entspannung, so Herbert Benson, wirkt wie Stress auf komplexe Regelkreise, die dem Körper helfen, auf Veränderungen seiner Umwelt zu reagieren. Nach einer Phase der Alarmbereitschaft muss der Organismus wieder zu einem Status der Ruhe zurückfinden, ein Prozess, der durch chronischen Stress gestört ist.

Mind-body-medizinische Methoden wie Meditation können diese Regelkreise positiv beeinflussen und sie langfristig stabilisieren. Sie haben deshalb vielfachen Nutzen für die Gesundheit.

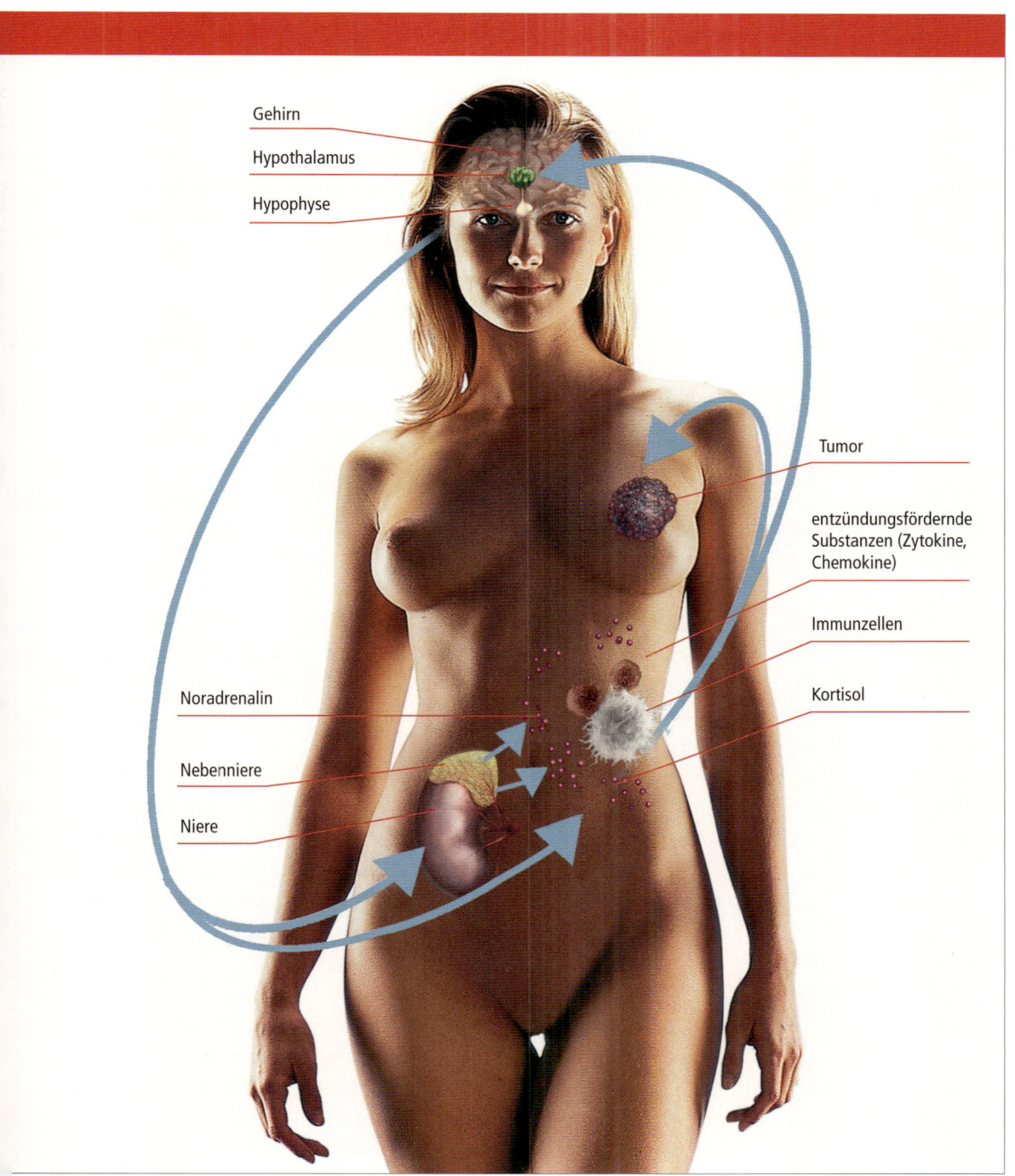

Gehirn

Hypothalamus

Hypophyse

Tumor

entzündungsfördernde
Substanzen (Zytokine,
Chemokine)

Immunzellen

Noradrenalin

Kortisol

Nebenniere

Niere

Herbert Benson, der als Kardiologe täglich die Folgen dieses Negativkreislaufs bei seinen Patienten sah, suchte nach Wegen, der evolutionär geprägten »Kampf-oder-Flucht-Reaktion« des Körpers eine vom Patienten selbstbestimmte »Entspannungsreaktion« (relaxation response) entgegenzusetzen. Dabei spielen Wechselwirkungen zwischen Gehirn und Bewusstsein (mind) mit dem autonomen Nervensystem und anderen Körperfunktionen (body) eine zentrale Rolle. In seinem Konzept geht es ihm deshalb auch um mehr als nur ums Erlernen von geeigneten Techniken wie der progressiven Muskelentspannung, dem autogenen Training, Qigong oder Yoga – auch wenn all diese Praktiken sinnvoll und hilfreich sind.

*Die Befähigung der Patienten, sich gezielt zu entspannen, ist eine zentrale Säule der Integrativen Onkologie. Die Mind-Body-Medizin bietet dafür unterschiedlichste Verfahren an, zum Beispiel autogenes Training oder progressive Muskelentspannung.*

Das von Benson entworfene Mind-Body-Programm besteht aus fünf miteinander eng vernetzten Bereichen: Entspannungs- (wie z. B. Meditation) und Bewusstseinstechniken (»Kognitive Umstrukturierung«), körperliche Bewegung, gesunde Ernährung sowie soziale Unterstützung.

Die Befähigung der Patienten, sich gezielt zu entspannen, ist deshalb auch eine zentrale Säule der Integrativen Onkologie. Neben Entspannungsverfahren wie autogenem Training, progressiver Muskelentspannung, Qigong, Tai-Chi oder Yoga ist besonders die »MBSR« ein wirkungsvolles Instrument: Dieses Kürzel steht für »Mindfulness-Based Stress Reduction«, was sich in etwa mit »Stressbewältigung durch Achtsamkeit« übersetzen lässt.

Dieses Achtsamkeitsprogramm, das von Jon Kabat-Zinn entwickelt wurde, kann zur Prävention von Krankheiten genauso genutzt werden wie zur Stärkung von Patienten im Umgang mit ihrem Leiden. Sein Kern sind der philosophische Gedanke der Achtsamkeit und die Praxis der Meditation: Man lernt, seine Aufmerksamkeit auf den Augenblick, das »Hier und Jetzt«, zu richten – alle Körperempfindungen, Sinneseindrücke, Gefühle und Gedanken wahrzunehmen, aber sie in diesem aktuellen Moment nicht zu bewerten, sondern anzunehmen.

Es ist nicht wirklich mit Worten zu beschreiben, was sich bei einer Meditation im Körper und im Bewusstsein (mind and body) abspielt – man muss sie ausüben, um das zu erfahren (siehe Seite 160 ff). Die Achtsamkeit ist dabei über alle Kulturen hinweg ein verbindender Fokus. Sie findet sich in der buddhistischen Vipassana-Meditation genauso wie im hinduistischen Yoga, im taoistischen Qigong wie auch in der christlichen Kontemplation. All diesen Praktiken ist gemeinsam, dass durch das Üben des fokussierten Beobachtens eine Art Raum zwischen dem Wahrgenommenen und dem Beobachter selbst entsteht. Wir sind nicht mehr Teil des Stroms an Gedanken und Emotionen, sondern sehen sie vorbeiziehen. Wir lernen, sie zu begrüßen, sie einzuladen, aber auch wieder gehen zu lassen.

Die Achtsamkeitspraxis umfasst neben der klassischen Sitzmeditation auch andere Formen wie den Body Scan (siehe Seite 162), Qigong oder Yoga (siehe Seite 182). Ideal ist es, wenn sie als Haltung in alltägliche Handlungen wie Zähneputzen, Essen, Gehen oder Gesprächeführen eingehen kann.

## Die Wirkung auf Körper und Bewusstsein

Was so beschrieben vielleicht immer noch theoretisch klingt, hat ganz praktische Konsequenzen: Regelmäßiges Achtsamkeitstraining, zeigen Studien, erhöht deutlich die Stresstoleranz des Organismus.[1] Die Aktivität des Gehirns verschiebt sich im Laufe regelmäßigen Übens zusehends von der rechten, emotional geprägten Seite, auf die linke präfrontale Region.[2] Gleichzeitig verbessert sich die Stimmung. Das könnte erklären, warum Achtsamkeit gegen Depression wirkt: Depressive und angsterfüllte Menschen weisen stärkere Hirnströme in der rechten Seite des Gehirns auf.

Durch Achtsamkeitsmeditation verändert sich aber nicht nur die Aktivität des Gehirns, sondern mittel- und langfristig auch seine Strukturen. Im bildgebenden Magnetresonanzverfahren zeigt sich bei Menschen, die seit Längerem meditieren, im Vergleich zu Nichtmeditierenden eine stärkere Ausprägung der Regionen, die für die Körperwahrnehmung und das Hören zuständig sind. Intensiver repräsentiert sind außerdem Zonen (Brodmann-Areale 9 und 10), die an der Wahrnehmung und Integration von Gefühlen und Erkenntnissen beteiligt sind. Eine jüngere Studie konnte sogar nachweisen, wie das Ziel der veränderten Selbstwahrnehmung erreicht wird: Die Hirnregionen für das Erspüren des realen Hier und Jetzt überlappten bei Menschen mit Meditationspraxis weniger stark mit denen, wo imaginäre Selbstbilder generiert werden.[3] (Fortsetzung auf Seite 166)

1–3: siehe Literatur Seite 272.

# MEDITATION FÜR ZU HAUSE

Die meisten Menschen stellen sich unter Meditation einen buddhistischen Mönch vor, der mit verschränkten Beinen im Yoga-Sitz in stiller Versenkung auf dem Boden sitzt. Gerade wenn es um Achtsamkeit geht (siehe Seite 152), gibt es jedoch die verschiedensten Meditationsformen, die Sie in Ihren Alltag integrieren können.

## Achtsames Atmen

Unser Atem verbindet das Innere mit dem Äußeren, das Bewusste mit dem Unbewussten. Zu atmen ist ein Reflex, doch wir können den Atem auch bis zu einem gewissen Grad kontrollieren und beeinflussen. Atemtherapien, bei denen der Atem durch manuelle Behandlung, aber auch durch gezielte Übungen unterstützt und gefördert wird, sind deshalb ein guter Weg, Energien im Körper auszugleichen und zu entspannen. Atemtechniken sind Bestandteil vieler Meditationspraktiken, zum Beispiel beim Yoga.

Den eigenen Atem zu spüren und zu beobachten kann dabei helfen, ein besseres Körpergefühl zu entwickeln. Weil der Atem das bewusste und das unbewusste Nervensystem verbindet, ist

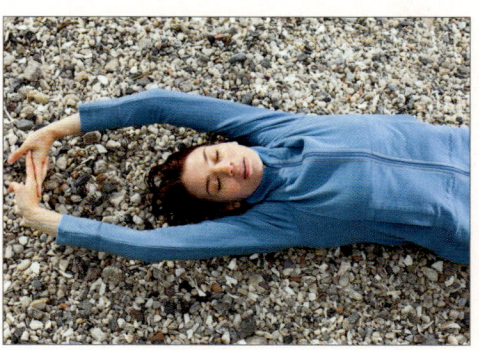

*Körper und Geist gelangen in Einklang durch kontrolliertes Atmen bei der Meditation.*

kontrolliertes Atmen auch ein Weg, um Körper und Geist miteinander in Einklang zu bringen. Bekannt ist uns dies: Wenn wir nervös und aufgeregt sind, halten wir den Atem oft an oder atmen flach, was das Gefühl der Bedrängung noch verstärkt. Wenn wir nun umgekehrt versuchen, unseren Atem weit und offen zu machen, entspannt sich unser Körper und wir werden ruhiger.

**Übung:** Achtsames Atmen ist eine sehr wirksame Form der Meditation. Es benötigt wenig Zeit und wirkt sich erfrischend auf Körper und Geist aus. Sie können es in jeder denkbaren Position praktizieren – im Stehen, im Sitzen oder im Liegen. Folgen Sie mit Ihrem Bewusstsein dem Atem bis tief in Ihren Bauch hinein. Registrieren Sie, wie der Strom der Atemluft in Ihren Körper eintritt und wie er ihn dann wieder verlässt. Verfolgen Sie die Pausen zwischen Ihren Atemzügen und beobachten Sie, wie diese immer länger werden. Stellen Sie sich dabei vor, wie Sie mit jedem Atemzug Sauerstoff in jede Ihrer Zellen leiten und verbrauchte Luft abtransportieren. Wenn sich Gedanken zwischen Sie und Ihren Atem drängen, begrüßen Sie diese ohne Groll, aber lassen Sie

sie wieder ziehen. Kehren Sie zurück zu Ihrem Atem. Lächeln Sie.

## Sitzmeditation

»Vipassana«, Einsicht, ist das indische Wort für jene Art der Meditation, die sich möglichst zwanglos auf gegenwärtige Vorgänge wie das Atmen fokussiert und störenden Gedanken freundlich begegnet. Auch wenn sie sich hundertfach aufdrängen, ist das Entscheidende, dass der Meditierende sich davon nicht beirren lässt, sondern immer wieder zum Atem zurückkehrt. Vipassana bedeutet, die Gedanken nicht zu bekämpfen, sie nicht zu bewerten und nicht zu korrigieren versuchen. Wer dies schafft, lernt den Prozess des Bewusstseins verstehen, er begreift, wie Denken funktioniert. Dabei ist es wichtig, die Gedanken zu beobachten, ohne sich von ihnen in Besitz nehmen zu lassen.

**Übung:** Suchen Sie sich für die Sitzmeditation einen ruhigen Platz aus. Nehmen Sie eine Position ein, die bewusst, aber auch entspannt ist. Das kann im Schneidersitz auf einem Kissen auf dem Boden oder auch auf einem Stuhl mit gerader Lehne

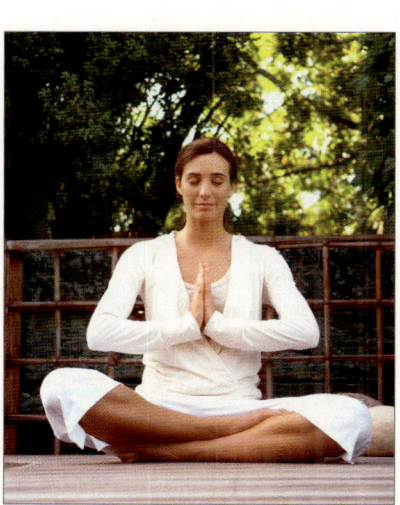

*Die wache und positive Haltung beim Meditieren hilft, Stress abzubauen.*

sein. Seien Sie geduldig – Sie können nicht aus dem Alltag direkt in die Versenkung »rutschen«. Konzentrieren Sie sich auf den Endpunkt Ihrer Atembewegung, der etwa zwei Fingerbreit unter dem Bauchnabel sein sollte. Beobachten Sie von dort aus den Fluss Ihres Atems. Versuchen Sie nicht, diesen zu beeinflussen. Genießen Sie ganz bewusst diesen Prozess.

Wenn sich Gedanken aufdrängen, nehmen Sie diese wahr und kehren Sie dann zu Ihrem Atem zurück. Seien Sie sich bewusst, dass solche Ablenkungen völlig normal sind. Die Übung soll Sie nicht anstrengen. Üben Sie die Sitzmeditation regelmäßig, beginnen Sie zunächst mit 10 Minuten und dehnen Sie den Zeitraum dann immer weiter aus, bis Sie 30 oder 40 Minuten erreicht haben. Lassen Sie sich auch dabei Zeit und übereilen Sie nichts.

Wenn Sie die Übung beenden, kehren Sie langsam und bewusst in den Alltag zurück. Nehmen Sie die wache und positive Haltung mit in Ihr tägliches Leben hinein. Dabei hilft Ihnen, wenn Sie mehrfach am Tag bewusst atmen. Nutzen Sie dafür jede sich bietende Gele-

# MEDITATION FÜR ZU HAUSE (FORTSETZUNG)

genheit – wenn Sie zum Beispiel in der Bank vor dem Schalter oder im Auto vor der roten Ampel stehen.

## Metta-Meditation

»Metta« bedeutet in etwa »liebevolle Zuwendung«. Diese können wir anderen, aber auch uns selbst geben. In der traditionellen buddhistischen Lehre besagt Metta deshalb: gut schlafen, mit leichtem Herzen aufwachen, keine bösen Träume haben, gemocht werden, vor allem von Kindern, von den Göttern beschützt werden, nicht von Feuer, Gift oder dem Schwert bedroht werden, meditieren, ein helles und offenes Gesicht bekommen, mit klarem Geist sterben und wiedergeboren werden.

Menschen, die Metta-Meditationen durchführen, können eine außergewöhnliche Empathie gegenüber anderen Menschen entwickeln. Liebevolle Zuwendung, so zeigen Studien, ist außerdem gut für das körperliche und seelische Wohlbefinden: Bei Studenten, die einen Film über das Wirken der Nonne Mutter Teresa in den Armenvierteln Kalkuttas sahen, wurden anschließend positiv verän-

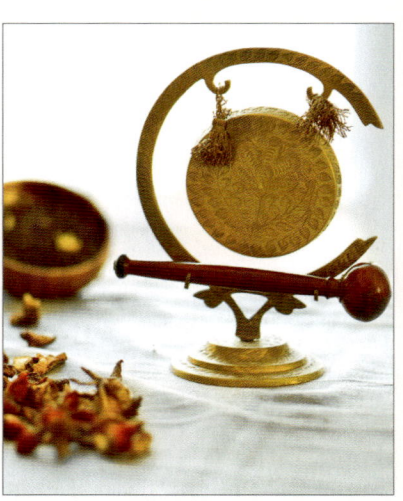

*Sehen und Hören: Es gilt, die Aufmerksamkeit gezielt zu fokussieren.*

derte Immunzellen im Speichel gefunden – unabhängig von der Tatsache, ob sie deren Arbeit für gut oder schlecht hielten.[4]

**Übung:** Sie können liebevolle Zuwendung schenken, indem Sie sich während einer Atemmeditation Sätze vorstellen wie: »Möge ich glücklich sein. Möge ich gesund bleiben. Möge ich frei von negativen Gedanken sein. Möge ich sicher und ruhig leben.« Später können Sie den Namen anderer Menschen einsetzen, eines Freundes oder – Feindes.

Physiologisch gesehen sind Ärger und Wut sehr energieraubende Vorgänge. Sie setzen Botenstoffe wie etwa Adrenalin, Noradrenalin und Kortisol frei. Wenn Sie wütend auf jemanden sind, beeinflusst das Ihren Körper negativ. Sie können dem durch eine Metta-Meditation entgegenwirken, und irgendwann wird auch Ihre Wut kleiner werden. Voraussetzung für diese Meditationspraxis ist jedoch, dass Sie zuallererst sich selbst auch in Ihrer Wut annehmen können.

## Body Scan

Jeder von uns wird gerne beachtet und genießt Aufmerksamkeit. Für unse-

4: siehe Literatur Seite 272.

ren Körper gilt das auch. Bei der Übung »Body Scan« können Sie ihm diese Achtung zuteil werden lassen.

**Übung:** Legen Sie sich bequem auf das Bett oder den Fußboden auf den Rücken. Lassen Sie Ihren Atem ruhig werden. Dann konzentrieren Sie sich auf Ihren linken Fuß und seine kleine Zehe. Richten Sie Ihre gesamte Aufmerksamkeit dorthin, spüren Sie den kleinen Zeh. Folgen Sie mit Ihrer Aufmerksamkeit der Innenseite des Zehs in die Grube zwischen ihm und dem Nachbarzeh, steigen Sie in Ihren Gedanken bis an dessen Spitze, gehen Sie weiter bis zum dritten Zeh usw. In Gedanken können Sie so den gesamten Körper durchwandern, auch die inneren Organe und Ihren Kopf.

Die Übung dauert zwischen 20 und 45 Minuten und ist sehr effizient: Einer unserer Patienten, der bei einem Motorradunfall ein Bein verloren hatte und unter starken Phantomschmerzen litt, hatte bei den Meditationen das Gefühl, sein nicht mehr vorhandenes Bein hänge senkrecht nach unten. Nach einigem Üben »lag« das Bein neben dem anderen, es fügte sich sozusagen seinen Wünschen.

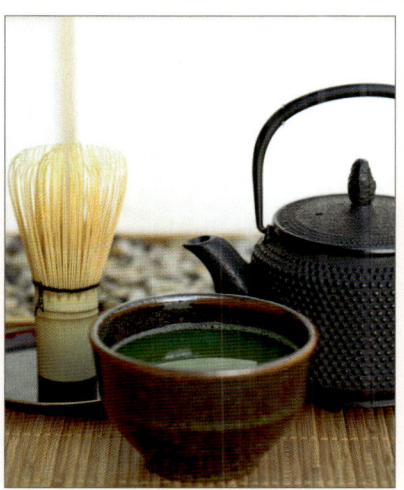

*Achtsamkeitspraxis ist auch bewusste Hinwendung zum Essen und Trinken.*

## Achtsames Essen

Essen ist wie das Atmen ein Prozess, der unsere Außen- mit unserer Innenwelt verbindet. Meditation bedeutet hier, sich das zu vergegenwärtigen, während wir Nahrung zu uns nehmen. Das beginnt damit, dass wir uns bewusst dem Essen zuwenden, dabei aufrecht sitzen, nicht schlingen, langsam atmen und kauen. Sie werden sich wundern, wie viele Sinneseindrücke Ihnen diese Praxis vermittelt.

**Übung:** Wenn Sie zum Beispiel ein Brot essen, denken Sie an den Weizen, der draußen auf dem Feld dafür gewachsen ist, an die Sonne, die er aufgenommen, an den Regen, der ihn genährt hat. Machen Sie sich bewusst, wie viel Energie und Arbeit in diese Brotscheibe gewandert sind. Wenn Sie zu nervös oder gehetzt sind, um das gesamte Essen auf diese Weise zu genießen, hilft es schon, zu Beginn des Mahls einige bewusste Atemzüge zu machen.

Diese einfache Übung trägt dazu dabei, uns das Hier und Jetzt bewusst zu machen. Meistens funktionieren wir wie ein Autopilot – wir sehen Blumen nicht wirklich, sondern registrieren sie unter

# MEDITATION FÜR ZU HAUSE (FORTSETZUNG)

den Kategorien, mit denen wir die Welt um uns rastern. Ähnliche Raster haben wir für Personen. Meditation macht uns bewusst, wie reich und einmalig dieser Moment unseres Lebens jetzt und hier ist.

## Seh-Meditation

Bei einer Seh-Meditation lernt man Dinge, die man im Alltag gar nicht mehr bewusst sieht, ganz neu wahrzunehmen.

**Übung:** Diese Meditation lässt sich schon in 5 Minuten durchführen. Stellen Sie sich an ein Fenster oder vor eine geöffnete Tür und suchen Sie sich ein Objekt in einiger Entfernung aus, dem Sie all Ihre Aufmerksamkeit schenken. Sehen Sie es aber nicht als ein Ding mit einem Namen, sondern versuchen Sie, es physisch wahrzunehmen – seine Farbe, seinen Umriss, seine Konturen von Licht und Schatten, die Beschaffenheit der Oberfläche und die Entfernung usw. Wenn das Objekt klein genug ist, um es in der Hand zu halten, tun Sie das – in Gedanken. Vertiefen Sie sich ganz in das Objekt hinein. Verlassen Sie es erst, nachdem Sie eins mit ihm geworden sind.

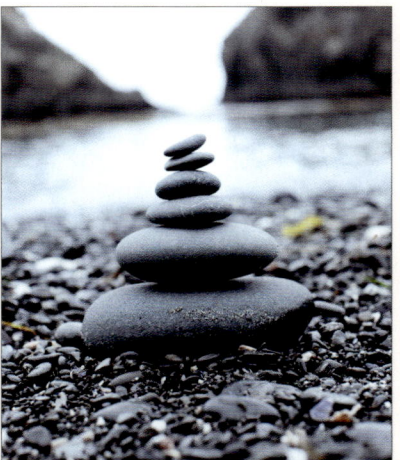

*Meditation macht uns den Moment, das Hier und Jetzt, bewusst.*

## Hör-Meditation

Egal, wo Sie sich im Moment befinden, können Sie spontan eine Hör-Meditation durchführen:

**Übung:** Lauschen Sie den Geräuschen in Ihrer Umgebung. Nehmen Sie diese als räumliche Größen wahr, ihre Form, ihre Farbe, ihre Kontinuität und ihren Rhythmus. Sie können auch ein Musikstück auf diese Weise wahrnehmen: Folgen Sie bewusst dem Wechsel der Töne und Muster, achten Sie auf die Klangfarben und Instrumente, nehmen Sie den Luftstrom der Flöte wahr und das Vibrieren der Celli. Versuchen Sie, diese Töne auf eine Weise zu empfinden, als hätten Sie noch nie in Ihrem Leben Musik gehört.

## Geh-Meditation

Sie müssen nicht unbedingt still sitzen oder liegen, um zu meditieren: Während wir gehen, nehmen wir das Gehen bewusst wahr, wir sehen und hören, was um uns herum passiert.

Gerade Menschen, die sich schwer mit dem Stillsitzen tun, zum Beispiel weil sie Schmerzen haben, profitieren von dieser Art der Achtsamkeit.

**Übung:** Sie können eine bestimmte Zeit oder in einem bestimmten Rhythmus gehen oder besonders langsam. Suchen Sie sich eine Strecke, auf der Sie wenigen Ablenkungen begegnen.

Beginnen Sie damit, dass Sie bewusst stehen, gerade, aber entspannt, aufrecht, die Füße in Schulterbreite parallel zueinander stehend. Nehmen Sie wahr, wie der Boden Sie trägt, wie Sie mit der Erde verbunden sind. Spüren Sie Ihr Gewicht auf Ihren Fußsohlen. Warten Sie einige Momente, bis Ihr Körper bereit ist, zu gehen. Achten Sie auf Ihre Bewegungen, vor allem spüren Sie den Moment, wenn Ihr Fuß den Kontakt mit dem Boden verliert und dann erneut findet. Achten Sie auf alle Empfindungen, die dabei aufkommen – Freude, Ernst, Neugierde oder andere Gefühle. Sagen Sie sich während der Bewegung vor: Anheben, Bewegen, Absetzen. Versetzen Sie sich in eine Haltung der aufmerksamen Neugier. Sie können während dieser Meditationsübung auch die Augen schließen, sofern der Raum frei von Hindernissen ist. Lächeln während der Meditation hilft, präsent zu bleiben.

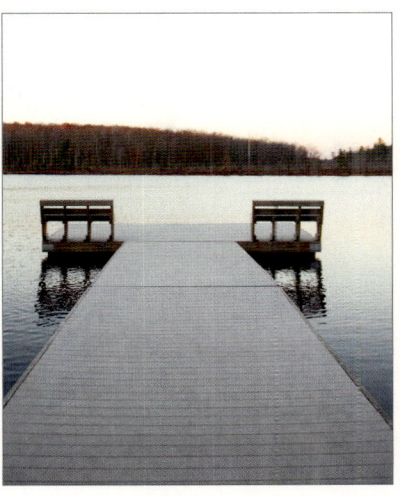

*Gelassenheit lässt sich besonders gut mit einer See-Meditation üben.*

## See-Meditation

Wasser eignet sich besonders gut für Imagination und Visualisierung. Es ist ein gutes Medium, eines, das allen Veränderungen folgt und alles in sich aufnehmen kann. Wasser repräsentiert gleichermaßen Fülle und Tiefe und Veränderung und Wiederkehr. Ob es regnet, windet oder schneit, es nimmt all diese Einflüsse auf, ohne sich dagegen zu wehren.

**Übung:** Am besten ist es, wenn Sie sich für diese Übung hinlegen. Stellen Sie sich einen See vor und genießen Sie die flirrenden Lichter auf seiner Oberfläche. Sehen Sie sich satt an seiner tiefblauen oder smaragdgrünen Farbe. Spüren Sie das kristallklare, warme Wasser. Nehmen Sie den Himmel wahr, wie er sich im Wasser spiegelt, die Bäume am Ufer. Sie sind allein, aber Sie sind völlig eins mit sich und der Welt. Lassen Sie sich im Wasser treiben und von ihm tragen. Tauchen Sie ein in seine Tiefen. Nehmen Sie schließlich den See in sich auf, werden Sie selbst zur Ruhe des Wassers. Das Wasser ist ein Spiegel, der niemals bricht, sondern jeden Moment ein neues Bild formen kann.

Eine Vielzahl von Studien liefert durchaus unterschiedliche Ergebnisse, was den Einfluss von Meditation auf Gehirn und Organismus angeht – vielleicht liegt das an verschiedenen Praktiken, sicher aber auch an der Dauer der Ausübung. Dennoch ist inzwischen nachgewiesen und klar, dass Meditation einen ganz eigenen Bewusstseinszustand mit Qualitäten hervorruft, die sich nicht mit der üblichen Entspannung vergleichen lassen und die nachhaltigen Einfluss auf Gehirn, Psyche und Körper haben.

Bei Schmerzpatienten, die Achtsamkeit praktizieren, verschwindet zwar der Schmerz nicht ganz, aber ihre Toleranzgrenzen wachsen – dadurch wird er weniger dominant. Menschen, die ein schweres Trauma verarbeiten müssen oder auch unter starken Depressionen leiden, profitieren von MBSR, das ist in Studien nachgewiesen.

Krebspatienten hilft die Praxis der Achtsamkeit bei der Bewältigung belastender Erlebnisse genauso wie im Umgang mit unangenehmen Körperempfindungen. Sie lehrt, dass Wahrnehmungen, Bewertungen und Befürchtungen der eigenen Einflussnahme zugänglich sind. Auf dieser für das Wohlbefinden und die Lebensqualität entscheidenden Ebene erleben die Betroffenen häufig eine Rückkehr in die eigene Kraft und Kontrolle. Neben einer entspannenden und antidepressiven Wirkung und der Erhöhung der Selbstwirksamkeit konnten auch positive psychoneuroimmunologische Effekte nachgewiesen werden.[5] So wiesen Patienten mit Brust- oder Prostatakrebs auch ein Jahr nach Abschluss eines achtsamkeitsbasierten Programms noch signifikant reduzierte physiologische und psychologische Stresssymptome auf sowie dauerhaft niedrige (proinflammatorische) Th1-Zytokine (Substanzen, die an der Vermittlung von Reaktionen des Abwehrsystems beteiligt sind).[6]

Es gibt deutliche Hinweise darauf, dass ein durch Achtsamkeitstraining gestärktes Bewusstsein das Immunsystem bei Tumorkranken positiv beeinflusst: Entsprechende Studien an Brustkrebspatientinnen zeigen veränderte Werte bei Kortisol, immunmodulierenden Zytokinen, Interferon-gamma, Interleukin-4 und beim Tumornekrosefaktor.[7] Bei Frauen, die bestrahlt wurden, intensivierte sich die Aktivität der natürlichen Killerzellen.[8]

Eine Pilotstudie mit Männern nach der Entfernung eines Prostatakarzinoms, die über vier Monate in einer Gruppe MBSR praktizier-

*Krebspatienten hilft die Praxis der Achtsamkeit bei der Bewältigung belastender Erlebnisse genauso wie im Umgang mit unangenehmen Körperempfindungen. Sie lehrt, dass Wahrnehmungen, Bewertungen und Befürchtungen der eigenen Einflussnahme zugänglich sind.*

5–8: siehe Literatur Seite 272.

ten (und ihre Ernährung vegetarisch umstellten), zeigte einen deutlich gebremsten Anstieg des prostataspezifischen Antigens[9], das heißt desjenigen Markers, der die Tumoraktivität anzeigt.[10] Doch selbst ein telefonisches MSBR-Training senkte bereits Müdigkeit und Depression und verhalf zu mehr Vitalität.[11]

Eine Krebserkrankung ist eine sehr große emotionale Belastung, die nicht nur die Betroffenen selbst erfasst, sondern auch ihr soziales Umfeld betrifft – Partner, Eltern, Kinder und Freunde. Eine Studie des *Tom Baker Cancer Centers* in Calgary, in der sich 21 Krebspatienten gemeinsam mit ihren Partnern in MBSR unterweisen ließen, macht deutlich, dass auch die Angehörigen von der Methode profitieren können.[12]

Schlaf ist ein entscheidender Faktor für die Regeneration des Körpers und die Rhythmisierung seiner Regelkreise. Schlafstörungen sind häufig und betreffen bis zu 85 Prozent der Krebspatienten.[13, 14] Nicht selten leiden sie dabei unter Schlaflosigkeit und Tagesmüdigkeit gleichzeitig. Mehrere Studien, darunter eine Metaanalyse von 59 Studien, belegen hier durch MBSR beeindruckende Verbesserungen. Medikamente wirken im Vergleich zur Achtsamkeitspraxis natürlich schneller, doch ihr Effekt ist weniger nachhaltig und von Nebenwirkungen überschattet.

Eine Studie stellt schließlich fest, dass Achtsamkeitspraktiken auch die Nebenwirkungen der Krebsbehandlung abschwächen, insbesondere wirken sie der »antizipatorischen Übelkeit« (dem vorweggenommenen Unwohlsein aus Angst) entgegen.[15]

Entspannungsübungen, so die Onkologen des *Memorial Sloan-Kettering Hospitals* in New York, verbessern deutlich Angst und Unruhe und erweisen sich im Vergleich mit dem Anti-Angst-Medikament Alprazolam als ähnlich effektiv. Zwar dauerte es länger, bis die Wirkung einsetzte, dafür blieben die nicht unerheblichen Nebenwirkungen des psychiatrischen Arzneimittels aus.[16]

Bei einem kleineren Teil der Patienten allerdings lösen Entspannungstechniken wie Atemtherapie oder autogenes Training Unbehagen aus, weil dadurch unbewusste Ängste aufsteigen oder sie geistig nicht »loslassen« können. Für diese Gruppe sind aktivere Formen der Entspannung, wie zum Beispiel Qigong und Yoga (siehe Seite 182), besser geeignet.

*Entspannungsübungen, so die Onkologen des Memorial Sloan-Kettering Hospitals in New York, verbessern deutlich Angst und Unruhe und erwiesen sich im Vergleich mit dem Anti-Angst-Medikament Alprazolam als ähnlich effektiv.*

9–16: siehe Literatur Seite 272.

# PSYCHOONKOLOGISCHE HILFE

Die Psychoonkologie betrachtet ähnlich wie die Mind-Body-Medizin die Wechselwirkung zwischen Körper und Geist. Sie ist dabei jedoch auf die Verarbeitung der Krankheit Krebs fokussiert und im Gegensatz zur Mind-Body-Medizin stärker krisenorientiert. In Deutschland ist sie deutlich häufiger vertreten, obgleich sie immer noch einen schweren Stand innerhalb der naturwissenschaftlich dominierten Onkologie hat. In zertifizierten Krebszentren ist eine psychoonkologische Beratungsstelle mittlerweile aber Standard.

Etwa 30 Prozent der Krebskranken nehmen psychoonkologische Beratung in Anspruch, die von den Krankenkassen nur bezahlt wird, wenn eine psychische »Anpassungsschwierigkeit« an die Krankheit diagnostiziert wurde. Dies betrifft wiederum etwa ein Drittel dieser Patientengruppe. Der Großteil psychoonkologischer Arbeit entfällt jedoch auf allgemeinere psychosoziale Betreuung – die **Stabilisierung von Angehörigen, Hilfen bei Arbeitgeber und Behörden,** die Vermittlung von entlastenden Strategien wie **Kunst- und Atemtherapien** oder Selbsthilfegruppen.

## Mit Stress umgehen lernen

Der **Ausgangspunkt** der Psychoonkologie war ähnlich wie bei der Mind-Body-Medizin die **Stressforschung:** Der Verhaltenspsychologe Richard S. Lazarus (1922–2002) von der *University of California* in Berkeley hatte mit der Ärztin Susan Folkman, heute Direktorin des *Osher Center for Integrative Medicine,* ein Stressmodell entwickelt. Im Gegensatz zu früheren Vorstellungen ging es davon aus, dass nicht der Stress an sich schädlich sei. Entscheidend dafür, ob er sich negativ auf Menschen auswirke, sei die Fähigkeit der Betroffenen, damit umzugehen. Diese wiederum hänge nicht nur von der Persönlichkeit ab, sondern auch von vielen Faktoren im Umfeld.

Übertragen auf die Krankheit Krebs bedeutet dieses Modell, dass es Patienten helfen kann, wenn sie bei der Verarbeitung ihrer speziellen Krankheitssituation *(coping)* Unterstützung erhalten – auf den Ebenen des Denkens, Fühlens und Handelns. Psychische Probleme wie Angst und Depression stehen dabei im Mittelpunkt, aber auch vegetative Symptome wie Schlafstörungen, Müdigkeit und Erschöpfung, massive körperliche Einschränkungen sowie familiäre oder partnerschaftliche Probleme. 25 bis 40 Prozent der Krebskranken sind Schätzungen zufolge von solchen Symptomen betroffen.

Die Strategien zur Bewältigung der Krise decken sich in vielen Punkten mit der Mind-Body-Medizin: Dazu zählen Stressreduktion, zum Beispiel durch Visualisierung und Imagination, verhaltenspsychologische Strategien im Umgang mit der

Krankheit und soziale Unterstützung, wenn möglich in Gruppen. Ziel ist auch hier die Stärkung des Selbsthilfepotenzials auf der Basis der Salutogenese (siehe Seite 175). Für einzelne Krebsarten (wie Brustkrebs) gibt es eigene psychoonkologische Leitlinien. Die Interventionen sollten von Ärzten, Psychologen und Therapeuten wie auch Sozialarbeitern und Seelsorgern gemeinsam getragen werden. Wichtiges Thema ist die Kommunikation – mit Patienten wie mit Angehörigen. Im Zentrum stehen Empathie, der Aufbau einer vertrauensvollen Beziehung und Verstehen.

## Auslöser der Krankheit

Der Zusammenhang zwischen psychischen Faktoren und Krebs war zum ersten Mal in den 70er-Jahren thematisiert worden, als man die These untersuchte, ob es »Krebspersönlichkeiten« gäbe, die besonders anfällig für die Krankheit wären.

Diese Annahme gilt inzwischen als überholt – offen ist jedoch noch die Antwort auf die Frage, ob psychische oder soziale Belastungen Krebs auslösen können. Viele Patienten nennen spezielle Vorkommnisse wie den Tod eines geliebten Menschen oder eine Scheidung als möglichen Auslöser, doch die Erfahrung der Erkrankung beeinflusst ihre Sicht der Vergangenheit. Menschen erleben immer wieder die verschiedensten Verluste, aber sie suchen nicht danach in ihrer Erinnerung, wenn sie keinen Grund dazu haben.

Wahrscheinlich ist, dass psychosoziale Faktoren den **Lebensstil** prägen und dieser dann (etwa Rauchen gegen Stress) entscheidenden Anteil an der Krankheit Krebs hat. 40 Prozent aller Krebskrankheiten werden mit Lebensstilfaktoren erklärt.

## Beratungsstellen

Psychoonkologische Beratung finden Sie in allen von der Deutschen Krebsgesellschaft zertifizierten Behandlungszentren (siehe www.krebsgesellschaft.de/wub_zertifizierte_zentren_uebersicht.html) sowie über zwei Fachverbände: die Deutsche Arbeitsgemeinschaft für psychosoziale Onkologie e.V. (www.dapo-ev.de) oder die Arbeitsgemeinschaft für Psychoonkologie in der Deutschen Krebsgesellschaft e.V. (www.pso-ag.de).

Darüber hinaus helfen auch die regionalen Krebsberatungsstellen (zu finden über die Homepage des Deutschen Krebsforschungszentrums: www.krebsinformationsdienst.de/wegweiser/adressen/krebsberatungsstellen-old.php) oder die Deutsche Krebshilfe (www.krebshilfe.de/krebsberatungsstellen.html).

# Die Kraft der Gedanken: selbsterfüllende Prophezeiungen

Habe ich ein Gefühl oder hat ein Gefühl mich? Ein arabisches Sprichwort sagt: »Wir können nicht verhindern, dass die Vögel der Sorge über unserem Kopf kreisen. Doch es liegt an uns, zu entscheiden, ob sie Nester bauen dürfen«. – Wir müssen also unsere inneren Haltungen verändern, wollen wir die negativen Kreisläufe durchbrechen, die jeder von uns im Laufe seines Lebens im Umgang mit Krisen entwickelt hat – egal, ob dabei Verdrängung, Rückzug oder die Flucht in verschiedene Formen der Sucht die Hauptrolle spielen. Das ist deshalb so schwer, weil der größte Teil unserer Schutzreaktionen unbewusst abläuft. Sie haben sich als Summe negativer Erfahrungen und eingefahrener Bilder so verselbstständigt wie die Körperhaltung, sodass zum Beispiel hochgezogene Schultern Abwehr signalisieren.

Sich die innere Haltung bewusst zu machen – dabei hilft interessanterweise die äußere Haltung: das anfangs mühsame aufrechte Sitzen oder die Konzentration auf die Atmung bei einer Meditation. Bei den Übungen drängen sich immer wieder Gedanken auf. Nicht nur bei einer Meditation, auch im Alltag ist dabei die Neigung groß, sich das Schlimmste auszumalen. Da der Organismus nicht zwischen einer realen Notsituation und vorgestelltem Unglück unterscheiden kann, löst das im Gehirn in beiden Fällen denselben Impuls für Stressreaktionen aus. Ein Ziel der Mind-Body-Medizin ist es daher auch, solche Muster aufzudecken und den Patienten einen Weg aus ihrer imaginierten Hilflosigkeit zu zeigen.

## Umbau der Denkstrukturen

Herbert Benson empfiehlt dafür die Kognitive Umstrukturierung. Dieser Ansatz, der zur klassischen Verhaltenstherapie gehört, ermöglicht, dass schädigende Gedankenmuster bewusst werden – zum Beispiel die Tendenz, sich selbst abzuqualifizieren (»Das schaffe ich sowieso nicht«) oder anhaltend unterdrückte Aggressionen (»Am liebsten würde ich …!!«). Bei der kognitiven Therapie sollen diese Haltungen zuerst als Selbstbilder wahr- und angenommen werden. Dann erst können sie durch die wachsende Fähigkeit der Patienten, zu fokussieren und zu entspannen, einer Prüfung unterzogen werden. Dabei erkennt man auch seine eigenen Belastungsgrenzen und Bedürfnisse zunehmend besser.

Die Grundlage dieser Strategie der Kognitiven Umstrukturierung – also einer Art Umbau der Denkstrukturen – legte Albert Ellis (1913–2007), ein amerikanischer Verhaltenstherapeut. Er erkannte, wie wichtig gedankliche Vorannahmen für die Wahrnehmung und Verarbeitung von Stresssituationen (körperliche Reaktionen, Gefühle und Verhalten) sind. Gedanken seien schnell und flüchtig, aber sehr mächtig, betonte er, vor allem die negativen. So könne ein einziger falscher Ton zum Schluss eines Konzerts die Erinnerung an 60 glückliche Minuten Musikerleben dominieren.

Negative Gedanken drängen sich als unerwünschte Begleiter immer wieder auf – vermutlich ist das eine Funktion der Evolution, die uns Gefahren nicht vergessen lässt. Dabei verselbstständigen sich Gedanken leicht und haben dann die Tendenz, zur Realität zu werden. Wer sich vor Misserfolgen fürchtet, dem passieren sie auch. Diese Erfahrung verstärkt wiederum die Tendenz des Schwarzsehens. Negative automatische Gedanken, so Ellis, seien aber in Wirklichkeit oft irrational und unrealistisch.

Um das zu ändern, schlug Ellis folgende sechs Schritte vor: Selbstbeobachtung, Erkennen verzerrter oder unlogischer Perspektiven, Bewusstmachung negativer Gedanken, kritische Reflexion der Gedanken, Ersetzen durch realistischere Vorstellungen und Üben eines neuen inneren Dialogs.

In unserer Essener Tagesklinik bearbeiten die Patienten unter der Anleitung spezieller Ordnungstherapeuten mit großem Erfolg solche Denkschemata. Als häufige Muster begegnen ihnen dabei zum Beispiel ein Alles-oder-nichts-Denken (Wenn Ihnen etwas misslingt, suchen Sie den Fehler nur bei sich), übertriebene Verallgemeinerungen (Eine Lüge nehmen Sie zum Anlass, niemandem mehr zu trauen) oder ein Denkfilter (Ein einziger negativer Aspekt verstellt die Sicht auf viele positive Seiten). Positive Erfahrungen werden von Patienten häufig abgewehrt, negative Erwartungen dagegen ausgebaut, (pessimistische) Vermutungen ersetzen Fakten.

Eine strukturierte Selbstbeobachtung hilft dabei, solche automatisierten gedanklichen Verzerrungen wahrzunehmen. Am besten funktioniert das über den Austausch in einer Gruppe. Dann können Wahrheitsgehalt der eigenen Gedanken und ihre Bedeutung für das eigene Leben durch einfache Fragen überprüft werden:

- Woher weiß ich das? Ist das wirklich wahr?
- Hilft mir dieser Gedanke in diesem Moment?
- Urteile ich vorschnell oder übertreibe ich?
- Was denkt jemand, den die Situation weniger belastet als mich?
- Wie werde ich diese Situation später, morgen, in einem Monat oder in einem Jahr beurteilen?
- Was kann schlimmstenfalls passieren? Was genau wäre daran so schlimm? Wie wahrscheinlich ist das?
- Was wäre schlimmer als diese Situation?
- Habe ich schon einmal eine ähnlich schwierige Situation bewältigt? Wie bin ich damals damit umgegangen?
- Was würde ich einem Freund zur Unterstützung sagen, der in einer vergleichbaren Situation steckt?
- Was würde ein guter Freund mir in dieser Situation sagen?
- Gibt es etwas anderes, etwas, das mir sehr wichtig ist, an das ich mich in dieser Situation erinnern kann, und das mir Mut und Zuversicht gibt?

Die Technik der Kognitiven Umstrukturierung verbessert als Teil der Mind-Body-Medizin das »coping«, die Bewältigung der Krankheitserfahrung. Immer häufiger werden krankheitsbezogene Umstrukturierungsprogramme auch im Internet angeboten und sind ein neuer Zweig des E-Learnings. Als *Mindfulness-Based Cognitive Therapy (MBCT)* begründeten die Depressionsforscher Zindel Segal, Mark Williams and John Teasdale vor einigen Jahren auch eine neue Therapieform: Depressive Menschen, die lernen, selbstschädigenden Gedanken Einhalt zu gebieten, erleiden weniger Phasen der Schwermut als solche, die konventionell behandelt werden. Auch beim Drogenentzug, bei der Behandlung von Essstörungen oder in der Schmerztherapie kann die Einübung von Achtsamkeit sicht- und spürbare Erfolge verbuchen.

# Wellenreiten: den Kopf oben behalten

Beinahe jeder zweite Krebspatient (nach Studien 47 Prozent) leidet unter der emotionalen Belastung seiner Erkrankung. Von extremen Ängsten berichten immer noch 30 und von starken Depressionen 20 Prozent. Lange Zeit war umstritten, ob solche psychischen Faktoren die Prognose verschlechtern können. Die Untersuchungen dazu zeigten keine einheitliche Tendenz. Doch erst vor Kurzem hat eine Metaanalyse den Forschungsstand zusammengefasst und als Ergebnis betont, dass die Mortalität bei Krebspatienten mit Depression bis zu 39 Prozent erhöht ist.[17]

Depressionen werden unter anderem von einem erhöhten Kortisolspiegel begleitet, wie er auch chronische Stresszustände charakterisiert. Nicht nur bei einer Krebserkrankung ist es deshalb wichtig, durch Achtsamkeitspraxis, Entspannung, mentales Training und andere Selbsthilfestrategien den entgleisten Botenstoffhaushalt zurück in ruhigere Bahnen zu lenken, um die Selbststeuerungsmechanismen des Körpers wieder zu stärken.

## Stärkung der Widerstandskräfte

*Es gibt deutliche Hinweise darauf, dass ein durch Achtsamkeitstraining gestärktes Bewusstsein auch das Immunsystem bei Krebs positiv beeinflusst.*

Dass Gedanken konkreten Niederschlag in Körperreaktionen finden, hat zum Beispiel der Essener Psychologe Manfred Schedlowsky in einem Experiment nachgewiesen: Er kombinierte die Gabe des immunsupprimierenden Medikaments Cyclosporin (einer Substanz, die auch in der Krebstherapie eingesetzt wird) mit einem nach Mottenkugeln schmeckenden giftgrünen Getränk, in dem kein medizinischer Wirkstoff enthalten war. Eine Woche später erhielten die Testpersonen das gleiche Getränk; diesmal aber war darin nur ein Scheinmedikament enthalten, also kein Cyclosporin. Doch weil sie immer noch glaubten, ein Arzneimittel zu erhalten und dies an den Eindruck des grünen, unangenehm schmeckenden Saftes gekoppelt war, blieb ihr Immunsystem unterdrückt.

Dass wir unsere Abwehrbereitschaft konditionieren können, wird an vielen Beispielen deutlich – wenn etwa allein die Angst vor Tierhaaren Asthma auslöst oder ein ekelerregendes Foto reicht, um Herpesbläschen erblühen zu lassen. Die Konditionerung des Im-

17: siehe Literatur Seite 272.

munsystems über Gedächtniszellen, Botenstoffe und die Verknüpfung von Abwehr- und Nervenzellen ist es auch, die hinter dem Phänomen des vielzitierten Plazeboeffekts steckt.

### Raus aus der Opferrolle

In der Erkenntnis, dass Krebskranke nicht nur hilflose Opfer ihrer Krankheit sein müssen, steckt ein großes Potenzial, wie der Psychologe Martin Seligman von der Universität Pennsylvania in einem Experiment veranschaulichte. Er übertrug Krebszellen in Ratten und teilte die Nager in drei Gruppen: Eine wurde sich selbst überlassen, eine zweite bekam in Abständen leichte Elektroschocks, die dritte erhielt ebenfalls die Elektroschocks, lernte aber, den Stromimpuls durch Drücken einer Taste immer wieder abzustellen. Die Überlebensrate in dieser letzten Gruppe war am höchsten.

Das zeigt, dass weniger der Stress (Stromstoß) krank macht, sondern vor allem das Gefühl des Ausgeliefertseins (siehe Kasten auf Seite 176). Natürlich lassen sich Rattenexperimente nicht eins zu eins auf den Menschen übertragen. Doch zumindest bei diesen Tieren wird deutlich, wie wichtig es ist, Impulse aufzunehmen und darauf adäquat zu reagieren. Wer das kann – und man kann das mithilfe der Mind-Body-Medizin lernen –, hat vermutlich eine größere Chance auf Heilung als jemand, der alle Reize zu vermeiden versucht – eine Taktik, die ohnehin im Alltag nicht funktioniert.

# Ich, Es und die anderen: Spiritualität und Gemeinsamkeit

So, wie Meditation auch in einem nichtreligiösen Kontext praktiziert werden kann, so gibt es eine Spiritualität auch ohne Glauben. Jeder Mensch ist spirituell, ob er einer Religionsgemeinschaft angehört oder nicht. Darunter verstehen wir die lebendige Beziehung eines Menschen zu dem, was sein Leben trägt, was ihn stärkt. Für einen Teil von uns kann das der Glaube an Gott sein, für andere ist es vielleicht eine tiefe Beziehung zur Natur oder zu den Kindern.

Lebenskrisen wie zum Beispiel eine Krebserkrankung führen dazu, dass wir uns die Frage nach dem Sinn unseres Lebens stellen, auch Bilanz ziehen über das, was wir erreicht, und das, was wir nur erträumt haben. Der Psychoanalytiker Viktor Frankl stellte die Sinnfindung in den Mittelpunkt jedes Genesungsprozesses. Die Fähigkeit, auch Leid und Schmerz Sinn zuzuschreiben, das eigene Schicksal zumindest zum Teil verstehen zu können, ist auch der Kern der Salutogenese von Aaron Antonovsky, welche eine Basis der Mind-Body-Medizin darstellt.

Dieser Prozess ist häufig schmerzhaft. »Warum ich?« oder »Was habe ich falsch gemacht?« – Zorn, Wut, Verzweiflung und sehr häufig auch Schuldgefühle überfallen die meisten Kranken an irgendeinem Punkt ihrer Krebsgeschichte. Es ist wichtig, sie damit nicht allein, nicht in Hoffnungslosigkeit versinken zu lassen. Denn das verschlechtert nicht nur ihre Symptome und ihre Prognose, sondern trübt die gesamte Lebensqualität. Es droht, alle Chancen, die immer auch in einer Krise liegen, zunichtezumachen.

MBSR und Achtsamkeitsmeditationen sind eine Möglichkeit, mit Sinnkrisen umzugehen. Doch neben dieser Reise in die Innerlichkeit hilft bei spirituellen Fragen häufig gerade der umgekehrte Weg nach außen, in den Kontakt mit anderen Menschen. Um spirituelle Themen besprechen zu können, muss man nicht Seelsorger oder Therapeut sein – häufig sind es Ärzte oder Pflegende, manchmal auch speziell geschulte Sozialarbeiter, an die existenzielle Fragen gerichtet und hoffentlich auch aufgegriffen werden.

## Spiritualität und Befinden

Dass Spiritualität erheblichen Einfluss auf das Befinden hat, ist nicht nur frommer Glaube, sondern empirisch nachgewiesen. »Spiritual care«, die sinnstiftende Begleitung eines Krankheitsprozesses, ist in den USA an vielen Medizinfakultäten Bestandteil der Ausbildung – ein Prozess, der von der Onkologie ausging. In Deutschland gibt es hierfür seit 2010 eine erste überkonfessionell theologische Professur an der Ludwig-Maximilians-Universität. Wissenschaftliche Instrumente wie Fragebögen und Gesprächsleitfäden sollen die Dimensionen der Sinnsuche erforschen helfen.

## SPIEL UND SPASS

Psyche, Nervensystem und Krebs sind auf höchst vielfältige Weise miteinander verknüpft. Darauf weist auch eine beeindruckende Studie aus dem Jahr 2010 der Neurowissenschaftler Lei Cao und Matthew During hin.[18] Die beiden Wissenschaftler von der *Ohio State University* in Columbus machten ein klassisches Mäuseexperiment: Eine Gruppe von ihnen muss in kargen Standardkäfigen hausen, während die andere Nester zum Ausruhen findet, sich durch enge Tunnelröhren zwängen oder nach Lust und Laune in Laufrädern rennen kann. Auch leben die verwöhnten Tiere in größeren Gruppen.

Bei **Gedächtnistests** müssen die Mäuse beispielsweise lernen, frei schwimmend eine rettende Plattform im Wasser wiederzufinden. Oder sich in einem vertrauten Labyrinth zu orientieren, um den Weg zu bestimmten Leckerbissen aufzuspüren. Die ersten Resultate: Nagetiere, die in einer **anspruchsvolleren Umgebung,** in einem »enriched environment« leben, lösen solche Aufgaben besser als Artgenossen, die quasi in Einzelhaft leben. Ihr Gehirn wird durch das anregende Milieu nachweislich in eine Art **milden Stress** versetzt, der Körper aktiviert Schutzmechanismen.

Das Neue an diesen Versuchen von Cao und During ist, dass sie den Mäusen aggressive Tumorzellen spritzten und die Entwicklung der Erkrankung unter den **unterschiedlichen Lebensbedingungen** beobachteten. Dabei stellte sich heraus: Mäuse in abwechslungsreicher Umgebung und mit Gesellschaft widerstehen dem Angriff ansonsten tödlicher Haut- und Darmkrebszellen erheblich länger. Die Tumoren sind zudem nach einigen Wochen deutlich kleiner.

### Fetthormone unter Verdacht

Milder körperlicher und sozialer Stress hilft also, zumindest im Experiment an Mäusen, das Wachstum bereits etablierter Tumoren zu verlangsamen. Dabei stießen die Forscher auf zwei interessante Moleküle: Der Hypothalamus der Versuchstiere schüttet nach sechs Wochen im Luxuskäfig vermehrt den Wachstumsfaktor »brain derived growth factor« (BDNF) aus. Dieser sorgt offenbar dafür, dass im Blut die Konzentration eines weiteren Hormons dramatisch sinkt, das aus dem Fettgewebe stammt: des **Leptins.** Dieses reguliert den Appetit von Maus und Mensch und steht im Verdacht, eine Rolle bei der Entstehung von Krebs zu spielen. Da fettleibige Menschen ein höheres Risiko haben, an Krebs zu erkranken, als Normalgewichtige, könnte sich in den Fetthormonen eine interessante Spur verbergen. Das rückt die Mäuseversuche in die Nähe von möglichen Therapien.

18: siehe Literatur Seite 272.

Studien versuchten sogar, einen Zusammenhang zwischen religiöser Praxis und körperlichen Faktoren herzustellen. So gibt es Hinweise, dass regelmäßiges Beten (analog zur Achtsamkeitsmeditation) den Kortisolspiegel senkt,[19] aber zum Beispiel die Zahl verschiedener Zellen des Immunsystems steigert.[20] Die SPECT-Tomografie, ein bildgebendes Diagnoseverfahren, zeigt bei betenden Nonnen und Mönchen eine ähnliche Verschiebung der Hirnaktivität, wie sie sich bei Meditierenden nachweisen ließ.[21]

## Unterstützung in der Gruppe

Gruppen können dabei unschätzbare Dienste leisten. Erste Erfolge hatten sie bereits in den 30er-Jahren des vergangenen Jahrhunderts, als die Anonymen Alkoholiker die Selbsthilfegruppen erfanden. In den 60er-Jahren erlebten Gruppensettings ein Wiederaufleben in der Psychologie und Psychotherapie, später im Coaching. Sie erweisen sich als hilfreich im Umgang mit HIV, bei chronischen Schmerzen, Depressionen und schweren Herzkrankheiten.

*Das Gespräch miteinander, die gemeinsamen Themen und die gegenseitige Motivation, so belegen viele Studien, hilft auch im Umgang mit Krebs.*

Das Gespräch miteinander, die gemeinsamen Themen und die gegenseitige Motivation, so belegen viele Studien, hilft auch im Umgang mit Krebs. Der Psychiater David Spiegel von der *Stanford University* hatte 1989 in einer aufsehenerregenden Studie an Brustkrebspatientinnen zu belegen versucht, dass Gruppenunterstützung sogar die Chance auf ein Überleben verbessert. Zwar hatte diese Aussage sich in weiteren Untersuchungen nicht bestätigen lassen, sehr wohl aber zeigte sich erneut die Verbesserung des Allgemeinbefindens.[22] Auch scheint es Subgruppen zu geben, deren Teilnehmer doch auch im Hinblick auf ihre Überlebenszeit profitieren.[23]

Gruppen wirken der Isolation entgegen, mit der sich Krebskranke häufig konfrontiert sehen. Freunde, Verwandte und Arbeitskollegen fühlen sich der bedrohlichen Diagnose gegenüber hilflos, sie erinnert sie an ihre eigene Sterblichkeit und weckt Verlustängste. Viele Krebskranke ziehen sich auch aus eigenen Motiven zurück: aus einer depressiven Stimmung heraus, weil sie sich als zu schwach für Kontakte empfinden, zum Beispiel sexuelle Störungen haben oder sich generell in ihrem Körper nicht mehr wohl fühlen (beispielsweise nach einer Brustoperation).

19–23: siehe Literatur Seite 272.

## ▶ 10 GRUNDREGELN EINER KREBS-SELBSTHILFE-GRUPPE

1. Es geht um Wahrnehmungen und Emotionen, aber nicht (wie bei einer psychotherapeutischen Gruppe) um deren Analyse, Interpretation oder Diskussion.
2. Die Gruppe ist ein sicherer Ort der Achtsamkeit. Nichts, was dort gesagt oder gezeigt wird, wird verurteilt oder bewertet. Niemand muss sich äußern.
3. Ganz wichtig ist Respekt. Niemand dominiert. Alle haben die gleichen Rechte.
4. Die Gruppe erzieht zur Selbsthilfe. Auf jeden didaktischen Abschnitt folgt eine Phase der Praxis.
5. Die Gruppe agiert bewusst in der Gegenwart. Vergangenheit oder Zukunft spielen keine Rolle.
6. Die Person, die die Gruppe leitet, ist gleichzeitig eine Lernende. Sie beteiligt sich an allen Übungen.
7. Jeder Mensch hat die Fähigkeit zur Selbsterfahrung – unabhängig von Alter, Geschlecht oder Bildung. Spezielle Übungen können diese Intuition wecken und fördern.
8. Jeder Mensch ist imstande, für sich selbst Sorge zu tragen. Niemand ist hilflos, egal, wie schwer sein Zustand ist. Jeder kann lernen, sich selbst zu lieben.
9. Alle Gruppenmitglieder sind Spiegel füreinander. Themen, die von Einzelnen aufgebracht werden, sind Lernfelder für alle.
10. Die Gruppe verändert sich im Laufe der Zeit. Die Beziehungen ihrer Mitglieder wachsen.

Mind-Body-Verfahren werden am besten in Gruppen eingeübt. Sie sollten nicht mehr als zehn bis zwölf Mitglieder umfassen. Auf der Station einer Klinik sind es häufig offene, in einer Tagesklinik feste Gruppen (siehe Kasten auf Seite 181). Die Tagesklinikgruppen treffen sich innerhalb von zwei bis drei Monaten einmal pro Woche für einige Stunden. Um die Wirkung nachhaltig zu erhalten, müssen die Übungen jedoch anschließend kontinuierlich fortgeführt werden.

# Medizin: Technik oder Transformation?

Jede Begegnung mit einem anderen Menschen berührt jenes Geheimnis, das wir hier als Mind-Body-Medizin beschrieben haben. Sie ist das, was den Plazeboeffekt von Scheinmedikamenten ausmacht – die Verschmelzung unterschiedlicher Kräfte, sei es in der Beziehung zwischen Arzt und Patient oder der Aufhebung der Gegensätze von Körper und Geist. Sie steht für das, was in unterschiedlichen Heilsystemen als »prana« oder »Qi« oder auch »Spiritualität« bezeichnet wird. Sie beschreibt eine Kraft, die letztlich mehr ist als ihre Korrelate: die elektrischen Entladungen im Nervensystem, das veränderte Verhältnis von Immunzellen zueinander, der entspannte Muskeltonus.

Die Mind-Body-Medizin spricht die Komplexität unseres Seins an, und sie vertraut nicht nur den einzelnen Menschen, sondern auch dessen Unbewusstem, der Weisheit der Natur. Wie passt das zur harten Realität der Onkologie? Sehr gut, und das aus mehreren Gründen. Zum einen kann man die Mind-Body-Medizin als eine Art »Technik« einsetzen, um Ziele zu erreichen. Die *International Society of Integrative Oncology* empfiehlt sie zum Beispiel gegen Angst, Depression und Stimmungsschwankungen bei Krebs. Sie führe, heißt es in deren Leitlinien, zu einer deutlich messbaren Verringerung psychischer wie körperlicher Beschwerden.[24] Außerdem stößt sie Prozesse im Körper an, die das (unbewusste) vegetative Nervensystem stabilisieren. Dabei können physiologische Blockaden gelöst werden, was den Zugang jeder weiteren Therapie erleichtert.

In der Essener Klinik für Naturheilkunde erleben wir das immer wieder in beeindruckender Weise bei chronisch Kranken, die etwa Rheuma haben, entzündliche Darmerkrankungen oder Schmerzsyndrome. Parallel zur schulmedizinischen Diagnostik werden sie einer Reihe von körperlichen Behandlungen wie Wickeln oder Massagen unterzogen, und sie lernen verschiedene Entspannungsmethoden kennen und anzuwenden. Nach einer bestimmten Zeit, häufig nach fünf Tagen, berichten sie mehr oder weniger übereinstimmend, dass es »plötzlich Klick gemacht habe« – die Stimmung der Patienten verändert sich, und oft haben sich die Beschwerden dann deutlich gelindert.

24: siehe Literatur Seite 273.

Neben solchen symptombezogenen Sichtweisen gibt es den längerfristigen und ganzheitlich verstandenen Aspekt der Lebensstiländerung. Die Mind-Body-Medizin will auch jenseits einer begrenzten Therapiezeit, in der ihre Techniken erlernt werden, wirken. Über die Krise der Krankheit hinaus bemühen wir uns deshalb, Menschen von dem Gewinn eines veränderten und verbesserten Gesundheitsverhaltens zu überzeugen (siehe Seite 186 ff.). Wir möchten ihre schützenden und heilenden Kräfte nachhaltig stärken.

Um das zu erreichen, genügt es nicht, dass Betroffene nur innerhalb eines »therapeutischen Settings«, also vom Arzt oder Therapeuten, lernen. Vielmehr müssen sie dies vor allem voneinander erfahren, im Alltag. Das unterstützt der Austausch in Gruppen, wie er in unserer onkologischen Tagesklinik stattfindet. Aber auch andere Gruppen, zum Beispiel Selbsthilfegruppen, können diese Funktion übernehmen (siehe Seite 178). Wichtige Struktur gibt diesem Lernprozess die Motivation und Unterstützung von regelmäßiger Bewegung und gesunder Ernährung.

## Selbsthilfe und Selbsterfahrung

Während einer Krebsbehandlung hat die Mind-Body-Medizin unschätzbare Vorteile und sollte daher so früh wie möglich erlernt werden: Die Patienten haben ein Ziel vor Augen, das sie aktiv anstreben können. Sie werden von negativen Gedanken abgelenkt und verlieren viele Ängste. Sie verstehen, dass es immer noch Hoffnung gibt. Zusammengefasst kann die Mind-Body-Medizin nicht nur die Psyche und das Nervensystem stärken. Sie spielt auch eine wichtige Rolle bei der Linderung von Nebenwirkungen: Sie kann Schmerzen dämpfen, Übelkeit bessern, Komplikationen vorbeugen und Heilungszeiten verkürzen. Sie stabilisiert das Immunsystem. Dabei hilft besonders auch die Imagination: Krebskranke stellen sich vor, wie ihre Killerzellen den Tumor vernichten. Was naiv klingt, kann zu erstaunlichen, wenn auch unerklärten Effekten führen. So ist bei der Untersuchung von Biofeedback-Verfahren nachgewiesen worden, dass es Menschen gelingen kann, die Durchblutung des Körpers nur durch ihren Willen zu steigern; umgekehrt ist gezeigt worden, dass allein die Suggestion eine Blutung schneller stoppen kann.

# MODELL TAGESKLINIK ESSEN

Onkologische Patienten können in einer speziell auf ihre Bedürfnisse ausgerichteten Tagesklinik an der Naturheilkundlichen Klinik in Essen bereits parallel zur zytostatischen Behandlung Mind-Body-Verfahren kennenlernen.

## Wohlbefinden und Selbsterfahrung

Krebserkrankungen verändern das Leben der Betroffenen existenziell. Die Vorstellung oder auch Erfahrung, dass vitale Funktionen wie Atmung, Verdauung, Ausscheidung oder Sexualität massiv beeinträchtigt werden und potenziell zum Erliegen kommen können, sowie die Auseinandersetzung mit dem Thema Tod berühren und verstören die Betroffenen tief. Mind-Body-Interventionen können Patienten bei der Deutung und Sinnfindung ihrer durch die Tumorkrankheit ausgelösten Lebenskrise begleiten. Dabei werden nicht nur die Defizite, die durch die Krankheit ausgelöst werden, fokussiert, sondern auch die sich öffnenden neuen Perspektiven, die – trotz der objektiv nachteiligen Situation – zur persönlichen Weiterentwicklung und auch zu subjektivem Wohlbefinden führen können.

Einmal wöchentlich treffen sich in der Naturheilkundlichen Klinik in Essen Tumorpatienten in einer festen Gruppe und lernen in zweieinhalb Monaten Achtsamkeitspraxis und Entspannung, Kognitive Umstrukturierung sowie naturheilkundliche Selbsthilfestrategien.

## Hilfe zur Selbsthilfe

Diese Behandlungsform erfordert eine engagierte interdisziplinäre Zusammenarbeit von betreuenden Ärzten, Pflegekräften, Ordnungstherapeuten, Psychoonkologen und Physiotherapeuten, unter Umständen auch Seelsorgern.

Die soziale Unterstützung in der Gruppe hilft den Beteiligten, ihre Krankheit besser zu bewältigen und langfristige Lebensstiländerungen einzuleiten. Sie tauschen Erfahrungen mit Rückschlägen und Fortschritten aus. Sie erkennen ihre Belastungsgrenzen und Bedürfnisse besser. Ihre Lebensqualität bessert sich.

Entwickelt wurde das Programm in Zusammenarbeit mit dem *Mind/Body Medical Institute* der *Harvard Medical School* und dem *Center for Mindfulness* der *University of Massachusetts Medical School*.

Einen ähnlich partizipativen Ansatz finden Patienten in onkologischen Programmen an der Universitätsklinik für Hämatologie/Onkologie in Jena, am Zentrum für naturheilkundliche Forschung der Technischen Universität in München sowie am Zentrum für Integrative Krebstherapie an der Klinik Öschelbronn bei Pforzheim und am Immanuel Krankenhaus in Berlin.

# METHODEN DER ENTSPANNUNG

Yoga ist eine klassische Methode in der modernen Mind-Body-Medizin. Der indische Gelehrte Patanjali beschrieb die Kombination aus Meditation, Atmen, Visualisierung und Dehnübungen vor mehr als 2000 Jahren als einen Prozess, der die Gedanken aus dem Kopf vertreiben und den Geist beruhigen solle.

Yoga lässt sich in sehr unterschiedlicher Intensität und in vielen Varianten ausüben, sodass leichte Übungen auch während einer Krebstherapie im geschwächten Zustand möglich und hilfreich sind. Studien zeigen, dass Yoga zu einer deutlichen Verbesserung der Lebensqualität führt (gemessen bei Brustkrebspatientinnen), den Medikamentenverbrauch reduzieren und die Schlafqualität fördern kann (bei Lymphompatienten). Auch nehmen Depression und Ängstlichkeit durch regelmäßiges Yoga deutlich ab.[25–27]

Eine Studie an 125 Krebspatienten, die bestrahlt wurden, beschreibt die bessere Verträglichkeit der Therapie, weniger Darmprobleme und längere Schlafphasen.[28]

## Qigong und Tai-Chi

Qigong, die Bewegungslehre, die wie das Yoga auch als Mittel der Selbstfürsorge und Prävention praktiziert wird, ist ebenfalls eine Mischung aus Bewegung, Meditation und Imagination. In China werden für Vorbeugung und Verbesserung des Wohlbefindens 20 Minuten täglich empfohlen. Es gibt nicht viele Studien zu Qigong und Krebs, doch gesichert ist, dass sich das Absenken des Kortisolspiegels positiv auswirkt, auch verbessert sich das Abwehrsystem. Eine Untersuchung mit Brustkrebspatientinnen aus den USA prüfte die Wirkung des dem Qigong verwandten Tai-Chi. Selbstbewusstsein und Lebensqualität der Teilnehmerinnen stieg.[29]

## Imagination

Allein die Vorstellung eines angenehmen Bildes in Kombination mit Ruhe und Entspannung kann Krebsschmerzen deutlich senken, so lautet das Ergebnis vieler Studien. So wiesen von 110 Patientinnen mit Brustkrebs, die sich einer Knochenmarktransplantation unterziehen mussten, diejenigen weitaus weniger Angst und Übelkeit auf, die Kognitive Umstrukturierung gemeinsam mit Imagination angewendet hatten. Auch begleitend zu Phasen der Chemotherapie und Bestrahlung steigert Imagination Verträglichkeit und Lebensqualität.

In die Krebstherapie wurde die Imagination bereits in den 60er-Jahren von dem Onkologen O. Carl Simonton und seiner Frau Stephanie, einer Psychologin, eingeführt. Verlängerte Überlebenszeiten erklärten sie mit einem Effekt dieser Methode auf das Immunsystem. Heute wissen wir, dass

25–29: siehe Literatur Seite 273.

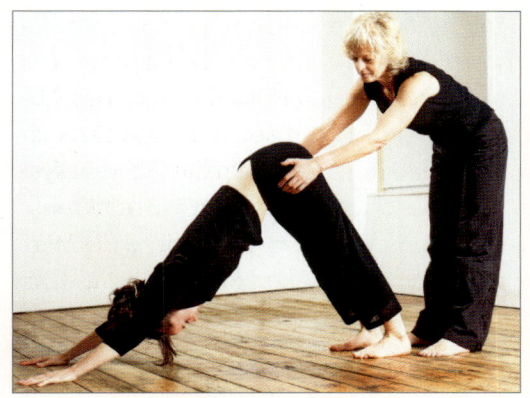

*Yoga ist auch Kranken möglich und für sie hilfreich.*

Imagination starke physiologische Prozesse auslöst, die fast alle Regelkreise des Körpers betrifft. Sie beeinflusst Atmung, Puls, Blutdruck, Stoffwechsel, die Aktivität des Verdauungssystems, Sexualität und das Immunsystem. [30]

## Hypnose

In den USA ist die Hypnose ein anerkanntes Verfahren, um ein breites Spektrum an Syndromen zu behandeln – Phobien, Sucht, Allergien und Übelkeit. In Europa wird sie seltener und meist im Rahmen einer Psychotherapie angewendet. Ihr Kern liegt in der Suggestion. Der deutsche Arzt Franz Anton Mesmer (1734–1815) hatte diese entdeckt und, analog zu den naturwissenschaftlichen Debatten seiner Zeit, für eine magnetische Kraft gehalten. Daraus entstand die Hypnose, die auch Sig-

mund Freud als Instrument einsetzte, bis er sein psychoanalytisches Verfahren entwickelte. Sie aktiviert andere Bewusstseinszentren als die reine Imagination: Die Wahrnehmung ist eingeschränkt, die Aufmerksamkeit auf ein bestimmtes Thema oder Signal fixiert. Bis zu 85 Prozent der Bevölkerung, so Zahlen aus den USA, sprechen auf Hypnose an.

Einer der interessanten Aspekte der Hypnose ist die Tatsache, dass Patienten währenddessen Dinge erinnern oder Zustände erleben, die sie bei normalem Bewusstsein nicht oder nur ungern aushalten würden. Ihr Bewusstsein wird dabei von bestimmten Kontrollzentren des Gehirns abgekoppelt – das kann so weit reichen, dass auch die Signale der körpereigenen Schmerzrezeptoren nicht bis zum Gehirn vordringen.

Hypnose erleichtert operative Eingriffe, zum Beispiel bei Brustkrebs, und reduzierte dort einer Studie zufolge Erbrechen und Übelkeit um 29 Prozent. Metaanalysen belegen außerdem, dass fast 90 Prozent aller Patienten positiv auf Hypnose ansprechen, wenn es um die Verringerung von Schmerzen geht. Hypnose senkt die Angst, verbessert die Durchblutung durch Entspannung, verringert die Rate an Komplikationen und beschleunigt die Wundheilung. [31]

Patienten mit psychiatrischen Erkrankungen sollten vor einer Hypnose jedoch einen Facharzt konsultieren.

30, 31: siehe Literatur Seite 273.

## ▶ MINIS FÜR DEN ALLTAG

Unter Minis versteht man kurze, praktische Achtsamkeitsübungen für den Alltag, die man in kurzen Pausen zwischen Tätigkeiten oder bei anderen Gelegenheiten durchführen kann:

- 10 Stufen: Atmen Sie gleichmäßig und zählen Sie dabei von Zehn an rückwärts: Ein- und Ausatmen steht für eine Zahl. Stellen Sie sich dabei vor, dass Sie eine Treppe hinabgehen.
- Wellenatmen: Zählen Sie beim Einatmen langsam bis Vier, beim Ausatmen rückwärts wieder bis Null. Wiederholen Sie dies beliebig oft.
- Atem anhalten: Atmen Sie ein und halten Sie die Luft für einige Sekunden an. Atmen Sie aus und warten Sie wieder einige Sekunden, bevor Sie erneut Luft holen.
- Pausen zwischen den Atemzügen einlegen: Atmen Sie ein und wieder aus. Machen Sie dann eine Pause von mehreren Sekunden, bis Sie wieder beginnen.

Es gibt kaum eine andere Medizinrichtung, die ein so positives Verhältnis zwischen großem Nutzen und geringem Risiko hat. Dabei halten sich auch die Kosten in Grenzen, da die Mind-Body-Medizin mit ihren Methoden meist in Gruppen gelernt und später selbstständig durchgeführt wird.

Es gibt keine eindeutigen Belege dafür, dass Mind-Body-Medizin das Überleben bei einer Krebskrankheit verlängern kann, auch wenn manches dafür spricht, vor allem in Kombination mit anderen Lebensstilveränderungen (siehe Seite 186 ff.). Doch ihr eigentliches Ziel reicht über Symptomkontrolle oder auch das Verschwinden der Krankheit hinaus. Mind-Body-Medizin ist ein Instrument der Selbsterfahrung und -entfaltung, der Veränderung und Entwicklung. »Ich habe meine Würde wiedergefunden«, beschreibt das zum Beispiel eine Patientin unserer Essener onkologischen Tagesklinik (siehe Seite 181). »Es geht mir gut«, sagen dort Krebskranke bei der ärztlichen Visite, obwohl die medizinischen Daten eigentlich auf etwas anderes schließen lassen.

»Mitten im Winter habe ich erfahren, dass es in mir einen unbesiegbaren Sommer gibt«, schrieb der französische Philosoph und Schriftsteller Albert Camus. Das ist ein wunderbares Bild für das, wozu Menschen fähig sind, wenn sie sich ein Stück weit von ihrer Krankheit lösen können und sie aus einem gewissen Abstand betrachten – als etwas, das existiert, aber sie nicht vollständig ausmacht. Das Überleben ist nur ein Schritt in einer langen Reise.

Üben Sie eine Form von Entspannung ein: Beginnen Sie vielleicht mit einer CD, mit der Sie zu Hause täglich und regelmäßig an sich arbeiten. Zumindest für den Einstieg sind jedoch die Unterweisung durch einen Therapeuten und die Unterstützung einer Gruppe sehr zu empfehlen. Viele Krankenkassen vermitteln Kurse zur Stressbewältigung und übernehmen häufig auch die Kosten. Eine MBSR-Gruppe in Ihrer Nähe finden Sie über den MBSR-MBCT-Verband (www.mbsr-verband.org). Mind-Body-Medizin wird an einigen naturheilkundlichen Kliniken (z. B. auch in Berlin) angeboten, die auch Krebskranke betreuen.

# Aufbruch in ein neues Leben

Nicht rauchen, nicht zu viel, aber das Richtige essen, sich wöchentlich mehr als dreieinhalb Stunden intensiv bewegen – wer möchte nicht so perfekt sein?

Dabei wäre es so einfach, gesund zu bleiben – denn wer all dies tut, hat im Vergleich zu jemand, der diesen Ratschlägen nicht folgt, ein um fast 80 Prozent niedrigeres Risiko, irgendwann chronisch krank zu werden. Die Wahrscheinlichkeit, Diabetes zu entwickeln, sinkt um 93 Prozent, die eines Herzinfarkts um 81 Prozent, das Risiko, einen Schlaganfall zu erleiden, um die Hälfte und das, Krebs zu bekommen, um immerhin 36 Prozent.

Das zumindest ist das Ergebnis einer aktuellen Langzeitstudie über den Zusammenhang zwischen Krebs und Ernährung der *European Prospective Investigation into Cancer and Nutrition* (EPIC).[1] Die über eine halbe Million Menschen und zehn Länder erfassende Erhebung begann 1994 und soll europaweit 20 Jahre lang weitergeführt werden. Rund 23.000 deutsche Probanden untersucht das Potsdamer Deutsche Institut für Ernährungsforschung dabei.

Inwieweit der Lebensstil Tumorkrankheiten hervorrufen, begünstigen oder auch verhindern kann, erforschten auch der *World Cancer Research Fund* und das *American Institute for Cancer Research.* 500.000 internationale Untersuchungen wurden geprüft und dann 7000 davon, die den wissenschaftlichen Auswahlkriterien genügten, in die Auswertung einbezogen. 2007 wurde das Ergebnis veröffentlicht. Danach kann sein Krebsrisiko deutlich senken, wer

- sich täglich aktiv bewegt,
- so schlank wie möglich bleibt, aber auch nicht dünner wird, als der wünschenswerte Body-Mass-Index (siehe Seite 233) besagt,
- keine energiedichten Lebensmittel isst (z. B. Weißmehl, Fett) und keine zuckerhaltigen Getränke *(soft drinks)* trinkt,
- sich überwiegend pflanzlich ernährt, bei Fleisch vor allem das rote reduziert und keine verarbeiteten Fleisch- und Wurstprodukte verzehrt (Gefahr von Nitrosaminen),

*Wer nicht raucht, sich gesund ernährt und genügend bewegt, hat ein um fast 80 Prozent niedrigeres Risiko, im Laufe seines Lebens chronisch krank zu werden.*

1: siehe Literatur Seite 273.

- Salz nur in geringen Mengen zu sich nimmt,
- Alkohol reduziert (siehe Seite 213) oder darauf verzichtet,
- Schimmel vermeidet,
- statt Vitamin- und ähnlichen Präparaten lieber frisches Obst und Gemüse isst.

## Die Macht der Entscheidung

Die Chancen, allein durch den Lebensstil viele Krankheiten zu vermeiden, sind so beeindruckend, wie die Realität ernüchternd ist: Nur 14 Prozent der Erwachsenen in Deutschland nämlich führen ein gesundes Leben, so eine bundesweite Studie der Deutschen Krankenversicherung (DKV) und der Deutschen Sporthochschule Köln aus dem Jahr 2010. Ein Drittel der Befragten geht täglich nicht mehr als 10 Minuten zu Fuß. Jeder Vierte ist kein bisschen körperlich aktiv. 60 Prozent erfüllen nicht einmal das von der Weltgesundheitsorganisation vorgegebene Mindestmaß an Bewegung: eine halbe Stunde moderates Gehen oder Radfahren täglich. Mehr als die Hälfte ernährt sich nicht ausgewogen, ein Viertel der Deutschen raucht, ein knappes Fünftel trinkt zu viel Alkohol – mehr als ein Glas Wein oder Bier täglich – und jeder zweite Deutsche leidet unter Stress.

*Nur 14 Prozent der Erwachsenen in Deutschland führen ein gesundes Leben, so eine bundesweite Studie der Deutschen Krankenversicherung und der Deutschen Sporthochschule Köln aus dem Jahr 2010.*

### Die Gene umschreiben

Was also können wir tun, um Menschen dazu zu motivieren, mehr für sich zu tun? An ihre Verantwortung appellieren? Durch den Lebensstil hervorgerufene Krankheiten, zeigen jüngste Forschungen der Epigenetik, können möglicherweise sogar über Generationen weitervererbt werden. So haben zum Beispiel die Kinder von übergewichtigen Schwangeren ein deutlich erhöhtes Risiko, in ihrem späteren Leben Diabetes zu bekommen – ein überhöhter Insulinspiegel ist übrigens auch ein Risikofaktor für eine Tumorkrankheit, wie wir in diesem Kapitel noch sehen werden.

Andererseits können wir durch unser Verhalten unser Erbgut auch positiv beeinflussen. Krebs ist zwar ein Leiden, bei dem die Genetik eine wesentliche Rolle spielt, doch mit einiger Anstrengung lässt sich zumindest beeinflussen, wie groß diese ist: Dean Ornish, Kardiologe und einer der Pioniere der strukturierten Lebensstilver-

187

änderung, lieferte 2008 die ersten molekularbiologisch nachvollziehbaren Hinweise dafür: An Männern mit beginnendem Prostatakrebs konnte er zeigen, dass ein gesunder Lebensstil mit ausreichend Bewegung, richtiger Ernährung, regelmäßiger Meditation und Yoga bereits nach drei Monaten die Aktivität der sogenannten Telomerase steigerte. Dieses Enzym bremst im Erbgut die Verkürzung der Telomere – das sind Proteine, die am Ende der Chromosomen diese wie Kappen schützen und so für deren Stabilität sorgen. Für die Entdeckung der wichtigen Funktion der Telomere haben die Australierinnen Elizabeth H. Blackburn, Carol W. Greider und der Amerikaner Jack W. Szostak 2009 den Nobelpreis für Medizin verliehen bekommen.

An seiner Prostata-Studiengruppe konnte Ornish überdies feststellen, dass in den Prostatadrüsen der Männer über 500 Gene in veränderter Weise aktiviert wurden. Zumindest von einem Teil davon ist bekannt, dass sie Einfluss auf das Krebsgeschehen nehmen, weil sie zum Beispiel den Proteinstoffwechsel der Zellen regulieren. Das Ergebnis dieser Pilotstudie an nur 30 Patienten muss allerdings noch in größeren klinischen Versuchen bestätigt werden.[2]

---

**Nach den jüngsten wissenschaftlichen Daten ist die Aussage mancher Onkologen, »Am besten, Sie leben weiter wie bisher«, nicht korrekt und wahrscheinlich zum Nachteil des Patienten. Verändern Sie Ihr Leben: Es ist nie zu spät!**

---

Auch das soziale Umfeld spiegelt sich in der Genaktivität wider: Biologen suchen nach einer Erklärung, warum schwarze Frauen in den USA um 37 Prozent häufiger an Brustkrebs erkranken als weiße. Zwar weisen sie eine Reihe grundsätzlicher genetischer Unterschiede zu weißen Frauen auf (sie bekommen z. B. leichter die aggressiven »triple-negativen« Tumorvarianten), doch das erklärt noch nicht, warum etwa in der Großstadt Chicago der Unterschied sogar 68 Prozent beträgt. Das kann nur auf den Stress der sozialen Brennpunkte zurückgehen, der auf die Genaktivität einwirkt, vermuten Wissenschaftler der dortigen Universität.

Natürlich liegt unser Leben nur zum Teil in unserer eigenen Hand. Aber dieser Teil ist viel größer und wichtiger, als Sie vermuten. In ihm liegt sogar mehr Kraft und Stärke, als Ihnen die Medizin jemals zu verleihen vermag. Indem Sie sich selbst Vertrauen schenken, indem Sie Mut zu Veränderungen fassen – und häufig ist eine Krebserkrankung ein wichtiger Schritt auf so einem Weg –, können Sie eine bisher ungeahnte Kraft erlangen, seelisch wie körperlich. In unserer Essener Naturheilklinik machen wir immer wieder die beeindruckende Erfahrung mit Menschen, die plötzlich in der Krise einer schweren Krankheit die Kraft für einen neuen Weg für sich sehen.

# Fit bleiben: sich gesund trainieren

»Ruhen Sie sich aus«, rieten Ärzte früher häufig ihren Patienten – heute wissen wir aus vielerlei Erfahrungen, dass das meist falsch ist. Das alte Sprichwort »Wer rastet, der rostet« hat auch bei einer Krebserkrankung durchaus seine Berechtigung. Lange Zeit glaubte die Medizin, gerade Krebspatienten müssten sich schonen, um ihre angegriffene Gesundheit nicht zu gefährden. Inzwischen aber ist erwiesen: Langfristig aktiv zu bleiben ist wichtig, denn es erhöht nicht nur die Lebensqualität bereits während der onkologischen Behandlung, sondern senkt auch das Risiko eines Rückfalls.

So kam ein Expertenkreis des *World Cancer Research Fund (WCRF)* in London im Jahr 2009 nach der Auswertung der wichtigsten Studien zu dem Schluss, dass regelmäßige körperliche Aktivität der Neubildung von bösartigen Tumoren vorbeugen kann. Speziell für Darmtumoren und für hormonabhängigen Brustkrebs in der Postmenopause, also nach den Wechseljahren, lassen sich deutlich schützende Effekte nachweisen.[3]

Die erste Pionierstudie stammt bereits aus dem Jahr 1962: Arbeiter bei der US-Eisenbahn erkrankten deutlich seltener an Krebs als Angestellte der Bahn, welche die meiste Zeit sitzend verbrachten.[4] Inzwischen werden weltweit jährlich rund 500 Untersuchungen zum Thema Bewegung und Krebsprävention veröffentlicht. Forscher suchen dabei sowohl nach den zugrunde liegenden biologischen Mechanismen, aber auch nach Ansätzen, die Menschen zu überzeugen und zu motivieren, diesen einfachen und vielfach nutzbringenden Weg zu wählen, um Krebs zu verhindern.

*Regelmäßige körperliche Aktivität kann der Neubildung von bösartigen Tumoren vorbeugen. Speziell für Darmtumoren und für hormonabhängigen Brustkrebs nach den Wechseljahren lassen sich deutlich schützende Effekte nachweisen.*

3, 4: siehe Literatur Seite 273.

## Erkenntnisse aus der Präventionsforschung

Regelmäßige körperliche Aktivität senkt ganz eindeutig das Risiko, an Krebs zu erkranken. Dabei ist es gar nicht notwendig, besonders intensiv zu trainieren oder vielleicht sogar an Wettkämpfen teilzunehmen: tägliches Spazierengehen, Radfahren oder Gartenarbeit bringt schon einen erheblichen Benefit.

**Rund 40 Prozent aller Krebsfälle könnten Schätzungen zufolge durch regelmäßiges körperliches Training vermieden werden. Für Brust- und Darmkrebs, aber auch für das Prostatakarzinom ist das klar nachgewiesen. Was für die Vorbeugung gilt, ist auch wichtig, um Rückfälle zu vermeiden. Bewegung ist also ein ganz zentraler Teil einer langfristigen Überlebensstrategie.[5]**

- **Beispiel Prostatakrebs:** Männer, die während ihrer beruflichen Tätigkeit nicht nur sitzen und insgesamt mehr als 30 Minuten täglich gehen oder sich intensiver bewegen, bekommen seltener Prostatakrebs.[6] Besonders aggressive Tumoren scheinen bei Männern über 65 deutlich seltener aufzutreten, wenn diese zuvor wenigstens drei Stunden pro Woche anstrengende körperliche Aktivitäten wie Laufen, Schwimmen oder Radfahren ausführten.[7]
- **Beispiel Darmkrebs:** Bei Männern wie Frauen, ergab eine Metaanalyse von 52 Studien, sinkt das Risiko, an Darmkrebs zu erkranken, im Durchschnitt um 23 Prozent, wenn diese körperlich aktiv sind. Die Aktivität wurde in »Metabolischen Äquivalenten« (MET) gemessen. Der Wert entsprach sechs Stunden zügigem Gehen in der Woche.[8, 9]
- **Beispiel Brustkrebs:** Zwei Drittel von über 60 Studien, die bis 2007 zu diesem Thema publiziert waren, zeigten eine um 25- bis 30-prozentige Verringerung des Risikos, an Brustkrebs zu erkranken. Der Effekt war umso höher, je intensiver die Bewegung war und je länger sie praktiziert wurde.[10, 11]
- **Beispiel Gebärmutterkrebs:** Körperliche Aktivität senkt das Risiko, Gebärmutterkrebs zu bekommen, deutlich, bis zu 30 Prozent, unabhängig vom Körpergewicht, so die systematischen Auswertungen von rund 40 Studien.[12–15]

5–15: siehe Literatur Seite 273.

Natürlich ist Krebs eine multifaktoriell bedingte Erkrankung (siehe Seite 12 ff.), die nicht alleine durch Bewegungsmangel zu erklären oder zu beheben ist. Verstehen Sie diese Forschungsergebnisse aber als Ermutigung, Ihr individuelles Risiko senken zu können. Zudem berichten Patienten, die vor ihrer Krebserkrankung sportlich aktiv waren, immer wieder davon, dass ihnen der Wiedereinstieg in ein regelmäßiges Training während und nach der Therapie leichter fällt als Menschen, die sich vorher kaum bewegt haben.

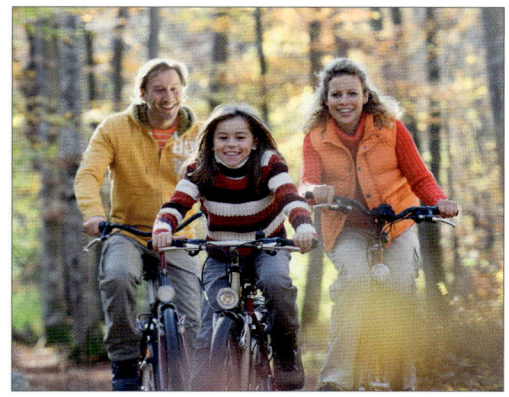

*Zusammen mit anderen fällt es meist leichter, sich zu sportlicher Aktivität zu motivieren.*

## Wenig hilft schon viel

Es geht bei der Steigerung Ihrer körperlichen Aktivität nicht darum, sich bis an die Leistungsgrenze auszulasten und zum Profisportler zu werden. Viel wichtiger ist, dass Sie sich mit Freude und deshalb auch regelmäßig bewegen. Ziel ist eine Basis-Fitness, mit der sich die vielfältigen Belastungen des beruflichen und privaten Alltags problemlos bewältigen lassen.

**Auch wenn Sie bisher nicht oder nur sehr wenig körperlich aktiv waren, dann sollten Sie jetzt damit beginnen. Es ist nie zu spät, mit Bewegung anzufangen. Untersuchungen zeigen, dass man durch körperliche Aktivität auch mit über 70 Jahren positiv Einfluss auf die Gesundheit und Lebensqualität nimmt.**

Versuchen Sie daher, Bewegung in Ihren Alltag zu integrieren und ein Regelmaß zu finden. Vielleicht helfen Ihnen dabei feste Absprachen mit Trainingspartnern oder Gruppentermine. Setzen Sie sich realistische Ziele, um die Barrieren auf dem Weg dorthin möglichst gering zu halten. Wenn Sie zum Beispiel trotz mehrerer Anläufe keine Routine im Joggen oder Fahrradfahren bekommen, weil es Sie im Alltag zu viel Überwindung kostet, dann versuchen Sie es mit Walken oder Spazierengehen: Schon 30 Minuten täglich fördern die Gesundheit. Oder nehmen Sie sich den Sport direkt nach der Arbeit vor, um zu Hause nicht in alte Gewohnheiten zu verfallen.

# DIE RICHTIGE TRAININGSINTENSITÄT

Viel von dem, was Sie tagsüber tun, trägt zur Gesamtsumme »körperlicher Aktivität« bei – wenn Sie dabei Ihren Herzschlag beschleunigen. Versuchen Sie deshalb, Ihren Alltag möglichst bewegt zu gestalten. Erledigen Sie zum Beispiel Ihre Einkäufe zügig zu Fuß oder mit dem Fahrrad, anstatt mit dem Auto zu fahren. Wichtig dabei ist, dass Sie sich mindestens 10 Minuten am Stück bewegen. Die empfohlenen 30 Minuten moderater Aktivität können dagegen auf zwei bis drei Blöcke über den Tag verteilt werden.

## Moderate Intensität
- Zügiges Gehen/Walken
- Langsames Schwimmen
- Fahrradfahren
- Tanzen
- Gartenarbeit
- Hausarbeit
- Tennis (Doppel)
- Golfspielen

## Erhöhte Intensität
- Joggen
- Squash
- Fahrradfahren >16 km/h
- Tennis (Einzel)
- Schnelles Schwimmen
- Stepaerobic
- Rudern
- Schnelles Inlineskaten

Bemerkenswerterweise haben Studien gezeigt, das sich Bewegung im Beruf (etwa Fabrikarbeit) weniger intensiv positiv auswirkt als freiwillige Aktivität. Ob Sie Spaß an dem haben, was Sie tun, spielt also eine große Rolle: Es verändert nicht nur Ihren Botenstoffhaushalt, sondern beeinflusst auch Herzfrequenz und Muskeltonus. Deshalb ist es wichtig, eine Bewegungsart zu finden, zu der man sich leicht motivieren kann und die nicht nur Anstrengung, sondern auch Vergnügen ist.

Wie sehr Sie sich aktiv betätigen, hängt natürlich auch davon ab, wie fit Sie sind. Zu Beginn kann es ziemlich anstrengend sein, mit fünf Stundenkilometern zu walken. Doch je länger Sie trainieren, desto leichter wird Ihnen dieselbe Aktivität fallen. Wenn

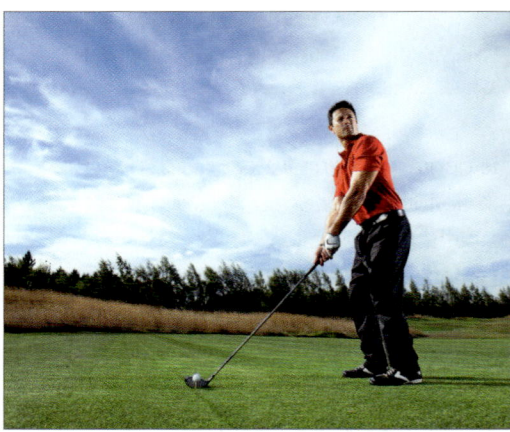

*30 Minuten täglich sollte man sich moderat bewegen und zum Beispiel Golf spielen.*

| Alter | Empfohlener Trainingspuls für moderate Aktivitäten | Maximaler Trainingspuls |
|---|---|---|
| 20 | 100–140 | 150–170 |
| 25 | 98–137 | 145–165 |
| 30 | 95–133 | 140–160 |
| 35 | 93–130 | 135–155 |
| 40 | 90–126 | 130–150 |
| 45 | 88–123 | 125–145 |
| 50 | 85–119 | 120–140 |
| 55 | 83–116 | 115–135 |
| 60 | 80–112 | 110–130 |
| 65 | 78–109 | 105–125 |
| 70 | 75–105 | 100–120 |
| 75 | 73–102 | 95–115 |
| 80 | 70–98 | 90–110 |
| 85 | 68–95 | 85–105 |
| 90 | 65–91 | 80–100 |

plus/minus 10 variieren.) Empfohlen wird, mit 50 bis 70 Prozent des maximalen Herzpulses zu trainieren (siehe Tabelle links).

Bis sich das Gespür für die richtige Belastungsintensität eingestellt hat, können Sie zur Trainingssteuerung eine Pulsuhr zu Hilfe nehmen oder die Herzfrequenz mit der Hand messen. Dies tun Sie, indem Sie zwei Finger der gegenüberliegenden Hand sanft auf die Innenseite des Handgelenks legen. Wenn Sie Ihren Puls gefunden haben, zählen Sie den Pulsschlag für 15 Sekunden mit und multiplizieren Sie diese Zahl mit vier. Diese Zahl ist Ihre momentane Herzfrequenz. Beachten Sie dabei bitte, dass bestimmte Medikamente (etwa Betablocker) Ihre Herzfrequenz beeinflussen können. Ihr Arzt kann Sie beraten.

Sie genau wissen wollen, wie Sie sich belasten sollen, um moderat oder intensiv aktiv zu sein, können Sie den Grad Ihrer individuellen Belastung mithilfe der Herzfrequenz kontrollieren (siehe Tabelle oben). Der maximale Trainingspuls (max. Trainingsherzfrequenz) kann mit folgender Formel berechnet werden: 180 minus Lebensalter. (Abhängig vom jeweiligen Fitnesszustand kann der Trainingspuls um

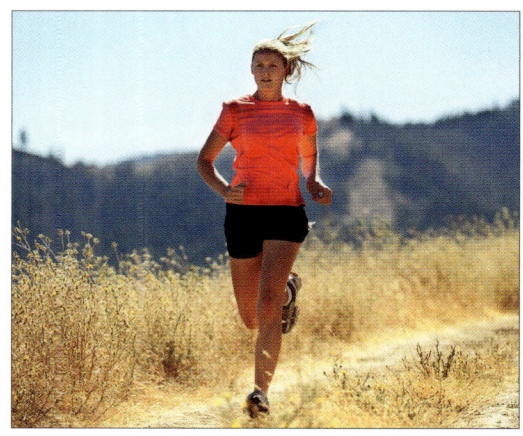

*Wie intensiv Sie trainieren, ob Sie zum Beispiel joggen können, hängt davon ab, wie fit Sie sind.*

Optimal im Sinne der Prävention ist moderates Ausdauertraining im aeroben Bereich: Das bedeutet, dass Sie sich nicht ganz auspowern, sondern nur 50 bis 70 Prozent Ihrer möglichen Leistung aus sich herausholen: »Laufen, ohne zu schnaufen.« Dann kommt der Körper mit der Sauerstoffversorgung (aerob) der Lunge aus, im Gegensatz zum anaeroben Training, bei dem so viel Energie verbraucht wird, dass die Luft nicht ausreicht, sondern Kohlenhydrate durch Milchsäuregärung (Muskelkater) abgebaut werden müssen.

**Sie sollten sich 30 Minuten täglich moderat bewegen, mindestens dreimal pro Woche und auf jeden Fall mit einer gewissen Regelmäßigkeit (also nicht eine Woche täglich und die nächste überhaupt nicht). Wenn Sie Ihre Leistungsfähigkeit weiter verbessern wollen, werden 60 Minuten moderate oder 30 Minuten intensive körperliche Aktivität empfohlen.**

## Bewegung gegen Fatigue

Obwohl sich körperliche Aktivität inzwischen als wirksame Therapie bei vielen chronischen Krankheiten fest etabliert hat, wird ihr Potenzial zur Unterstützung einer Krebsbehandlung oft noch unterschätzt. Viele Onkologen wollen ihre Patienten nicht überanstrengen, zumal sich viele von ihnen vor allem während der Chemotherapie zu erschöpft für Aktivitäten fühlen. Zu starke Schonung verursacht jedoch neue Probleme: Der Mangel an Bewegungsreizen führt zu einem Abbau an Muskelmasse und Leistungsfähigkeit von Herz und Lunge. Das wiederum schwächt Kraft und Ausdauer.

Ganz wichtig ist Bewegung deshalb als Mittel gegen die Fatigue, die chronische Erschöpfung – eines der häufigsten und belastendsten Symptome einer Krebserkrankung. Mindestens 70 Prozent aller Tumorpatienten leiden unter einer Fatigue, die mitunter Monate, manchmal noch Jahre nach dem Abschluss einer Behandlung weiter besteht (siehe Seite 100). Durch Appetitlosigkeit, Durchfälle oder Bettruhe zusätzlich geschwächt verlieren die Patienten Muskelmasse, was ihr körperliches wie seelisches Wohlbefinden nur noch mehr beeinträchtigt. Die Leistungsfähigkeit sinkt, was Kraft und Ausdauer weiter verringert. Alltägliche körperliche Aktivitäten werden in der Folge immer anstrengender. Deshalb rast bei Tumorpatienten der Puls häufig schon beim Spazierengehen.

Wer rechtzeitig tägliches Gehen zu seiner Routine macht, kann diesem Abbauprozess aber gezielt entgegenwirken: Zum Beispiel ist Walken auch während den Belastungen einer Chemotherapie oder Bestrahlung eine gute Möglichkeit, ohne besondere Anstrengung oder mit dem Risiko von Verletzungen zu trainieren: Schon eine halbe Stunde täglich, zeigte eine Studie an schottischen Prostatakrebspatienten, verbesserte deren körperliche Leistungsfähigkeit. Die Patienten der Vergleichsgruppe, die nichts taten, waren zum Ende der vierwöchigen Studie sogar erschöpfter als jene, die sich anstrengten. Das liegt daran, dass durch die Bewegung die Muskelmasse erhalten oder erhöht wird, was unter anderem die Kapazität der Sauerstoffaufnahme steigert: Es bilden sich in den Muskeln feine Blutgefäße aus, das Plasmavolumen nimmt zu, das Herz kann leichter pumpen. Das US-amerikanische *National Comprehensive Cancer Network (NCCN)* hat in seinen Leitlinien zur Behandlung der chronischen Müdigkeit betont, wie wichtig dabei Bewegung ist. Sie wirkt bereits gegen die Angst, einen der Auslöser der Fatigue.[16, 17]

Wenn 30 Minuten während der Phase der Chemotherapie eine zu große Anforderung sind, sollte mit einem Intervalltraining (siehe Seite 200) begonnen werden, das langsam gesteigert wird.

*Schon eine halbe Stunde tägliches Walken, zeigte eine Studie an schottischen Prostatakrebspatienten, verbesserte deren körperliche Leistungsfähigkeit.*

## Aktiv gegen Nebenwirkungen und für ein längeres Leben

Bewegung hilft auch dabei, belastende Nebenwirkungen der Krebsbehandlung zu reduzieren, zum Beispiel bei Prostatakrebs: Männern, die eine antiandrogene (also antihormonelle) Therapie erhielten oder solche, die bestrahlt wurden, konnten bereits drei Trainingseinheiten pro Woche signifikante Verbesserungen der Lebensqualität (im Vergleich zu einer Kontrollgruppe) bringen.[18–21] Wenn sie noch intensiver trainierten, also rund 10 Stunden in der Woche walkten oder sich ähnlich ausgiebig bewegten, wuchs ihr Tumor langsamer und die Sterblichkeitsrate sank.[22–25] (Bei Prostatakrebs wird häufig vor einer Operation eine Phase der Beobach-

16–25: siehe Literatur Seite 273.

tung empfohlen.) Eine Senkung des Mortalitätsrisikos durch körperliche Aktivität ließ sich im Übrigen auch bei Darm- und Brustkrebs zeigen.[26, 27]

Bei vielen Prostatapatienten kräftigt eine gezielte Sporttherapie, so der Kölner Sportwissenschaftler Freerk T. Baumann, außerdem den Beckenboden und lindert Potenzprobleme.[28] Vor allem die Inkontinenz ist eine unangenehme und belastende Folgeerscheinung für die betroffenen Männer: Nach 12 Monaten physiotherapeutischer (Bewegungs-)Behandlung besserte sie sich jedoch bei 90 Prozent der Betroffenen deutlich.[29]

Körperliche Aktivität, belegen seither immer mehr Untersuchungen, erhöht bei Tumorpatienten nicht nur die Lebensqualität, sondern kann darüber hinaus sogar ihre Lebenszeit verlängern: So wurden zum Beispiel in einer Studie 832 Personen mit Dickdarmkrebs (im frühen oder leicht fortgeschrittenen Stadium) operiert und mit einer Chemotherapie behandelt. Sechs Monate später fragte sie Jeffrey Meyerhardt vom *Dana-Farber Cancer Institute* in Boston, wie intensiv sie sich nach Abschluss der Therapie körperlich betätigt hätten. Bei nur 10 von 84 Patienten, die leichten Ausdauersport getrieben hatten (sechsmal wöchentlich je eine Stunde), war der Krebs zurückgekehrt. Ein doppelt so hoher Anteil Patienten erkrankte unter den passiven oder kaum aktiven Patienten zum zweiten Mal (62 von 273 Probanden).

Meyerhardt bestätigte dieses Ergebnis in einer weiteren Studie: Er untersuchte 573 Frauen, die zwischen 1986 und 2002 an Dickdarmkrebs erkrankt waren. Die Frauen, die körperlich aktiv gewesen waren (genauer gesagt, sechs Stunden pro Woche gewalkt sind), erlagen nur halb so oft ihrer Krankheit wie die Vergleichsgruppe, die passiv geblieben war.[30, 31]

Eine andere Forschergruppe aus Boston wertete die Krankheitsgeschichten einer weitaus größeren Gruppe von fast 3000 Krankenschwestern (*Nurses' Health Study*) aus, die zwischen den Jahren 1984 und 1998 an Brustkrebs erkrankt waren.[32] Auch hier waren von den Frauen, die mindestens drei bis fünf Stunden in der Woche leichten Ausdauersport getrieben hatten, nur halb so viele an ihrer Krankheit gestorben wie von den Patientinnen, die kaum oder selten aktiv gewesen waren.[33–40]

*Körperliche Aktivität, belegen seither immer mehr Untersuchungen, erhöht bei Tumorpatienten nicht nur die Lebensqualität, sondern kann darüber hinaus sogar ihre Lebenszeit verlängern.*

26–40: siehe Literatur Seite 273.

Bei den hormonabhängigen Tumorarten (wie z. B. Brustkrebs) wird der schützende Effekt von Bewegung besonders nach den Wechseljahren deutlich: Das Risiko reduziert sich um mindestens 20 Prozent, in einigen Studien sogar um bis zu 80 Prozent.[41] Vor den Wechseljahren war der Effekt schwächer.

Bewegung fördert außerdem – nicht nur bei Schulkindern – die kognitive Leistungsfähigkeit. Deshalb ist sie auch hilfreich bei Konzentrationsstörungen, die als Folge der Chemotherapie auftreten können *(chemo brain).*[42]

## Was kann Training bewegen?

Systematisches Ausdauertraining hat viele gesundheitsfördernde Wirkungen: Es hilft unter anderem bei koronarer Herzkranzgefäß-verengung, Bluthochdruck, Diabetes mellitus, chronischem Rückenschmerz sowie bei Kniegelenksarthrose. Bei mittelgradiger Depressivität kann es sogar als Alternative zu Psychopharmaka und Psychotherapie eingesetzt werden.[43]

Auf welche Weise Bewegung gegen Krebs wirkt, hat mehrere Ursachen und ist auch noch nicht bis ins letzte Detail geklärt. Eine ganz wichtige Rolle spielt dabei aber sicher der Abbau von Fettzellen. Weil diese Zellen in geringem Maße auch Östrogene bilden, fördern sie zum Beispiel Brustkrebs.

Sport senkt außerdem den Insulinspiegel im Blut, der im Verdacht steht, bei dauerhafter Erhöhung ein Risikofaktor für Krebs zu sein, weil er zur vermehrten Produktion eines Wachstumsfaktors führt (des insulinähnlichen IGF-1).[44] Umgekehrt erhöht körperliche Anstrengung ein Globulin, das Sexualhormone bindet. Bei Männern wird dann zum Beispiel Testosteron, ein Risikofaktor für Prostatakrebs, in stärkerem Ausmaß in der Muskulatur gespeichert.[45]

Regelmäßige Bewegung stärkt darüber hinaus das Immunsystem und führt unter anderem zu einem Anstieg der sogenannten natürlichen Killerzellen. Auch die Zahl der Neutrophilen, also auf die Abwehr spezialisierte weiße Blutkörperchen, steigt. Stresshormone werden dagegen abgebaut. Nicht zuletzt steigert Sport die Stressresistenz, wirkt Isolation entgegen und stärkt Körpergefühl wie auch ein positives Selbstbild.

41–45: siehe Literatur Seite 273.

# Training während und nach der Krebserkrankung

Körperliche Aktivität ist in allen Phasen der Erkrankung möglich: von der Diagnosestellung an, bei Behandlungsbeginn, während der stationären Phase, in Rehabilitation und Nachsorge und selbst bei unheilbar kranken (Palliativ-)Patienten, die dazu in der Lage sind.

Sogar unmittelbar nach einer Hochdosischemotherapie und einer Stammzelltransplantation, also im Zustand größter Schwäche, bringt Bewegung eine Verbesserung: Fernando Dimeo, Sportmediziner an der Berliner Charité, ließ solche Patienten noch im Bett ein Intervalltraining mit einem im Bett installierten Fahrradergometer absolvieren: eine Minute treten, eine Minute Pause, fünfzehnmal wiederholt. Diejenigen Patienten, die auf diese Weise trainierten, hatten im Vergleich zu der ruhenden Kontrollgruppe einen deutlich geringeren Verlust an Leistungsfähigkeit und eine bessere psychische Befindlichkeit zum Zeitpunkt der Entlassung. Zudem war die Dauer des Krankenhausaufenthalts in der Trainingsgruppe im Vergleich zur Kontrollgruppe signifikant kürzer.[46]

Auch eine Studie des Rehabilitationsmediziners Freerk T. Baumann an der Deutschen Sporthochschule Köln zeigte, dass Fahrradergometertraining (bei einer Herzfrequenz von 180 minus Lebensalter) parallel zu einer Hochdosis-Chemotherapie gut verträglich ist und die Belastbarkeit der Patienten steigert. Die Befindlichkeit der Patienten nach einer Stammzelltransplantation, so das Ergebnis einer weiteren Untersuchung, besserte sich über die gesamte stationäre Phase signifikant.[47]

## Körperliche Belastbarkeit abklären

Wann Sie mit Aktivitäten beginnen können, welche Bewegungsform geeignet ist und wie oft sie erfolgen sollte, lässt sich leider nicht allgemeingültig beantworten. Denn wie auch bei anderen chronischen Erkrankungen müssen die Bewegungsempfehlungen abhängig von der individuellen Konstitution und der Erkrankung (einschließlich der Begleiterkrankungen), dem Therapieverlauf und den bisherigen Erfahrungen mit Sport und Bewegung gegeben werden. Klären Sie deshalb Ihre körperliche Belastbarkeit vor Beginn des Trainings zunächst mit Ihrem Arzt ab.

46, 47: siehe Literatur Seite 273.

## WORAUF SIE BEIM TRAINING ACHTEN SOLLTEN

| Einflussfaktoren | Nicht trainieren bei | Vorsicht bei |
|---|---|---|
| Behandlung | • der Chemotherapie (an dem Tag und 24 Stunden danach)<br>• Blutentnahmen (auch nicht davor)<br>• heftigen Hautreaktionen auf Bestrahlung | • Therapien, die Herz und Lunge angreifen |
| Blutwerte | • Thrombozytenzahl < 50.000/µl Blut<br>• weißen Blutkörperchen < 3000/µl Blut<br>• Hämoglobin < 10 g/dl | |
| Muskeln und Knochen | • Knochen-, Rücken- und Nackenschmerzen<br>• ungewöhnlicher Muskelschwäche<br>• extremer Schwäche oder Auszehrung (Kachexie) | • Schmerzen und Krämpfen<br>• geringer Knochendichte |
| Allgemeinzustand | • akuten Infektionen<br>• Körpertemperatur > 38 °C<br>• Unwohlsein | • gerade überstandener Infektion (frühestens 48 Stunden nach Abklingen) |
| Magen-Darm-Trakt | • Übelkeit<br>• Erbrechen oder Durchfall<br>• Austrocknung | • eingeschränkter Nahrungsaufnahme |
| Herz-Kreislauf-System | • Schmerzen im Brustkorb<br>• Puls langsamer als 50 Schläge/Min. (in Ruhe)<br>• Blutdruck > 145/95, < 85 (in Ruhe)<br>• Herzrhythmusstörungen<br>• geschwollenen Gelenken | • Neigung zu Herzleiden<br>• Lymphödemen |
| Lunge | • Atemnot<br>• Husten, Schniefen<br>• schmerzenden Bronchien | • Kurzatmigkeit |
| Nerven | • Abbau mentaler Fähigkeiten<br>• Schwindel, Desorientierung<br>• Sehstörungen<br>• Koordinationsstörungen | • Konzentrationsstörungen<br>• Gleichgewichtsproblemen<br>• Neuropathie |

### Gehen Sie es langsam an

Bei Tumoroperationen kann es durch Wunden, Schwellungen oder Narben zu Bewegungseinschränkungen kommen. Deshalb beginnt während der Phase der akuten onkologischen Therapie häufig ein Krankengymnast oder Physiotherapeut mit gezielten passiven und aktiven Übungen. Sie sollen die Beweglichkeit fördern und Ödemen vorbeugen. Zusätzlich können Hockergymnastik und Gangschule für eine verbesserte Haltung und Koordination sorgen.

Wenn Sie sich sicher fühlen, sollten Sie sich schon im Krankenhaus so viel wie möglich bewegen, am besten täglich. Treppensteigen, das Krankenhaus von außen anschauen – Bewegung und frische Luft tun in jedem Fall gut.

### Was Sie beachten sollten

Wichtig ist, dass das Training bei Patienten, die eine Chemotherapie oder Bestrahlung erhalten, sensibel auf den einzelnen Patienten abgestimmt ist, der zudem engmaschig betreut werden muss. So können Medikamente das Immunsystem verändern und die Blutgerinnung einschränken. In diesem Fall ist das Training im Freien, vor allem während der Wintermonate, nicht ratsam. Am Tag der Chemotherapie sollte nicht trainiert werden, aber an den behandlungsfreien Tagen ist das durchaus möglich und sinnvoll. Nach Operation und Bestrahlung sollte allerdings fünf bis sechs Wochen keine Bewegung im Wasser ausgeübt werden. Bewegungstraining ist hingegen für Patienten, bei denen die weißen Blutkörperchen erniedrigt sind, unter Beachtung der ihnen empfohlenen hygienischen Schutzmaßnahmen möglich (siehe auch Kasten auf Seite 199).

Als generelle Richtlinie gilt, dass das Training eine Kombination aus gezielter Kräftigungsgymnastik und Dehnungen sein sollte sowie ein Ausdauertraining zur Förderung der Leistungsfähigkeit enthalten sollte. Grundsätzlich sollte langsam begonnen werden, um Überforderung zu vermeiden. Empfehlenswert für ein ausgewogenes Trainingsprogramm sind auch Koordinationsübungen, die gerade in einem frühen Stadium der Therapie dazu beitragen, den Alltag besser zu bewältigen. Sie verbessern Gleichgewicht und Reaktionsfähigkeit, machen Spaß und lassen sich gut in der Gruppe durchführen, was die Motivation erhöht.

## Ausdauer aufbauen

Prinzipiell gelten für das Ausdauertraining in der Behandlungspha-se dieselben Trainingsempfehlungen, die zu Beginn des Kapitels für moderate Aktivität gegeben wurden: Das Training sollte drei- bis fünfmal pro Woche und vor allem regelmäßig stattfinden. Ziel ist eine Dauer von 30 bis 60 Minuten pro Einheit (mindestens 10 Minu-ten am Stück trainieren!). Dabei gilt: Trainieren Sie lieber 10 Minu-ten intensiv (d. h. in dem vorgegebenen Herzfrequenzbereich für aerobes Training) als 20 Minuten mit halber Kraft. Sonst treten kei-ne Trainingseffekte auf.

Den empfohlenen Trainingspuls (der 50 bis 70 Prozent des maxi-malen Trainingspulses betragen sollte) können Sie in der Tabelle auf Seite 193 nachlesen. Eine sinnvolle Orientierungshilfe dabei ist, dass Sie sich nur so sehr anstrengen, dass Sie sich dabei noch mit je-mandem unterhalten können.

Wenn man zu Beginn des Trainings noch so geschwächt ist, dass man nicht längere Zeit mit der berechneten Intensität trainieren kann, hat sich als Einstieg ein **Intervalltraining** unter therapeuti-scher Anleitung bewährt. Die Belastung sollte am Anfang 1 bis 2 Mi-nuten nicht überschreiten. Danach halten Sie eine ebenso lange Pause ein, bevor Sie das Training wieder aufnehmen – insgesamt fünf bis sechs Runden. Je nach körperlicher Fitness wird die Belas-tungsdauer langsam gesteigert, dann kann die Zahl der Wiederho-lungen reduziert werden. Die Gesamtdauer des Intervalltrainings sollte 30 bis 40 Minuten nicht überschreiten. Doch haben Sie Geduld mit sich: Vier bis sechs Wochen sind nötig, bis Untrainierte ein Trai-ning durchgehend ausüben können.

Der Blutdruck sollte unter Belastung die Grenze von 160/100 mmHg nicht dauerhaft überschreiten – kurzfristige Anstiege sind nicht zu verhindern und normal. Wenn das Intervalltraining irgend-wann durch ein konstantes ersetzt wurde, sollten Sie auf jeden Fall nicht unter 10 Minuten am Stück trainieren.

**Wichtig:** Ein Trainingseffekt entsteht nur, wenn auf eine Belas-tung eine Entlastung folgt. Regeneration ist deshalb unbedingt not-wendig. Bedenken Sie auch, dass onkologische Patienten langsamer regenerieren und Überanstrengung die Immunabwehr schwächt, also: Haben Sie Mut zur Pause!

## Muskelaufbau durch Krafttraining

Krafttraining hat das Ziel, die Muskelmasse zu erhöhen oder erlittenen Muskelschwund wieder wettzumachen. Der Erfolg ist hier besonders schnell sichtbar: Schon nach wenigen Übungsstunden wächst die Kraft, und die Muskelfasern nehmen innerhalb weniger Wochen sichtbar zu.

Krafttraining hat positive Effekte auf den gesamten Bewegungsapparat, auf Knochen, Bänder, Kapseln. Ausgewogenes Krafttraining verbessert zusätzlich Haltung und Koordination und wirkt Osteoporose entgegen.

Das Training ist nicht nur an Geräten möglich, sondern auch mithilfe von Fitnessbändern, gefüllten Wasserflaschen und kleinen Hanteln. Auch mit Übungen, bei denen man gezielt das eigene Körpergewicht einsetzt, kann man Kraftzuwachs erzielen.

Im Folgenden finden Sie allgemeine Empfehlungen für das Krafttraining nach Krebserkrankungen. Ihren individuellen Trainingsplan sollten Sie gemeinsam mit einem Sporttherapeuten oder Physiotherapeuten erstellen.

Wissenschaftler der Deutschen Sporthochschule Köln empfehlen ein sanftes Krafttraining mit etwa 40 bis 70 Prozent der Maximalkraft (also keinesfalls mit vollem Körpereinsatz). Es kann unter Umständen bereits 24 Stunden nach einer Operation mit vorsichtigen Bewegungen begonnen werden und sollte in dieser gebremsten Intensität etwa sechs Wochen lang dauern. Die Übungen steigern sich von zwei auf sechs Serien mit jeweils fünfzehn bis zwanzig Wiederholungen. Das Training kann drei- bis fünfmal pro Woche durchgeführt werden.

Nach sechs Wochen kann das Training mit höherer Intensität (ca. 75 Prozent der Maximalkraft) und zehn bis zwölf Wiederholungen in zwei Serien stattfinden. Beachten Sie bitte, dass bei deutlich vermindertem Thrombozytengehalt (Gehalt an Blutplättchen) im Blut ein erhöhtes Blutungsrisiko besteht. Eine Belastungsintensität von ca. 70 Prozent der Maximalkraft sollte daher nicht überschritten werden, um das Risiko eines Blutdruckanstiegs und die Gefahr von Einblutungen zu minimieren. Generell sollte der Blutdruck Werte von 160/90 mmHg nicht überschreiten. Er muss regelmäßig vor und nach dem Training kontrolliert werden.[48–52]

48–52: siehe Literatur Seite 273, 274.

Bei der Durchführung der Übungen ist auf eine kontrollierte Bewegungsausführung zu achten und darauf, dass man bei Anstrengung eine Pressatmung vermeidet (um den Blutdruck nicht in die Höhe zu treiben): Bei Anspannung ausatmen und bei Entspannung einatmen. Wichtig ist, dass Sie nur im schmerzfreien Bereich trainieren und sich vor dem Training gut aufwärmen und nach dem Training die beanspruchten Muskelpartien sanft dehnen. Brustkrebspatientinnen brauchen nicht zu befürchten, dass sich ihr Lymphödem verschlechtert: Krafttraining hat nach aktuellen Studien keinen Einfluss darauf.[53]

### Beweglichkeit trainieren

Dehnungen sind im Anschluss an Ausdauer- und Krafttraining unerlässlich. Sie tragen zur Optimierung der Gelenkbeweglichkeit und muskulären Lockerung bei, beugen Fehlhaltungen vor und können Schmerzen reduzieren. Wichtig dabei ist aber, dass Sie

- zunächst passives Dehnen vorziehen (mithilfe eines Partners oder mit selbst gesteuerten Reizen, z. B. Hände dagegendrücken),
- gleichmäßig während der Dehnung atmen,
- nicht wippen und sich nicht ruckartig bewegen,
- langsam in jede Position hineingehen und diese anschließend 10 bis 60 Sekunden halten.

## Empfohlene Sportarten

Idealerweise beginnt jeder Patient mit seinem »Wunsch-Sport«. Besonders geeignete Sportarten sind Schwimmen und Walking. **Schwimmen** härtet ab, lockert und trainiert sämtliche Muskeln und entlastet dabei Gelenke, Bänder und Wirbelsäule. Lymphödeme bessern sich meistens. (Nicht bei ausgeprägtem Mangel an weißen Blutkörperchen und Hämoglobin wegen der Infektionsgefahr und der Gefahr der Überanstrengung)

**Wassergymnastik** ist ein auf viele Weisen wirkungsvoller Gruppensport: Aufgrund des Widerstands des Wassers wird das Bindegewebe durch die Bewegung besonders intensiv massiert. Das wirkt wie eine wohltuende Lymphdrainage. Die Verletzungsgefahr ist gering, die Intensität lässt sich leicht steuern.

53: siehe Literatur Seite 274.

**Walking** ist sanft und dennoch wirksam und gesundheitsfördernd, ein ideales aerobes Ausdauertraining und risikoarm. Besonders geeignet ist Nordic Walking durch den Stockeinsatz, der wie eine Pumpe auf die Lymphgefäße wirkt und Schwellungen abbaut. Falls die Bewegungen dennoch als unangenehm empfunden werden, alle 5 bis 10 Minuten die Arme über den Kopf heben und ausschütteln. Joggen erfordert bessere Fitness und beansprucht die Gelenke und Knochen mehr. Es gibt jedoch einen Gürtel, der Sie im Wasser trägt und Ihnen sanftes Aquajogging ermöglicht, falls Sie diese Art der Bewegung nicht missen mögen.

Daneben empfehlen wir auch **Tai-Chi, Qigong, Yoga** und **Pilates**. Diese Bewegungsformen integrieren verschiedene Aspekte wie Kräftigung, Flexibilität und Entspannung. Vor allem frisch operierte Patienten und/oder Patienten, die in ihren körperlichen Möglichkeiten eingeschränkt sind, können hiervon gut profitieren. Die Verbindung von Bewegung und Atmung und der Fokus auf die Wahrnehmung des eigenen Körpers sind in allen Therapiephasen äußerst sinnvoll und wohltuend.

## Sport in der Rehabilitation und Nachsorge

Die Rehabilitation sorgt für eine schnelle Wiedereingliederung in das Berufsleben, in die Gesellschaft und in den Alltag. Sporttherapie gehört zum Standardangebot in fast allen Reha-Kliniken. Es kümmern sich erfahrene Therapeuten und Ärzte um die Patienten und führen sie an verschiedene Trainingsformen heran. Hier sollte auch der erste Kontakt zu den Nachsorge-Krebssportgruppen in Wohnortnähe geknüpft werden.

Zu Hause angekommen, fühlen sich viele Patienten zunächst erleichtert. Andererseits ist die Rückkehr in das Leben außerhalb des Krankenhauses nicht selten auch mit Unsicherheit und Ängsten behaftet, die es zu bewältigen gilt. Bewegung kann in diesem Zusammenhang helfen, Ängste abzubauen, depressive Verstimmungen zu vermeiden, soziale Kontakte zu knüpfen und die chronische Erschöpfung (Fatigue), unter der viele Patienten weiterhin leiden, zu mindern. Wichtig dabei ist, dass nur regelmäßige Bewegung den weiteren Genesungsprozess fördert.

Es kann natürlich Tage geben, an denen Sie sich einfach nicht motivieren können, sich nennenswert zu bewegen, weil Sie vielleicht körperliche Beschwerden haben. Die Erkrankung fordert auf vielen Ebenen viel Energie und Überwindung von Ihnen, und es ist völlig normal und mehr als verständlich, dass Sie auch immer wieder Einbrüche haben, was Ihre Motivation angeht. Wichtig ist, dass Sie immer wieder versuchen, einen Einstieg zu finden, sich selbst aufs Neue zu motivieren und dass Sie keine Angst davor haben, sich zu belasten. Im Mittelpunkt sollten dabei nicht die tumor- und therapiebedingten Defizite stehen, sondern das, was für Sie weiterhin möglich ist.

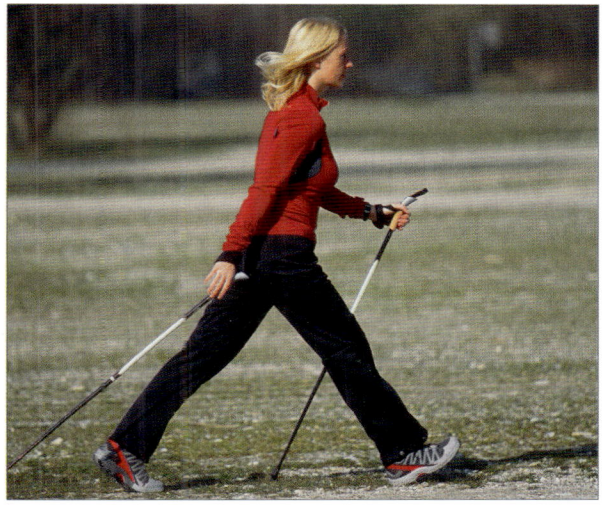

Wählen Sie für die Zeit nach dem Krankenhaus etwas, was Ihnen Spaß macht und bei dem Ihre persönlichen Barrieren relativ gering sind (Wenn Sie also beispielsweise nie gerne Krafttraining an Geräten gemacht haben oder Sie dafür weit fahren müssten, werden Sie sich schlechter dazu motivieren können, regelmäßig zu trainieren).

*Besonders empfehlenswert ist Nordic Walking. Der Stockeinsatz wirkt wie eine Pumpe auf die Lymphgefäße und baut Schwellungen ab.*

## Offizielle Rehabilitationsprogramme

Manchmal kann es auch reizvoll sein, etwas Neues auszuprobieren oder sich einer Gruppe anzuschließen. Diese Gruppen für Sport in der Krebsnachsorge gibt es fast überall. Anfang der 80er-Jahre startete die erste Rehabilitationssportgruppe unter Leitung der Deutschen Sporthochschule in Köln. Inzwischen gibt es in Deutschland rund 850 davon. Die von den Landessportbünden oder dem Behindertensportverband zertifizierten Angebote für Krebspatienten werden von den Krankenkassen als Einstieg in ein neues Leben einige Monate lang finanziert. Die Gruppen sind in der Regel Sportvereinen angeschlossen und werden von besonders geschulten Übungsleitern betreut. Sport in der Krebsnachsorge ist als Rehabilitationssport anerkannt und kann vom Arzt verordnet werden. Nach §44 Sozialgesetzbuch IX wird der Rehabilitationssport in der

Krebssportgruppe bezuschusst, und damit hat jeder Patient das Recht, diese finanziellen Zuwendungen zu erhalten. Zusätzlich gibt es seit 2007 Bewegungsprogramme innerhalb der Disease-Management-Programme (DMP) für Brustkrebspatientinnen. Diese haben zum Ziel, den Übergang von Reha-Sport zu wohnortnahen Sport- und Bewegungsangeboten für Krebspatienten zu erleichtern.

Viele Betroffene erleben die Unterstützung durch die Gruppe als sehr hilfreich, andere möchten jedoch schnell zurück zur Normalität und ziehen daher das Training zusammen mit Gesunden zum Beispiel im Sportverein oder im Fitnessstudio vor. Vielleicht können Sie Ihren Lebenspartner, einen Freund oder Bekannten gewinnen, gemeinsam mit Ihnen Sport zu treiben (möglichst an der frischen Luft).

## Beispiele, die Mut machen

Die Krebstherapie ist ein sehr kräfteraubender Prozess, der sich über Monate und Jahre hinziehen kann. Nach der Therapiephase fällt es vielen Patienten schwer, mit dem Thema abzuschließen. Geprägt von der Angst, erneut zu erkranken, haben sie Probleme, den Alltag zu bewältigen. Es besteht auch die Gefahr, die eigene Leistungsfähigkeit zu unterschätzen und so in unnötiger Weise passiv zu bleiben. Die folgenden Beispiele sollen Ihnen Mut machen, auch mit der Diagnose Krebs sportlich aktiv zu bleiben:

Im Rahmen eines Projekts der Deutschen Sporthochschule Köln wanderten zwölf Brustkrebspatientinnen im April/Mai 2008 sieben Wochen lang den Jakobsweg von Saint-Jean Pied du Port in Frankreich nach Santiago de Compostela in Spanien entlang. Sie legten dabei eine Strecke von 815 Kilometern zurück. In dem Projekt »Transalp« überquerten 2009 sieben Essener Krebspatienten mit Bergführern zu Fuß die Alpen.

Der Frankfurter Ruder-Club Fechenheim (FRCF) betreut ein anderes innovatives Projekt: Mit Rudern kämpfen Krebspatienten gegen ihre Krankheit. »Sport tut gut und macht Mut«, erklärt die Hämatologin Elke Jäger, selbst Rudersportlerin, ihre Motivation, Tumorpatienten bereits während der Chemotherapie körperlich moderat zu fordern: »Wir konnten nachweisen, dass Bewegung sowohl die unmittelbar tumorbedingten Symptome lindert als auch Nebenwirkungen der Chemotherapie abschwächt.«

# Den Leib stärken und nicht den Tumor

»Iss, dann wirst Du groß und stark«, sagten unsere Mütter oder Großmütter noch. Heute sind Fehl- und Überernährung bereits die Ursache für mehr Krankheiten, als Bakterien und Viren auslösen können. Und weltweit sterben inzwischen ebenso viele Menschen an den Folgen des Übergewichts wie an den Folgen des Hungers.

Falsche Ernährung kann nicht nur Krebs auslösen, sondern ihn auch fördern oder zumindest am Leben erhalten. Doch die Zusammenhänge sind komplex. Das Zusammenspiel von Stoffwechsel und Ernährung, die verschiedenen Einflüsse von Stress, Bewegung und Schlaf erlauben keine dogmatischen Schlussfolgerungen. Vieles hängt vom individuellen Lebensstil und vom genetischen Grundgerüst ab (siehe Seite 209). Wenn man in den medizinischen Datenbanken nach den Stichwörtern »nutrition« (Ernährung) und »cancer« (Krebs) sucht, findet man mindestens 132 Metaanalysen und 17.000 Veröffentlichungen – und dennoch bleiben viele Fragen offen.

Auch wenn das die Wissenschaft vor einige Probleme stellt, Ernährung ist ein zentraler Faktor unserer Gesundheit. Deshalb wollen wir in diesem Kapitel untersuchen, welche Erkenntnisse als gesichert gelten und warum es keine Patentrezepte gegen Krebs gibt, also auch keine speziellen »Krebsdiäten«, wie sie oft beworben werden. Wichtig ist, dass Sie sich selbst stärken – und nicht den Tumor.

*Falsche Ernährung kann nicht nur Krebs auslösen, sondern ihn auch fördern oder zumindest am Leben erhalten. Doch die Zusammenhänge sind komplex.*

## Potentes Obst und Gemüse gegen Krebs

Gesunde Ernährung schafft ein tumorfeindliches Milieu. Vor allem in Pflanzen gibt es eine Vielzahl von Substanzen, die nicht nur generell gesund sind, sondern auch auf mehreren Ebenen Krebs entgegenwirken. Sie sind zum Beispiel:

- antioxidativ (Radikalfänger),
- antibakteriell und antiviral,
- antihormonell,
- entzündungshemmend,
- abwehrstärkend,
- entgiftend,
- antiangiogenetisch (sie verhindern die Gefäßneubildung).

Eine besondere Rolle spielen dabei die »sekundären Pflanzenstoffe«, das sind chemische Verbindungen, die eigentlich nur Bruchteile der gesamten Biomasse ausmachen, aber umso potenter sind. Sie stecken nicht nur in Heilkräutern, sondern auch in Obst und Gemüse – zum Beispiel die Gerb- und Bitterstoffe (Polyphenole) in Trauben oder grünem Tee, die aromatischen Öle (Terpene) in Zitrusfrüchten oder die Schwefelverbindungen (Sulfide) in Kohl.

Weil Pflanzen so wirksam sind, können sie jedoch – während einer Tumorbehandlung – auch die onkologische Therapie beeinträchtigen. Sie finden deshalb hier bereits entsprechende Warnhinweise, während auf andere Aspekte der Ernährung bei Krebs im darauffolgenden Kapitel eingegangen wird (siehe Seite 216 ff).

## Kohlsorten

Besonders wertvoll sind Isothiocyanate und Indole, krebshemmende Wirkstoffe, die vor allem in den verschiedensten Kohlsorten enthalten sind und beim Verzehr in mehreren Schritten freigesetzt werden. Beim Kochen nimmt der Gehalt allerdings schnell ab, empfohlen werden deshalb Zubereitungsarten wie Dampfgaren oder das kurze Braten im Wok. Frische Produkte enthalten deutlich mehr Isothiocyanate als tiefgefrorene.

Vorstufen der Isothiocyanate sind die Glucosinolate. An deren Spitze in der Wirksamkeit steht das Sulforaphan in **Brokkoli** (und noch hundertfach häufiger in dessen Sprossen!). Diese Schwefelverbindung, die für den typischen Geruch verantwortlich ist, beschleunigt die Entgiftung im Körper und konnte im Tierversuch Brusttumoren deutlich reduzieren. Dass ein Effekt auch noch bei weiteren Krebsarten gemessen werden konnte (Medulloblastom im Gehirn, Dickdarm- und Prostatakrebs, lymphoblastische Leukämie), spricht dafür, dass Sulforaphan direkt in das Tumorgeschehen eingreift. Zudem scheint es antibiotische Eigenschaften zu haben, die zum Beispiel *Helicobacter pylori* entgegenwirken, dem Bakterium, das vermutlich Magenkrebs auslöst. Weitere wichtige Glucosinolate sind I3C (Indol-3-Carbinol,3-Carbinol (vor allem in **Rosenkohl**) und PEITC (Phenethylisothiocyonat, zum Beispiel in der **Brunnenkresse**). Inzwischen bemühen sich spezielle Züchtungsverfahren bereits darum, den Anteil der Glucosinolate im Brokkoli zu erhöhen.

# UNSER LEBENSSTIL VERÄNDERT DIE GENE

Drei Milliarden Bausteine, etwa 25.000 Gene, stecken in dem etwa 2 Meter langen Faden aus Desoxyribonukleinsäure (DNS), der unsere Erbsubstanz darstellt. Sie enthalten das Programm, das unseren Organismus steuert. Doch in welcher Weise es aktiv wird, hängt von vielen inneren wie äußeren Faktoren ab. So enthält eine Leberzelle dieselben genetischen Informationen wie eine Gehirnzelle, dennoch erfüllen beide ganz unterschiedliche Aufgaben. Bestimmt werden diese von sogenannten epigenetischen Markern, chemischen Anhängseln, die sich an die Doppelhelix anlagern. Sie wirken als Schalter, die Gene aktivieren oder stumm schalten. In den vergangenen Jahren wurde deutlich, dass das »Epigenom« für die Entwicklung eines gesunden Organismus ebenso wichtig ist wie die DNS selbst.

## Flexible Erbinformation

Moshe Szyf, Pharmakologe an der McGill-Universität in Montreal, konnte epigenetische Einflüsse bei der Krebsentstehung nachweisen: Er zeigte, dass wenn eine Zelle beginnt, sich ungebremst zu teilen, Gene chemisch abgeändert (methyliert) und dadurch abgeschaltet werden, die das Wachstum sonst behindert hätten. Umgekehrt können aber auch Methylgruppen verloren gehen.

Äußere Einflüsse und der Lebensstil spielen dabei eine wichtige Rolle, das heißt, über die Ernährung kann man zum Beispiel beeinflussen, welche Gene im Körper an- oder abgeschaltet werden. Die Erbinformation ist also nicht unwiderruflich festgelegt, sondern auch in einem gewissen Maße flexibel beeinflussbar – und das haben wir selbst in der Hand.

## Nährstoffe als Genschalter

Das Forschungsfeld der »Nutrigenomics« untersucht, wie sich das Epigenom vielleicht schützen lässt. So sorgt die in grünem Tee enthaltene Substanz Epigallocatechin-3-gallat (EGCG) dafür, dass Gene, welche die Entstehung von Krebszellen unterbinden, aber ausgeschaltet sind, wieder aktiviert werden, indem »Lesesperren« demontiert werden. Das in Sojabohnen vorkommende Pflanzenhormon Genistein wirkt ähnlich.

## Einfluss auf die nächste Generation

Die positiven oder negativen Auswirkungen von Ernährung, Bewegung oder auch Stress können dabei vermutlich über Generationen weitergegeben werden. Das scheint daran zu liegen, dass das Erbgut nur zur einen Hälfte aus DNS besteht, der andere Teil besteht aus Eiweißmolekülen, die sich flexibel umbauen können.

209

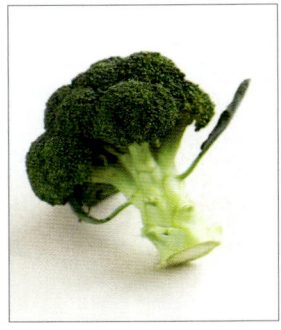

*Schwefelsubstanzen machen den Brokkoli zu einem wertvollen Krebshemmer.*

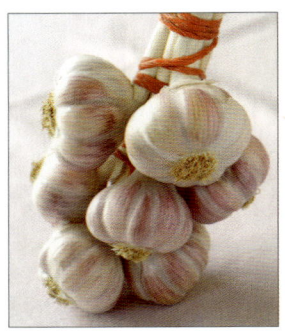

*Knoblauch wirkt den krebserregenden Nitrosaminen aus Wurst entgegen.*

### Knoblauch, Zwiebeln und Lauch

Schwefelverbindungen sind vermutlich auch entscheidend für die krebshemmenden Wirkungen von Knoblauch, Zwiebeln und Lauch. Das Allicin im Knoblauch wandelt sich in Diallylsulfid (DAS) und Diallyldisulfid (DADS) um, die für den schützenden Effekt verantwortlich gemacht werden. Vor allem scheint Knoblauch aber auch gegen die krebserregenden Nitrosamine zu wirken, die aus dem Konservierungsmittel Nitrit entstehen und häufig in Marinaden und verarbeiteten Fleisch- und Wurstprodukten enthalten sind. Außerdem hemmt Diallylsulfid Enzyme, die Karzinogene aktivieren, und stimuliert umgekehrt andere, die zur Vernichtung derselben beitragen. Wie viel Knoblauch nötig ist, um die gewünschte Wirkung zu erzielen, dazu gibt es unterschiedliche Angaben, bereits eine halbe Zehe täglich soll ausreichen. Die Ernährungsexpertinnen unserer Essener Klinik empfehlen, auf jeden Fall täglich Alliumgewächse zu verzehren – also Zwiebeln, Schnittlauch oder auch Lauch, wenn Sie Knoblauch nicht mögen oder nicht vertragen.

Das Flavonoid Quercetin, ebenfalls in Zwiebeln enthalten, kann Studien zufolge vor Krebs schützen, vor allem, wenn es um Lungen- und Darmkrebs geht.[1, 2] Es steckt auch in **Äpfeln**, neben Flavonoiden, Catechinen, Proanthocyanidinen, Glykosiden und vielen anderen Stoffen (in Abhängigkeit von Sorte, Anbaugebiet, Erntejahr und Lagerung). Das Beispiel zeigt, wie wichtig naturbelassene Lebensmittel sind. So beugt naturtrüber Apelsaft besser Krebsvorstufen im Darm vor als klarer Saft, dies zeigten unter anderem Versuchsreihen des Deutschen Krebsforschungszentrums in Heidelberg.

### Kurkuma

Ein hohes antikanzerogenes Potenzial hat Kurkuma, ein krebshemmendes Gewürz aus Indien und Indonesien. Das leuchtend gelbe Pulver wird durch das Zerreiben des Wurzelstandes der Pflanze *Curcuma longa* gewonnen, die zur Ingwerfamilie gehört. In der ayurvedischen Medizin spielt es eine große Rolle. Es ist mit 20 bis 30 Prozent Anteil eine zentrale Komponente jedes Currypulvers, wird aber auch einzeln verwendet. Hauptbestandteil des Kurkumas ist der Farbstoff Kurkumin, der nicht nur blutverdünnend und cholesterinsenkend wirkt, sondern zum Beispiel Dickdarmkrebs be-

1, 2: siehe Literatur Seite 274.

kämpft. Es senkt den Spiegel des Enzyms Cyclooxygenase-2 (COS-2), das für die Produktion entzündungsfördernder Moleküle verantwortlich ist. Im Labor konnte man eine Wirkung gegen verschiedene Tumorzellen nachweisen: von Brust-, Eierstock-, Dickdarm-, Magen- und Leberkrebs. Kurkuma bremst aber nicht nur das Wachstum von Krebszellen, es hilft auch mit, krebserregende Substanzen zu entgiften. Zwar existieren keine kontrollierten Studien am Menschen, aber die Ergebnisse aus Labor- und Tierversuchen sowie die Daten aus Erhebungen zeigen alle in die gleiche Richtung. Da der Verzehr von Kurkuma in den üblichen Dosierungen beim Essen nebenwirkungsfrei ist, kann man es ohne Weiteres empfehlen. Der Wirkstoff kann allerdings erst in Kombination mit schwarzem Pfeffer vom Organismus verwertet werden. Diese Tatsache, die wir inzwischen durch Forschung belegen können, setzen die Inder seit mehreren tausend Jahren praktisch um.

**Vorsicht:** Kurkuma kann auch die Wirksamkeit einiger Chemotherapeutika abschwächen. Daher sollte unter der Therapie Zurückhaltung geübt werden, sonst ist Kurkuma sehr zu empfehlen.[3–10]

## Beeren

Die kleinen, bunt leuchtenden Früchte haben viele therapeutische Qualitäten – vor allem in der Krebsprävention. Ellagsäure, ein Polyphenol, ist wohl der Bestandteil mit der größten krebshemmenden Wirkung, in Himbeeren und Erdbeeren verhindert er die Aktivierung krebserregender Substanzen in der Zelle. Dort hemmt die Ellagsäure zwei Proteine, die für die Neubildung von Gefäßen (Angiogenese) am Tumor verantwortlich sind. Zudem entgiftet sie den Organismus. Eine weitere wichtige Klasse der Polyphenole sind die Anthocyanidine, die für die leuchtenden Farben der Beeren sorgen und ebenfalls die Angiogenese unterbinden. Proanthocyanidine sind komplexe Polyphenole, die Kettenmoleküle bilden, sie kommen eher in Samen, Blüten und Schalen vor als in den überwiegend verzehrten Teilen von Früchten und Gemüsen. **Zimt** und **Kakao** liefern sie wie auch die Schalen von **Cranberrys** und **Heidelbeeren** (deshalb ist der Gehalt im Saft geringer). Im Tierversuch hemmen sie das Wachstum von Dickdarmkrebs. Heidelbeeren gehören mit zu den potentesten Antioxidanzien unter den Pflanzen (gefolgt von Him-

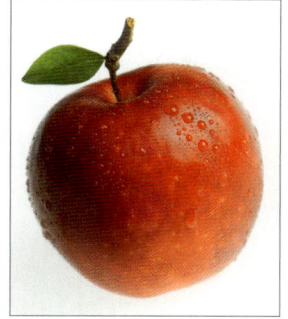

*In Äpfeln steckt Quercetin, das vor allem Lungen- und Darmkrebs entgegenwirkt.*

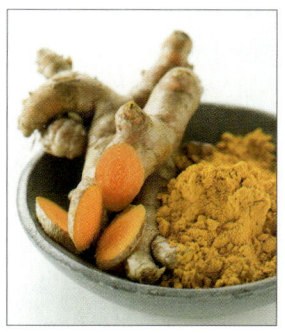

*Das Gewürz Kurkuma wirkt Krebs gleich auf mehreren Ebenen entgegen.*

3–10: siehe Literatur Seite 274.

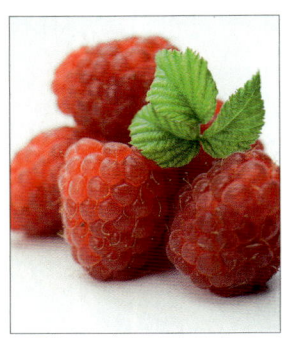

*Potente Radikalfänger sind die Inhaltsstoffe aus vielen heimischen Beeren.*

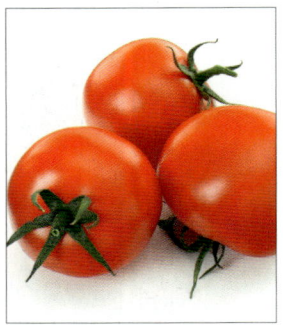

*Nur gekochte Tomaten enthalten viel von dem krebshemmenden Lycopin.*

beeren, Erdbeeren und Cranberrys). Weil sie aber die Wirkung anderer Medikamente beeinflussen können, sollten sie nicht während einer Chemotherapie gegessen werden.[11–13]

## Tomaten

Ein weiterer Farbstoff wirkt vorbeugend gegen Krebs, das Lycopin, das für die gelbe, orange und rote Farbe vieler Früchte und Gemüsearten sorgt. Besonders viel dieses essenziellen Stoffs, der ausschließlich über die Nahrung zugeführt wird, stammt aus Tomaten und zwar aus verarbeiteten. Das Lycopin roher Tomaten nämlich kann vom Organismus kaum aufgeschlossen werden. Tomatenprodukte wie Saucen, Suppen und Säfte oder Ketchup decken etwa 85 Prozent unserer durchschnittlichen Lycopinaufnahme, der Rest stammt aus Früchten wie der **Papaya, Wassermelone** oder der **rosa Grapefruit** (Achtung: Grapefruit nicht während einer Chemotherapie verzehren, siehe Seite 213). Im Laborversuch wirkt Lycopin entzündungshemmend und beugt der Entstehung und dem Wachstum von Krebszellen vor. Isolierte Lycopinextrakte, zeigten Tierversuche, sind jedoch wirkungslos, nur ganze Tomaten entfalteten den gewünschten schützenden Effekt. Das demonstriert eindrücklich, dass die Suche nach einzelnen Wirkstoffen aus den Nahrungsmitteln meist nicht den gewünschten therapeutischen Effekt erbringt. Empfohlen wird also nur der Verzehr von roten gekochten Tomaten, vor allem zur Vorbeugung von Prostatakrebs, auch wenn die Mechanismen, die dafür verantwortlich sind, noch nicht bis ins Detail entschlüsselt wurden.

## Zitrusfrüchte

Geschätzt werden sie vor allem wegen ihres hohen Vitamin-C-Gehalts, doch eine Orange zum Beispiel enthält mehr als 200 verschiedene Inhaltsstoffe, darunter an die 60 Polyphenole sowie Terpene, die für den intensiven Geruch verantwortlich sind. Zitrusfrüchte sind die einzigen Pflanzen, die bedeutende Mengen an sogenannten Flavanonen enthalten, Polyphenolen, die die Kapillargefäße schützen und Entzündungen hemmen. Studien sprechen dafür, dass Zitrusfrüchte das Risiko für Mund-, Kehlkopf- und Rachenkrebs senken. Seit noch nicht allzu langer Zeit weiß man, dass Zitrusfrüchte,

11–13: siehe Literatur Seite 274.

in besonderem Maße jedoch vor allem die **Grapefruit**, über Stoffe verfügen, die das Leberenzym Cytochrom P450 3A4 hemmen. Da dieses für den Abbau von Medikamenten im Blut zuständig ist, verstärkt sich die Wirkung von Arzneimitteln auf unerwünschte Weise. Deshalb sollte **Grapefruitsaft keinesfalls während einer onkologischen Therapie** getrunken werden!

## Weintrauben und Wein

Dass der vergorene Traubensaft in Maßen gesund sein kann, hat sich nicht nur unter Feinschmeckern schon herumgesprochen: Das liegt vermutlich vor allem an dem Resveratrol, einem weiteren Polyphenol, das besonders in Schalen und Kernen vorkommt. Es soll Schädlinge und Schimmel von dem Weinstock fernhalten. Es ist auch in Traubensaft enthalten – der lange Gärungsprozess des Weins führt allerdings dazu, dass die Konzentration in dem alkoholischen Getränk zehnmal höher ist.

Resveratrol greift an mehreren Stellen im Stoffwechsel ein und verhindert so die Entstehung und Metastasierung von Tumoren auf mehreren Ebenen. Auch verringerte sich in Laborversuchen die Toxizität von Chemotherapien. Neben der Vorbeugung von Krebserkrankungen soll Resveratrol noch vor weiteren Erkrankungen schützen, wie Herz-Kreislauf-Erkrankungen und Diabetes. Es wird auch gerne eingesetzt im Bereich des »Anti-Agings« und soll sogar Effekte auf die Alzheimerkrankheit haben.

Die Substanz steckt nicht in Weiß-, sondern nur in Rotwein, empfohlen werden ein Achtel Liter täglich für Männer und (wegen der geringeren Alkoholtoleranz) die Hälfte davon für Frauen. Bei einer Tumorerkrankung wird jedoch von Alkohol generell abgeraten, da er das Krebsrisiko verschärft. Eine Alternative ist der regelmäßige Verzehr von Weintrauben mit Schale. Sie sollen dann aber unbedingt aus kontrolliert biologischem Anbau stammen, denn kaum ein anderes Gewächs wird so häufig mit Chemikalien (Pflanzenschutzmitteln) behandelt wie Weintrauben.

**Vorsicht:** Vor allem Patienten mit Hormonrezeptor-positivem Brust- oder Prostatakrebs sollten Resveratrol meiden, da die Substanz ein Phytoöstrogen darstellt und bei solchen Tumoren auch ungünstige Effekte entfalten kann.

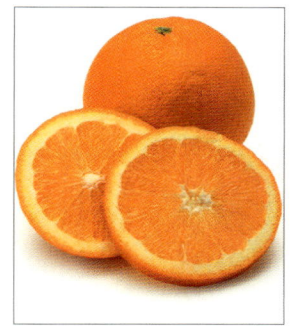

*Zitrusfrüchte helfen mit ihren Polyphenolen, haben aber auch Nebenwirkungen.*

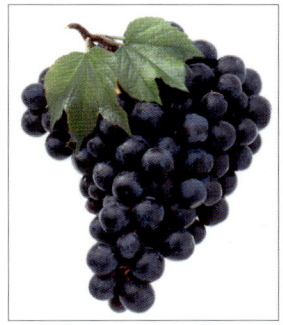

*In den Schalen und den Kernen der Trauben sitzt der Wirkstoff Resveratrol.*

## Vorsicht mit grünem Tee

Auch der nicht fermentierte Tee zeigt im Laborversuch Wirkung gegen Krebszellen. Das gilt für Brust-, Prostata-, Nieren-, Haut- und Mundhöhlenkrebs sowie bestimmte Leukämiearten. Verantwortlich dafür sind wohl die Catechine (bestimmte Gerbstoffe), die ein Drittel des Gewichts eines Teeblatts ausmachen. Ihr Gehalt steigt durch die Art der Verarbeitung, das Rösten und Dämpfen dieses Tees. Um eine Antikrebswirkung zu erzielen, muss man viel Tee trinken, bis zu einem Liter täglich, was vielen Europäern nicht leichtfällt. Die Kombination von grünem Tee und Sojaprodukten, wie sie in Asien häufiger ist, scheint den schützenden Effekt noch zu verstärken.

**Vorsicht:** Die Studienlage erlaubt dennoch keine Empfehlung für Tumorpatienten. Grüner Tee stört die Wirkung verschiedener Chemotherapien (z. B. von Tamoxifen,[14] Bortezomib und anderen Boronsäure-basierten Proteasehemmern[15, 16]).

## Pilze

Japaner, die größere Mengen bestimmter Pilze aßen, bekamen wesentlich seltener Magenkrebs. Das regte Forscher an, dem auf den Grund zu gehen. Dabei stellte sich heraus, dass manche Pilze das Immunsystem stimulieren können. Dazu gehören auch solche, die bei uns entweder heimisch sind, wie Seitlinge, oder mittlerweile in manchen Läden zu kaufen sind (Shiitake, siehe Seite 141). Entscheidend ist, das rechte Maß nicht zu verfehlen, also nur ein- bis dreimal pro Woche Pilze zu essen. In Laborversuchen hat man beobachtet, dass bei höheren Dosierungen das Immunsystem unterdrückt werden kann.[17–21] Pilze sind wichtige Heilpflanzen in der Traditionellen Chinesischen Medizin (siehe Seite 140 ff.).

## Granatapfel

Granatapfelsaft wirkt antioxidativ und vermindert Entzündungen. Die körpereigene Produktion von Östrogenen verringert sich. Der Wirkmechanismus entspricht hierbei den bei einer Krebstherapie häufig eingesetzten Aromatasehemmern. Das sind Medikamente, die ein Enzym blockieren, das im Hormonhaushalt eine wichtige Rolle spielt. Dieser wird gestört, um den Tumor nicht zu fördern. Da die Intensität dieser Wirkung jedoch nicht abschätzbar und konstant

14–21: siehe Literatur Seite 274.

zu halten ist, können Aromatasehemmer nicht durch Granatapfel-saft ersetzt werden! Ihre Extrakte zeigten in Laborversuchen eine positive Wirkung, und erste Untersuchungen bei Männern mit Prostatakrebs waren vielversprechend. Allerdings fehlen kontrollierte Untersuchungen an größeren Patientengruppen. Da jedoch keine Nebenwirkungen bekannt sind, ist ein Glas Granatapfelsaft täglich durchaus empfehlenswert (keinesfalls jedoch während einer Chemotherapie, siehe Seite 213). Dieser ist mittlerweile auch in Deutschland erhältlich. Das Essen einer Frucht reicht von der Menge her nicht aus, um die gewünschte Wirkung zu erzielen.[22–25]

## Das Regenbogen-Prinzip

Wenn Sie im Alltag nicht ständig einen Zettel mit biochemischen Erklärungen beim Einkauf mit sich herumtragen wollen, dann können Sie sich – ein kleines Hilfsmittel – am Regenbogenprinzip orientieren. Essen Sie so bunt wie möglich:

- Weiß (z. B. Knoblauch, Zwiebeln und Rettich) steht häufig für schwefelhaltige Substanzen.
- Grün (z. B. Blattsalate und Kohlgemüse) weist auf viel Chlorophyll zum Entgiften und auf Glucosinolate hin.
- Orange (z. B. Möhren, Paprika, Kürbis und Orange) spricht für Carotinoide und Vitamin C.
- Gelb (z. B. Melone, Mais, Banane, Paprika und Pampelmuse) signalisiert weitere Carotinoide (Lutein).
- Rot (z. B. Tomaten, Granatapfel, rote Bete und Himbeeren) weist auf Lycopin und Flavonoide hin.
- Violett/Blau (z. B. Pflaumen, Brombeeren, Auberginen, Aroniabeeren und blaue Trauben) zeigt Anthocyane an.
- Braun (z. B. Pilze) steht für die Vitamine D, B2, K, Biotin und Niacin sowie die Mineralstoffe Kalium, Eisen, Kupfer, Selen und Phosphor.

Wegen der unterschiedlichen Bioverfügbarkeit der einzelnen Verbindungen ist es ratsam, abwechslungsreich zu kombinieren und pflanzliche Lebensmittel auf alle drei Mahlzeiten zu verteilen. Dann bleiben die gesunden Stoffe über 24 Stunden im Blut verfügbar.

22–25: siehe Literatur Seite 274.

# Ernährung während der Krebstherapie

Schon während einer Chemotherapie oder Bestrahlung ist richtige Ernährung wichtig. Anfangs müssen vielleicht die Nebenwirkungen der Behandlung berücksichtigt werden: Appetitlosigkeit, verändertes Geschmacksempfinden, Entzündungen der Mundschleimhäute, Brechreiz oder auch Durchfall.

## Was Sie während der Behandlung tun können

Versuchen Sie nicht, Ihre Ernährung von heute auf morgen optimieren zu wollen, sondern achten Sie auf die individuellen Signale Ihres Körpers. Ihr erstes Ziel muss sein, die Chemo- oder Strahlentherapie bestmöglich zu bewältigen und sie nicht unterbrechen zu müssen. Danach wird es leichter für Sie, Ihre Ernährung in kleinen Schritten umzustellen, um die Heilkraft der Nahrung für den weiteren Genesungsprozess nutzen zu können.

Eine individuelle Ernährungsberatung verbindet in ihren Empfehlungen persönliche Vorlieben, Abneigungen und therapeutische Möglichkeiten mit den wissenschaftlichen Erkenntnissen. Das kann dieses Buch leider nicht leisten. Deshalb an dieser Stelle der Hinweis: Ernährungsberatung für Krebsbetroffene ist in aller Regel durch die Krankenversicherungen erstattungsfähig, in Einzelfällen auch erstattungspflichtig. Hier die wichtigsten Empfehlungen für die Phase der onkologischen Behandlung:

## Trinken Sie viel

Nehmen Sie ausreichend Flüssigkeit zu sich, um Ihren Körper zu entgiften. Pro Kilogramm Körpergewicht sollten es mindestens 30 Milliliter sein (bei 65 Kilogramm Körpergewicht sind das 1950 Milliliter; also rund zwei Liter). An heißen Tagen oder wenn Sie viel schwitzen, benötigen Sie entsprechend mehr. Auch am Tag der Chemotherapie und dem darauffolgenden sollten Sie besonders viel trinken. Flüssigkeit steckt auch in Früchten, Suppen und Gemüse.

## Entzündungen im Mund vorbeugen

Bei kleineren Entzündungen im Mund tut Kühlendes gut, etwa geeiste Melone. Vermeiden Sie aber Scharfkantiges wie Knäckebrot.

# GESUNDE ERNÄHRUNG AUF EINEN BLICK

Wer ein paar einfache Regeln beherzigt, der sorgt dafür, dass der Körper alle wichtigen Nährstoffe und Mikronährstoffe im richtigen Verhältnis erhält. Die hier angegebene Portion entspricht jeweils der Menge, die in eine Hand passt.

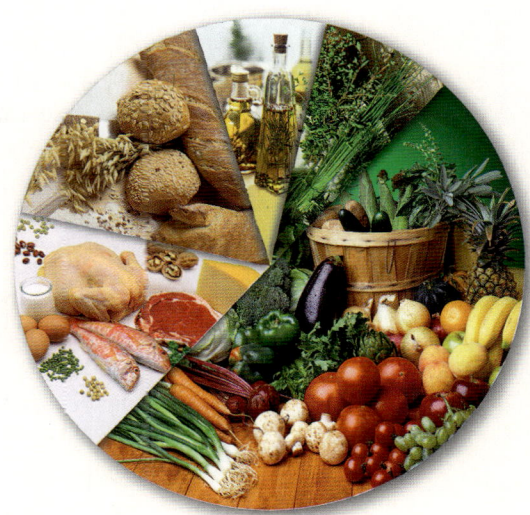

## Täglich

- Mindestens drei Portionen Gemüse »querbeet« (regional und saisonal) und möglichst »bunt«.
- Mindestens zwei Portionen Obst aller Art, am besten Früchte der Saison.
- Überwiegend Vollkornprodukte (z. B. Naturreis, Vollkornbrote).
- Öle: 1–2 EL Leinöl in den Joghurt oder Quark rühren; Raps-, Hanf- und Olivenöl verwenden.
- Reichlich trinken, vor allem Wasser und Tees.
- Nüsse und Saaten (z. B. Sesam) in den Speiseplan einbauen.
- Gewürze und Kräuter frisch, getrocknet oder tiefgekühlt verwenden: z. B. Knoblauch, Ingwer, Kurkuma, Curry, Meerrettich oder Senf.
- Vegetarische Brotaufstriche der Wurst vorziehen.

## Mehrmals die Woche

- Hülsenfrüchte (z. B. Linsensuppe).
- Sauer vergorenes Gemüse (z. B. Sauerkraut, Mixed Pickles) und/oder sauer vergorene Milchprodukte (z. B. Joghurt oder Kefir).
- Fisch (mindestens einmal pro Woche Hering, (Wild-)Lachs oder Makrele).

## Immer mal wieder

- Pilze (z. B. Champignons, Kräuterseitlinge oder Shiitake).
- Sprossen (z. B. Kresse, Alfalfa).
- Geflügel.
- Dunkle Schokolade.

## Insgesamt

Naturbelassen und möglichst wenig verarbeitete Produkte essen. Gerade bei Milchprodukten auf Bioqualität achten. Täglich etwas Rohes essen und: gut kauen! Nehmen Sie sich Zeit zum Essen und genießen Sie Ihre Mahlzeiten.

### Gegen Übelkeit wirkt Ingwer

Ingwer mit seinem Hauptwirkstoff Gingerol harmoniert beim Kochen mit den unterschiedlichsten Lebensmitteln: Schälen und reiben, dann ausdrücken oder schälen und klein schneiden. Guttun ein paar Scheibchen Ingwer in der Thermoskanne mit kochend heißem Wasser und über den Tag verteilt in kleinen Portionen getrunken. Auch **Kamillentee** lindert bei vielen Menschen die Symptome. Bei morgendlicher Übelkeit kann es angenehm sein, bereits vor dem Aufstehen etwas Trockenes zu kauen, zum Beispiel Reiswaffeln. Meiden Sie fette und stark blähende Speisen. Legen Sie öfters kleine Mahlzeiten ein. Häufiges Lüften vertreibt (Ess-)Gerüche, die das Missempfinden auslösen oder verstärken können (siehe Seite 122).

### Überfordern Sie sich nicht

Achten Sie darauf, regelmäßig zu essen, aber zwingen Sie sich zu nichts. Spazierengehen zwischen den Mahlzeiten entlastet den Körper, da er in der frischen Luft vermehrt Sauerstoff aufnimmt und die Verdauungsorgane bei der Bewegung von innen sanft massiert werden. Am Tag vor Ihrer nächsten Chemotherapie sollten Sie nichts schwer Verdauliches essen.

### Äpfel, Möhren und Bananen gegen Durchfall

Durchfall kann häufig erfolgreich mit Hausmitteln behoben werden. Bei Durchfall geriebenen **Apfel** verzehren, der durch das enthaltene Pektin Flüssigkeit zu binden vermag. Wegen ihres Pektingehalts empfehlenswert sind auch **Bananen** mit zarten **Haferflocken** oder **gekochte Möhren,** die noch dazu reich an Kalium sind, das durch den Flüssigkeitsverlust bei Durchfall verloren geht. Auch **Aprikosen** enthalten reichlich Kalium. Heidelbeermuttersaft, der oft als Hausmittel empfohlen wird, kann mit Chemotherapien reagieren und sollte deshalb nicht währenddessen verwendet werden.

Stuhlregulierende Wirkung entfalten **Flohsamenschalen:** ein gehäufter Teelöffel auf ein Glas Wasser, ein weiteres Glas Wasser nachtrinken (weniger Flüssigkeit führt zum gegenteiligen Effekt und stopft!). Hafer enthält besondere Ballaststoffe, die ß-Glucane, die den Darm mit einer zusätzlichen schleimigen Auflage auskleiden. Ein kleiner **Naturjoghurt** (Bio) oder die entsprechende Menge Kefir oder Buttermilch unterstützen die Darmflora. Dem Magen tut auch **Leinsamenschleim** gut: ganze Leinsamenkernchen in reichlich Wasser aufkochen und einige Minuten köcheln lassen, weitere Minuten ziehen lassen. Dann die Kerne abseihen und in eine Thermoskanne füllen. Ein Schnapsgläschen Leinsamenschleim vor jeder Mahlzeit trinken.

## Ballaststoffe gegen Verstopfung

Gegen Verstopfung wirkt eingeweichtes Trockenobst (drei Pflaumen oder Aprikosen) vor dem Frühstück. Hochwertige, native Öle liefern wertvolle Fettbegleitstoffe, die bei vielen Menschen mild abführen. Obst und Gemüse sowie Vollkornprodukte liefern Ballaststoffe. Grobe Rohkost könnte während einer Chemotherapie schwer verdaulich sein – versuchen Sie es stattdessen mit fein vermahlenen Vollkornbroten und Naturreis oder Weizen- oder Haferkleie (in Flüssigkeit getrunken oder zum Müsli). Wichtig ist auch hier: ausreichend trinken!

## Kräuter und Gewürze für den Geschmack

Häufig treten während der Behandlung Geschmacksbeeinträchtigungen auf. Sie sind irritierend, halten aber meist nicht lange an. Gehen Sie pragmatisch damit um: Wenn Ihnen Ihr bevorzugtes Wasser plötzlich nicht mehr schmeckt, ist vielleicht alkoholfreies Bier oder eine Saftschorle eine Alternative. Schmeckt alles nach nichts, dann testen Sie, ob Sie auf sauer, salzig, süß oder cremig reagieren. Probieren Sie als Zusatz zu Ihrem Essen oder Getränk ein paar Tropfen Zitronensaft oder milden Essig (z. B. Reisessig), einen Spritzer Sojasauce oder eine Prise Meersalz, einen Teelöffel Agaven- oder Maulbeersirup, ein wenig Sahne. Darüber hinaus ist Ingwer ein hervorragendes Mittel, um Geschmack zu bringen. Auch all die anderen Gewürze und Kräuter, sei es aus dem Salat-, Garten- oder mediterranen Sortiment oder aus der ayurvedischen und asiatischen Küche, sind nicht nur gesund (Beispiel Kurkuma), sondern helfen dem Geschmack auf die Sprünge. Manchmal bringen Bitterstoffe eine neue Note, zum Beispiel in Tonicwater, Bitter Lemon oder entsprechenden Kräutertees, etwa in Schafgarbe. Bei metallischem Nachgeschmack sollten Sie Plastikbesteck verwenden.

### Cremige Speisen bei Kau- und Schluckbeschwerden

Bei Kau- und Schluckbeschwerden sind kühle Speisen wie Apfelmus angenehm. Die Konsistenz sollte eher cremig sein (Mixer, Pürierstab für Cremesuppen). Babynahrung im Gläschen ist mild und hat eine geprüfte mikrobiologische Qualität. Meiden Sie säurehaltige Fruchtsäfte, Tomaten und Essig bei entzündeten Schleimhäuten, da sie Ihre Schleimhäute nur weiter reizen würden. Testen Sie, wie Sie mit Bitterstoffen in Kaffee oder Endivien zurechtkommen, und essen Sie warm, nicht heiß. Salbeispülungen nach jeder Mahlzeit haben sich ebenfalls bewährt. Bei Mundtrockenheit sind stark wasserhaltige Lebensmittel am besten verträglich. Saucen helfen beim Schlucken. Kaugummi regt die Speichelbildung an, ebenso das Kauen von Brotrinde oder Trockenobst.

Der Speichelfluss kann auch durch die Übung »Zunge rollen« aus dem Qigong angeregt werden. Zungenspitze hinter den Schneidezähnen an die Nahtstelle von Zahn und Zahnfleisch ansetzen. Mit ganz leichtem Druck Zahn für Zahn abrollen, nach hinten, nach unten, ganz herum, viermal, dann ebenso oft in die andere Richtung. Anschließend dasselbe Procedere von außen (vor den Schneidezähnen), jeweils vier Runden rechts und links herum.

### Welche Lebensmittel Ihre Blutwerte verbessern

Wenn die weißen Blutkörperchen stark abnehmen (Leukopenie), ist Ihr Schutz gegenüber Infektionen vermindert. Fragen Sie Ihren Arzt, an welchen Tagen Ihrer Chemo- oder Strahlenbehandlung der niedrigste Stand (der sogenannte Nadir) zu erwarten ist (dafür gibt es Erfahrungswerte). Meiden Sie dann auf jeden Fall rohes Fleisch (Tatar) und rohen Fisch (Sushi). Essen Sie dann auch keine Blattsalate und verzehren Sie keine Rohmilchprodukte, sondern nur Gegartes oder Geschältes. Riskant ist alles, an dem Bodenbakterien anhaften könnten, also sollten Sie auch keinen Fertigsalat aus der Tüte oder vom Salatbüffet essen.

Damit Ihr Hämoglobinwert (Anteil roter Blutkörperchen) sich normalisieren kann, benötigen Sie ausreichend Eiweiß! Die höchste »biologische Wertigkeit«, wenn maximale Mengen an körpereigenem Eiweiß aus dem Nahrungseiweiß aufgebaut werden können, haben folgende Kombinationen:

- Ackerfrüchte (Getreide/Kartoffeln) und Milcheiweiß, wie Pellkartoffeln mit Kräuterquark oder Müsli mit Joghurt oder Käsebrot;
- Ei und Ackerfrüchte, zum Beispiel Vollkornpfannkuchen, Kartoffelpüree mit Kräuterrührei;
- Hülsen- und Ackerfrüchte, zum Beispiel Linsensuppe mit Brot, Quinoa mit Tofu, Reissalat mit Erbsen;
- auch Fisch und Fleisch enthalten Eiweiß, ebenso Nüsse, Mandeln und Saaten.

Den Hämoglobinwert stabilisiert auch öfters mal ein kleines Glas Orangensaft zum Essen (Achtung: keinesfalls Grapefruitsaft, siehe Seite 235 ff.) oder ein mit Sanddorn, Acerola oder Gojibeeren verfeinerter Nachtisch – das enthaltene Vitamin C fördert die Aufnahme des Eisens. Den Espresso dann aber erst eine Stunde später trinken, sonst wird das Eisen gebunden und der Effekt ist gleich null.

### Spezielle Ernährungstherapien

Bei einem (ungewollten) Gewichtsverlust von mehr als 5 Prozent Ihres normalen Körpergewichts im Zeitraum von drei Monaten sollten Sie eine Ernährungstherapeutin kontaktieren. Indem Sie Ihre Speisen und Getränke gezielt energetisch anreichern, können Sie einem weiteren Abbau frühzeitig entgegenwirken. (Krebserkrankungen des Magen-Darm-Trakts erfordern häufig spezielle Ernährungstherapien, die hier nicht behandelt werden können.)

## Langfristig umstellen auf mediterrane Vollwertkost

Die europäische EPIC-Studie *(European Prospective Investigation into Cancer and Nutrition,* siehe Seite 222) konnte selbst auf der Basis von 7000 Untersuchungen keine speziellen Ess-Empfehlungen für Krebskranke ableiten – es gab einfach zu wenige miteinander vergleichbare Daten. Es gelten also, so die Forscher, auch für die *»survivors«,* wie die hoffentlich langfristig Gesundeten genannt werden, die allgemeinen Grundregeln gesunder Ernährung. Für unsere Klinik in Essen bedeutet das mediterrane Vollwerternährung, eine Verbindung aus den Vorzügen der leichten, pflanzenreichen südländischen Küche mit der deutschen Tradition des Vollwertigen (siehe Seite 217).

# FORSCHUNGSFRAGEN

Da unsere Ernährung und ihre Inhaltsstoffe in unmittelbarem Zusammenhang mit allen Stoffwechselprozessen stehen, ist es sehr wahrscheinlich, dass sie grundsätzlich auch alle Ebenen der Krebsentstehung oder -verhinderung beeinflusst. Dennoch gibt es (noch) keinen allgemein gültigen Konsens darüber, wie man Tumorkrankheiten durch richtige Ernährung verhindern könnte.

Eine umfangreiche Langzeitstudie über den Zusammenhang von Krebs und Essen wurde deshalb 1992 in Angriff genommen: die *European Prospective Investigation into Cancer and Nutrition* (EPIC). Sie erfasst Daten aus zehn europäischen Ländern mit über 500.000 Teilnehmern und 23 Zentren. Erste Ergebnisse wurden im April 2010 im *Journal of the National Cancer Institute* publiziert: Sie belegen (entgegen Pressemeldungen) einen – wenn auch geringen, so doch deutlich nachweisbaren – vorbeugenden Effekt durch den Verzehr größerer Mengen Obst und Gemüse.[26] Als erste aussagekräftige Interventionsstudie wurde dieses Ergebnis 2007 auch bei über 3000, bereits an Brustkrebs erkrankten Frauen bestätigt.[27]

## Die China Study

Solche umfangreichen Studien haben viele methodische Schwierigkeiten und Tücken: Je mehr Daten erhoben werden, desto größer ist auch das Risiko von Fehlinterpretationen, weil auch immer mehr Faktoren das Ergebnis beeinflussen. Dieses Dilemma macht die sogenannte *China Study* deutlich, die 1983 begonnen und 2005 veröffentlicht wurde.[28] Diese Studie untersuchte die Zusammenhänge zwischen Krebs, Ernährung, Umwelt und Lebensstil in 65 ländlichen Regionen Chinas – 880 Millionen Menschen wurden einbezogen.

## Lebensstil wichtiger als Gene

Trotz methodischer Probleme und mangelnder Vergleichbarkeit stützt auch diese Studie die Empfehlung, fleischarm zu essen und auch Milchprodukte nur in Maßen zu verzehren. Außerdem bestärkt sie, dass erbliche Faktoren weit weniger eine Rolle spielen als der Lebensstil, wenn es um Krebs, aber auch um Herzkrankheiten oder Diabetes geht. Das bestätigt sich auch in Untersuchungen an Migranten und deren Nachkommen, die aus geografischen Regionen mit niedriger Brustkrebshäufigkeit (China, Japan, Malaysia, Philippinen, Thailand, Westafrika) in ein Land mit hoher Häufigkeit (USA, Australien) auswanderten. Sie weisen bereits in der zweiten Generation die durchschnittliche Erkrankungshäufigkeit der neuen Umgebung auf. Dafür werden vor allem markante Veränderungen im Konsum von Fetten und Proteinen verantwortlich gemacht.

26–28: siehe Literatur Seite 274.

## Sekundäre Pflanzeninhaltsstoffe

In experimentellen Studien an Zellkulturen, bei Tierversuchen, aber auch Einzelfallbeobachtungen an Menschen rücken vor allem die sekundären Pflanzeninhaltsstoffe und deren Bedeutung für das Krebsgeschehen in den Fokus molekularbiologischer Forschung.[29, 30]

Die in immer mehr Studien belegte schützende Wirkung pflanzlicher Lebensmittel scheint vor allem auf deren bioaktive Komponenten wie Vitamine, Mineralstoffe und Hormone sowie Schutz- und Lockstoffe wie Farben, Aromaöle oder Bitterstoffe zurückzuführen zu sein. Solche Substanzen können Mechanismen der Krebsentstehung und -entwicklung beeinflussen, zum Beispiel über Veränderungen der Genexpression (siehe auch Seite 26).

## Anti-Tumor-Wirkung

Im Stoffwechsel des Organismus sorgen Pflanzeninhaltsstoffe auch dafür, dass freie Radikale abgefangen werden, bevor sie Schäden an Zellen anrichten können. Sie regulieren Zelldifferenzierung und Mechanismen des Zelltods, stimulieren die Enzymaktivität im Körper und bremsen die Gefäßbildung an Tumoren. Auch das signifikante Absinken eines unspezifischen Entzündungsmarkers, des Capsel-reaktiven Proteins (CRP), konnte festgestellt werden. Er gilt als Indikator für kardiovaskuläre und rheumatoide Prozesse, könnte aber auch Einfluss auf die Krebsentstehung haben.[31] CRP stimuliert Makrophagen (Fresszellen) und aktiviert das Komplementsystem, einen wesentlichen Bestandteil im Netzwerk des körpereigenen Immunsystems.

## Mahlzeiten statt Tabletten

Versuche, die Wirkung einzelner Inhaltsstoffe zu intensivieren, indem man sie isoliert hat und in hohen Dosen verabreicht, wurden häufig zu Fehlschlägen und führten mitunter sogar zum gegenteiligen Effekt. Das zeigte sich beim Versuch, mit Gaben von Beta-Carotin oder Vitamin E Tumorkrankheiten vorzubeugen (siehe Seite 235). Darauf deutet auch hin, dass Supplemente als Arzneimittel eingestuft werden und nur unter Vorbehalt eingesetzt werden sollten. In ihrem natürlichen Gefüge in Lebensmitteln, also in der nutritiven Matrix, entfalten sich dagegen, so vermuten die Forscher, ergänzende und synergistische Effekte, eine toxische Wirkung ist hier bislang nicht bekannt.

## Nutrigenomik

Auch werden die Ergebnisse der Nutrigenomik, eines jungen und aufstrebenden Forschungszweigs, zeigen, dass Menschen je nach ihrer genetischen Ausstattung und ihrem Lebensstil unterschiedlich auf die Inhaltsstoffe der Nahrung reagieren.

29–31: siehe Literatur Seite 274.

Seit über zehn Jahren machen wir hervorragende Erfahrungen mit der mediterranen Vollwerternährung in der begleitenden Behandlung und der Vorbeugung chronischer Krankheiten, zu denen letztlich auch Krebs zählt. Im Mittelpunkt stehen Obst und Gemüse, Getreideprodukte wie Quinoa, Hirse, Naturreis und vollwertiges Brot, Olivenöl, Rapsöl und Fisch (fetter Seefisch, wie Lachs, Hering, Thunfisch, Makrelen und Sardinen), gesäuerte Milchprodukte und wenig Fleisch (eine Portion pro Woche, keine Wurst). Diese Ernährung wirkt sich erwiesenermaßen positiv aus auf koronare Herzerkrankungen, Bluthochdruck, Diabetes und Fettsucht.

*Die Hinweise, dass ein hoher Anteil an Fleisch das Krebsrisiko steigert (z. B. für Darmkrebs), mehren sich.*

Wir empfehlen unseren Patienten ganz allgemein, dabei auf Produkte zu achten, die regional und deshalb möglichst frisch, zudem sozial und ökologisch verträglich angebaut oder hergestellt wurden (siehe Kasten auf Seite 217). Grundsätzlich haben frische, regionale Bioprodukte den Vorrang gegenüber industriell hergestellten Produkten, die mit viel Zucker, Salz und künstlichen Zusatzstoffen versehen sind. Auch wenn immer wieder behauptet wird, dass »bio« nicht gesünder sei als konventionell hergestellte Nahrungsmittel, so macht der Anbau doch einen Unterschied: Zum Beispiel verändert sich die Fettzusammensetzung in Milch und Fleisch positiv durch die artgerechte Fütterung mit naturbelassenen Pflanzen.

Als Resümee weltweiter Studien schneidet Fleisch (vor allem das rote) insgesamt jedoch schlecht ab: Es enthält gesundheitsschädigende Substanzen wie Hämeisen (es fördert die Bildung freier Radikale), krebserregende Stoffe wie polyzyklische aromatische Kohlenwasserstoffe und heterozyklische Amine (durch Braten und Grillen) sowie Nitrosamine (aus gepökeltem Fleisch). Die Hinweise, dass ein hoher Anteil an Fleisch das Krebsrisiko steigert (z. B. für Darmkrebs), mehren sich.

## Fett: das Alpha und Omega

Fette sind ein besonders wichtiges Thema, wenn es um Krebs geht, sozusagen das Alpha und Omega der Vorbeugung: Ein hoher Anteil gesättigter Fettsäuren (in rotem Fleisch und vielen tierischen Fetten wie auch Milchprodukten) begünstigt vielen Studien zufolge die Entstehung von Tumoren, zum Beispiel der Prostata.[32] Fette sollten rund ein Drittel des täglichen Kalorienverzehrs ausmachen,

32: siehe Literatur Seite 274.

davon nur ein Drittel aus gesättigten Fettsäuren bestehen. Praktisch bedeutet dies, pro Kilogramm Körpergewicht (Normalgewicht) kann 1 Gramm Fett verzehrt werden. Auch bei diesem Makronährstoff kommt es wesentlich auf die Qualität an.

**Omega-3-Fettsäuren** haben einen besonderen Stellenwert: Sie wirken Entzündungen entgegen und hemmen das Wachstum von Tumorzellen. Es gibt drei Arten davon: die langkettigen Moleküle der Eicosapentaen- (EPA) und Docosahexaensäure (DHA) aus Kaltwasserfischen wie Makrele, Lachs, Sardinen oder Thunfisch. Sie können im menschlichen Organismus aus alpha-Linolensäure, der pflanzlichen Omega-3-Fettsäure, synthetisiert werden. Die dazu erforderliche Enzymaktivität benötigt jedoch unter anderem die Anwesenheit von ausreichend Magnesium, Kalzium, Vitamin B6, Biotin und Zink. Pflanzliche Öle aus Leinsamen und Walnuss (auch geröstete Hanfkerne) liefern die kurzkettige alpha-Linolensäure. Unsere Ernährung sollte alle drei Arten enthalten, aus diesem Grund ist es sinnvoll, einmal in der Woche fetten Seefisch zu essen (oder Kapseln aus dem Öl der Schizochytrium-Alge) und in der täglichen Küche Lein-, Raps-, Hanf- und Olivenöl (mit der ebenfalls günstig eingestuften einfach ungesättigten Ölsäure) zu verwenden.

Auch die Omega-6-Fettsäure (Linolsäure) gehört zu den »essenziellen« Fettsäuren, die vom Körper nicht selbst gebildet werden können. Ein hoher Anteil findet sich in Ölen aus Soja, Sonnenblumen, Maiskeimen und Disteln.

Während bei den meisten von uns jedoch ein Mangel an Omega-3-Fettsäuren vorliegt, sind wir häufig mit Omega-6 überversorgt: Wir sollten nicht mehr als fünfmal so viel Omega-6 zu uns nehmen wie Omega-3 (aus einigen Pflanzen und Kaltwasserfisch). Tatsächlich aber liegt das Verhältnis im deutschen Durchschnitt wegen des hohen Verzehrs an Fleisch- und Milchprodukten bei bis zu 20 zu 1! Außerdem gilt: Je mehr gesättigte Fettsäuren (vor allem in Fleisch enthalten) wir zu uns nehmen, desto geringer ist die Umwandlungsrate von alpha-Linolensäure in EPA und DHA. Da diese ohnehin begrenzt stattfindet, sollte auch darauf geachtet werden.

Wenn Sie auf Fleisch ungern verzichten wollen, dann lohnt es sich, dieses mit pflanzlichen Kräutern gut zu würzen (Rosmarin zum Lamm, Senf zum Würstchen): Das reduziert den Anteil des schädlichen Stoffwechselprodukts MDA (Malondialdehyd) einer aktuellen Studie zufolge um über 70 Prozent, im Harn immer noch zu 50 Prozent. Ob sich das auf das Krebsgeschehen auswirken kann, ist allerdings noch offen.

**Essen Sie also nach Möglichkeit mindestens einmal wöchentlich Fisch (davon einmal fetten Seefisch) und verwenden Sie statt tierischen Fetten am besten Raps-, Oliven-, Hanf- und Leinöl. Entfernen Sie sichtbares Fett bei Fleisch und Wurst – denken Sie aber auch daran, dass sich viele gesättigte Fettsäuren auch in der Wurst selbst oder in Fastfood sowie Fertigbackwaren und Süßigkeiten wie Eis und Schokolade verbergen.**

### Unter Verdacht: tierische Proteine

Dass eine überwiegend pflanzliche Ernährung einfach viel gesünder ist als eine mit viel Fleisch und Milchprodukten, zeigt auch die *China Study,* eine aufsehenerregende Studie über den Zusammenhang von Lebensstil und Erkrankungen (siehe Kasten auf Seite 222). Der amerikanische Ernährungswissenschaftler T. Colin Campbell von der Cornell-Universität und sein Sohn Thomas untersuchten über 6500 Chinesen in 65 unterschiedlichen Regionen des Landes und werteten die Ergebnisse in einem 2005 erschienenen Buch aus. Eine ihrer zentralen Beobachtungen war, wie sich die Gesundheit der ländlichen Bevölkerung verschlechterte, wenn sie in die Städte zog, ihr Wohlstand stieg und damit auch ihr Essverhalten sich änderte. Tierische Proteine führen zu Krebs, so die Schlussfolgerung der *China Study* – die auch vor der Anklage nicht haltmachte, dass die Lobby der amerikanischen Agrarindustrie bis in die Wissenschaft hinein versuche, die daraus resultierende Empfehlung der Einschränkung des Verzehrs zu verhindern.

Vegetarische Ernährung ist zu empfehlen, wenn dabei auf einen ausgewogenen Kalzium- und Eisenhaushalt geachtet wird. Eisen ist in Gemüse deutlich weniger enthalten als in Fleisch und Fisch und wird deutlich besser im Organismus umgesetzt, wenn Eiweiß dazu kommt. Die Anwesenheit von Vitamin C verbessert die Resorption deutlich, etwa Streifen von roter Paprikaschote auf dem Käsevollkornbrötchen! Strenges veganes Essen, das auf jede Form tierischen Eiweißes (auch Milch und Eier) verzichtet, ist daher langfristig eher eine Mangelernährung und nicht zu empfehlen. Zumindest sollten Veganer regelmäßig ihren Eisengehalt im Blut kontrollieren lassen (alle sechs Monate) und sie müssen häufig zusätzlich Eisenpräparate einnehmen. Das aber ist während einer Chemotherapie keinesfalls zu empfehlen, da es zu unerwünschten Wechselwirkungen kommen kann.

Durch was lässt sich tierisches Eiweiß ersetzen, von dem Menschen in Industrieländern zwei- bis dreimal mehr verzehren, als international empfohlen wird? Zum Beispiel durch Hülsenfrüchte wie Bohnen, Kichererbsen oder Linsen, die neben wertvollem Eiweiß auch B-Vitamine, Folsäure und Eisen sowie lösliche Ballaststoffe enthalten. Dazu gehört natürlich auch die Sojabohne.

Ein Tipp: Mungobohnen blähen am wenigsten, rote Linsen sind am schnellsten gar.

## Der Soja-Streit

Sojaeiweiß steckt in den meisten verarbeiteten Lebensmitteln (z. B. in Fertigpizza, Margarine, Müsliriegel oder Fertigsaucen), wo es tierische Proteine ergänzt oder ersetzt. Diese Fertignahrungsprodukte enthalten jedoch durch die industriellen Prozesse kaum mehr den wichtigsten gesundheitsfördernden Bestandteil der Sojabohne: die Isoflavonoide. Sie werden bei der Extraktion, dem starken Erhitzen oder dem Waschen mit speziellen Lösungen zerstört – auch bei der Herstellung von Sojasauce.

Sojamehl und -milch, Tofu und Miso (fermentierte Sojapaste zur Suppenherstellung) enthalten jedoch viele Isoflavonoide. Ihr regelmäßiger Verzehr ist als vorbeugende Maßnahme zu empfehlen. Studien zeigten eine Verminderung des Risikos für Prostata-, Brust-, Gebärmutter- und Lungenkrebs.

Isoflavonoide können das Wachstum von Tumorzellen beeinflussen, weil sie in ihrer chemischen Struktur weiblichen Sexualhormonen, den Östrogenen, ähneln, allerdings rund tausendmal schwächer wirken. Solche Phytohormone werden deshalb auch in isolierter Form als Medikament zur Behandlung von Beschwerden der Wechseljahre empfohlen.

*Phytohormone schei-
nen ähnlich wie
Östrogene auch das
Brustkrebsrisiko zu er-
höhen. Gleichzeitig
sprechen viele Studien
dafür, dass Soja
Brustkrebs auch vor-
beugen kann. Trotz
des scheinbaren
Widerspruchs schei-
nen beide Aussagen
zu stimmen.*

Das wirft natürlich die Frage auf, ob Phytohormone ähnlich wie Östrogene nicht auch zum Beispiel das Brustkrebsrisiko erhöhen können. Andererseits scheinen viele Studien zu belegen, dass Soja Brustkrebs auch vorbeugen kann. Trotz des scheinbaren Widerspruchs könnten beide Aussagen stimmen: Es hängt vermutlich unter anderem vom Alter ab, ob Soja positive oder negative Auswirkungen auf hormonabhängigen Brustkrebs hat. Wirklich nachgewiesen ist eine schützende Wirkung vor Krebs nur bei denjenigen Frauen, die bereits seit ihrer Kindheit Sojaprodukte zu sich nehmen und darüber hinaus wenig tierisches Eiweiß aßen. Das gilt zum Beispiel für viele Asiatinnen.

Ob eine Einnahme nach Ausbruch der Erkrankung von Vorteil ist, kann man noch nicht mit Sicherheit sagen. Die Studien, die hierzu durchgeführt worden sind, zeigen zum Teil positive Effekte, wurden allerdings nur mit wenigen Versuchsteilnehmern und nur über einen kurzen Beobachtungszeitraum durchgeführt. Bei Frauen nach der Menopause verstärkt die konzentrierte Zufuhr von Phytohormonen in Nahrungsergänzungsmitteln oder Medikamenten eher das Brustkrebsrisiko.

Mehr als 75 Prozent der Tumorerkrankungen werden bei Frauen über 50 diagnostiziert, und ein Großteil dieser Fälle ist östrogenabhängig. Die Isoflavonoide der Sojabohne könnten eine Überproduktion und Überstimulation des Körpers durch Östrogen und Testosteron (dem männlichen Pendant zum Östrogen) verhindern und damit das Tumorwachstum vermindern.

Abzuraten ist dennoch von der Einnahme konzentrierter Nahrungsergänzungsmittel, die Isoflavonoide in einer über das natürliche Maß hinausgehend hohen Konzentration enthalten. Diese könnten sogar Krebs auslösen.[33-44] Bei Isoflavonoiden aus der Nahrung ist das vermutlich nicht der Fall, weil dazu die Menge nicht ausreicht.

Patientinnen und Patienten, die zum Beispiel bei Brust- oder Prostatakrebs antihormonell behandelt werden, sollten trotzdem vorsichtig sein und auf übermäßigen Verzehr von Sojaprodukten verzichten. Er könnte zu nicht einschätzbaren Wechselwirkungen mit der onkologischen Therapie führen. Bereits geringe Mengen an Soja, zeigen zum Beispiel Versuche, können die Wirkung des häufig in der Krebstherapie eingesetzten Antihormons Tamoxifen stören.

33–44: siehe Literatur Seite 274.

## Kraft durch vollwertige Kohlenhydrate

Von Kohlenhydraten, die neben Fetten die zweiten wichtigen Energielieferanten sind, wird Krebskranken häufig abgeraten, und das verunsichert viele Patienten. Richtig ist jedoch, dass nicht die Kohlenhydrate, sondern ein erhöhter Insulinspiegel das Tumorwachstum fördert. Kohlenhydrate aus Vollkorn stabilisieren den Insulinspiegel und enthalten wichtige Vitamine, Mineral- und Ballaststoffe sowie antikanzerogene Stoffe. Sie haben – und das ist entscheidend – einen niedrigen »glykämischen Index«. Dies bedeutet, dass ihre Energiemoleküle sich nur langsam in Zucker umwandeln. Deshalb steigt der Blutzuckerspiegel nicht so stark an, und es dauert auch länger, bis er wieder sinkt und sich ein Hungergefühl entwickelt.

Um die Unsicherheiten in der Debatte um die Kohlenhydrate zu klären, wurde von der Deutschen Gesellschaft für Ernährung die bis zum Jahr 2009 verfügbare wissenschaftliche Fachliteratur systematisch ausgewertet.[45] Das Ergebnis bestätigte, dass weniger die Quantität als vielmehr die Qualität der Kohlenhydrate wichtig ist: Es werden zu viel schnell resorbierbare Zucker konsumiert, vor allem mit Limonaden, Backwaren und Süßigkeiten. Dies ist für unsere Gesellschaft bedeutsam, weil diese Lebensmittel fast überall jederzeit für relativ kleines Geld verfügbar sind. Diese Zuckerarten zu meiden oder jedenfalls ihren Anteil zu verkleinern wird vor allen Fachgremien empfohlen. Sie fördern eine Gewichtszunahme. Und Übergewicht gilt überzeugend als Risikofaktor für Krebs im Dickdarm, in der Brust nach der Menopause, der Gebärmutterschleimhaut, der Niere und Speiseröhre (Adenomkarzinome). Außerdem beeinflussen Kohlenhydrate die Darmflora und deren Stoffwechselprodukte.

*»Low-carb«* zu essen, wie es Krebspatienten häufig empfohlen wird, also wenig Kohlenhydrate, ist kein Rezept gegen Krebs. Auch wenn Tumorzellen Zucker »gerne« verstoffwechseln, vielleicht weil dafür weniger Sauerstoff erforderlich ist, können sie auch ohne direkte Glukosezufuhr leben: Zum einen gewinnen sie auch Energie, indem sie die Aminosäure Glutamin abbauen. Zum anderen erhalten sie auch Glukose vom Organismus, der überschüssiges Protein zum Teil in Glukose verwandelt. Dabei entsteht überdies neben Milchsäure noch Ammoniak, welches der Körper auch noch entgiften (Leberbelastung) und ausscheiden (Nierenbelastung) muss.

*»Low-carb« zu essen, wie es Krebspatienten häufig empfohlen wird, also wenig Kohlenhydrate, ist kein Rezept gegen Krebs.*

45: siehe Literatur Seite 274.

Eine extreme Ernährung, die überwiegend aus Eiweiß und Fett besteht, senkt außerdem die Lebensqualität und birgt das Risiko neuer Stoffwechselprobleme. Genießen Sie also Ihre Kohlenhydrate, aber achten Sie dabei auf deren glykämischen Index (GI, dafür gibt es Tabellen, z. B.: www.ugb.de).

Im Zweifelsfall hilft Ihnen eine Expertin für Ernährung, eine Ernährungsberaterin oder Diplom-Oecotrophologin weiter (über Krankenkassen, Verbraucherzentralen). Eine Karotte hat roh einen deutlich geringeren GI als eine gekochte, die Pellkartoffel ist deshalb dem Püree vorzuziehen und Fertig(vollkorn)nudeln steigern den Insulinspiegel weniger als aus Teig frisch zubereitete, vor allem, wenn sie »al dente« zubereitet wurden.

Wir empfehlen also Kohlenhydrate in komplexer Form und in überschaubaren Mengen (etwa die Hälfte der Gesamtkalorien). Essen Sie Kohlenhydrate überwiegend als Gemüse, Hülsenfrüchte, Nüsse, Vollkornprodukte, Obst und (gesäuerte) Milchprodukte. Das hat den Vorteil, dass Sie gleichzeitig viele gute Ballaststoffe, Vitamine und Mineralstoffe aufnehmen.

Hilfreich ist auch, täglich Milchsäure (z. B. Kanne Brottrunk®, erhältlich in Drogerien und Apotheken) zu konsumieren, um den Säure-Base-Haushalt zu stabilisieren. Milchsäure führt im Darm zur Bildung von krebszellhemmendem Butyrat und entlastet den Leberstoffwechsel über die Ansäuerung des Darmmilieus.

### Übergewicht mindern, Insulinspiegel senken

Dicke Menschen leben gefährlicher, das gilt auch für Krebs. Zu großes Körpergewicht wirkt sich auf verschiedene Weise negativ aus: Neben der Belastung für Herz und Kreislauf werden überflüssige Kalorien im Fettgewebe gespeichert, und das ist auch ein Hormonreservoir. Je dicker Menschen sind, desto höher ist ihr Anteil an weiblichen Hormonen, die das Wachstum von Tumorzellen fördern.

Übergewicht und falsche Ernährung führen zum sogenannten metabolischen Syndrom, das ist der Fachbegriff für eine Disposition des Körpers, bei der verschiedene Risikofaktoren einander aufschaukeln und zu immer mehr lebensbedrohlichen Krankheiten führen. Einer davon ist das Insulin: Es dient dazu, die zu Blutzucker umgewandelten Kalorien zu den Zellen zu schleusen. Doch wenn

# WAS BESAGT DER GLYKÄMISCHE INDEX?

Das Anfang der 80er-Jahre entwickelte Konzept des **glykämischen Index (GI)** erfasst, wie unterschiedlich kohlenhydrathaltige Lebensmittel auf den Blutglukosespiegel wirken. Wie viel Insulin ausgeschüttet werden muss, um die Energie zu den Zellen weiterzuleiten, zeigt jedoch erst der Wert der **glykämischen Last (GL)**, weil nur er auch berücksichtigt, welche Menge eines bestimmten Kohlenhydrats verzehrt wird: GL = GI (%-Wert) mal Kohlenhydratmenge pro Portion in Gramm geteilt durch 100. Dann zeigt sich zum Beispiel, dass eine gekochte Karotte zwar einen relativ hohen GI hat, sie aber dennoch, weil nur ein kleiner Teil ihrer Kohlenhydrate vom Organismus verwertet werden kann, keine hohe glykämische Last birgt (unter 10).

Für die Praxis müssen deshalb Lebensmittel, die pro Portion wenig verwertbare Kohlenhydrate enthalten (ca. 10 Gramm), gar nicht berücksichtigt werden. Dies trifft zum Beispiel auf Nüsse, grüne Erbsen, Karotten, Wassermelone und Erdbeeren zu. Den Anteil resorbierbarer Kohlenhydrate kann man aus Nährwerttabellen entnehmen.

Unumstritten ist das Konzept ohnehin nicht, da Studien zum Zusammenhang fehlen und auch die Angaben zum GI uneinheitlich sind. Nährstoff- und Energiedichte sind mindestens ebenso wichtig wie der GI.

Hier dennoch eine kleine Orientierungshilfe (Gemüse und Obst: fast alles niedrige oder mittlere GL; aber viele Obstsäfte: hohe GL).

| Statt | Lieber |
|---|---|
| • Ananassaft | > Brombeersaft (niedrig bis mittel) |
| • Obstsaft | > Gemüsesaft |
| • Weizenmehl bis Type 1050 | > Roggenmehl |
| • poliertem Reis | > Naturreis, Basmatireis |
| • hellen Nudeln | > Vollkornnudeln |
| • Weizenbrot | > Pumpernickel |
| • Christstollen | > Lebkuchen |
| • Chips | > gekochte Kartoffeln |
| • gekochten Klößen, Püree, Pommes | > Bratkartoffeln |
| • Cola | > Cappuccino |
| • Limo | > Orangensaft (mittel) oder Sauerkirschsaft |

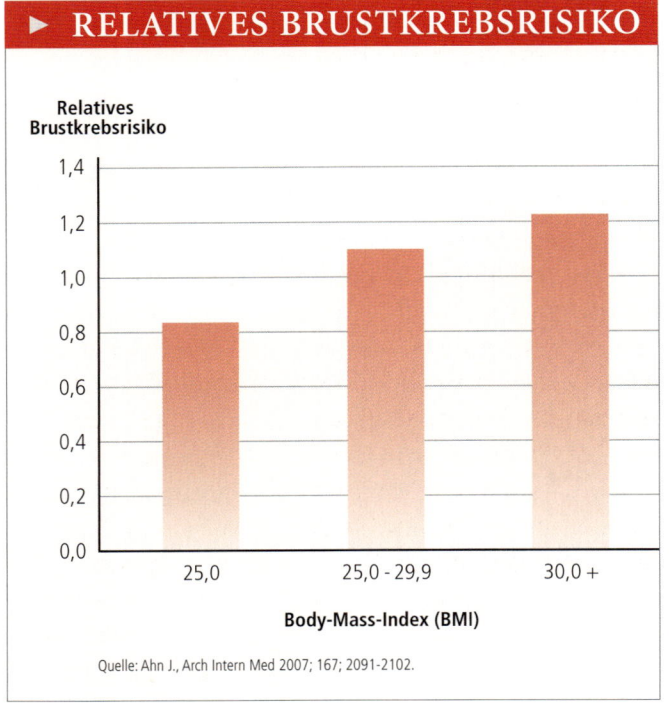

**► RELATIVES BRUSTKREBSRISIKO**

Relatives
Brustkrebsrisiko

Body-Mass-Index (BMI)

Quelle: Ahn J., Arch Intern Med 2007; 167; 2091-2102.

*Mit zunehmendem Körpergewicht (ausgedrückt als Body-Mass-Index) steigt das Risiko für Brustkrebs.*

der Organismus mit zu viel Energie beliefert wird, schotten sich die Zellen irgendwann ab und können die Nährstoffe nicht mehr verarbeiten. Weil der Blutzucker dadurch erhöht wird, produziert der Körper immer mehr Insulin, um ihn abzubauen – was irgendwann zur Erschöpfung der Bauchspeicheldrüse und zu Diabetes führt.

Ein hoher Insulinspiegel ist ein eindeutiger Risikofaktor für hormonabhängige Tumorarten wie etwa Brustkrebs, und er ist einer der Schlüssel, die die Verbindung zwischen Bewegung und Ernährung herstellen: Übergewicht führt zu Insulinresistenz der Zellen, und beide Faktoren zusammen fördern das Zellwachstum (IGF-1) und damit das Krebsrisiko. Ausreichend Bewegung senkt den Insulinspiegel und wirkt dieser Entwicklung entgegen.

Ein weiterer wichtiger Faktor, der zunehmend in den Fokus der Medizin rückt und mit diesem Insulin-Kreislauf in Verbindung steht, ist das Leptin (siehe Seite 176). Dieser Botenstoff, der unter anderem das Hungergefühl reguliert, wird überwiegend von den Fettzellen des Körpers abgegeben, aber in geringerem Ausmaß auch in der Plazenta, der Magenschleimhaut, dem Knochenmark, dem Brustepithel, dem Skelettmuskel, der Hirnanhangsdrüse und dem Hypothalamus. Leptin ist ein zentraler Faktor des Fettstoffwechsels, indem es zum Beispiel den Blutzuckerspiegel senkt. Es stellt dabei auch eine Brücke zwischen Kreislauf- und Nervensystem her.

Bei schwer übergewichtigen Menschen tritt – ähnlich wie beim Insulin – eine Leptinresistenz auf. Der Organismus reagiert nicht mehr auf die Botschaft, dass er »satt« ist, was das Übergewicht mit all seinen negativen Folgen weiter verschärft. Bewegung scheint diese Leptinresistenz beheben zu können, und es wirken, wie ein beeindruckendes Tierexperiment aus dem Jahr 2010 zeigt, auch psychische Faktoren wie Entspannung und Freude positiv auf den Leptinhaushalt ein (siehe Seite 176).[46] Sie senken den Leptinhaushalt, was sich krebshemmend auszuwirken scheint.

## Die Kombination von Ernährung und Bewegung

All diese Beispiele machen deutlich, wie komplex und eng miteinander verflochten die Kreisläufe sind, die von unserem Lebensstil beeinflusst werden. Vor allem Bewegung und Ernährung dürfen nicht isoliert voneinander betrachtet werden, so ein Ergebnis der oben zitierten weltweiten Krebsrisikostudie. Der Einsatz lohnt sich: Das Risiko für übergewichtige Frauen (nach der Menopause), an Brustkrebs zu erkranken, ist um 50 Prozent erhöht. Wenn diese Sport treiben und körperlich aktiv sind, sinkt diese Rate bereits auf 25 Prozent. Das lebenslange Krebsrisiko, so die Studie, ist übrigens dann am geringsten, wenn das Körpergewicht während der Kindheit und im Jugendalter im unteren Bereich des normalen Body-Mass-Indexes für 21-Jährige liegt und später den Erwachsenennormbereich nicht überschreitet (BMI; diese Maßzahl für das Verhältnis von Körpergröße zu Körpergewicht hat sich bewährt, um zu überprüfen, ob das persönliche Gewicht im tolerierbaren Bereich liegt, siehe auch www.uni-hohenheim.de/wwwin140/info/interaktives/bmi.htm). Bauchfett gilt als besonders ungesund.

*Das Risiko für übergewichtige Frauen (nach der Menopause), an Brustkrebs zu erkranken, ist um 50 Prozent erhöht. Allein, wenn diese Sport treiben und körperlich aktiv sind, sinkt diese Rate bereits auf 25 Prozent.*

## Nein zu Nahrungsergänzungsmitteln

In epidemiologischen Studien, in denen der Zusammenhang zwischen einer speziellen Ernährung und dem Auftreten von Krebserkrankungen untersucht wird, lassen sich oft gravierende Unterschiede feststellen. So gibt es in China große Bereiche, in denen Brustkrebs fast nicht vorkommt, auch in Japan tritt diese Krebsart wesentlich seltener auf als in Europa. Amerikanische Männer erkranken 50(!)-mal häufiger an Prostatakrebs als Chinesen. Eine der Ursachen ist die Ernährungsweise.

In unserer »wissenschaftlichen« Welt wird immer versucht, »den« Wirkstoff zu finden, der für die schützende Wirkung einer bestimmten Ernährungsform verantwortlich sein könnte. Diesen iso-

46: siehe Literatur Seite 274.

lierten Wirkstoff hat man dann in Studien stellenweise in hohen Dosierungen verabreicht – in der Hoffnung, dadurch einen vorbeugenden oder sogar therapeutischen Effekt erzielen zu können. Dies hat sich allerdings in den meisten Fällen als Trugschluss herausgestellt. Trotz intensiver Forschung kennen wir im Prinzip nur etwa 5 Prozent der Inhaltsstoffe unserer Nahrungsmittel. Davon einzelne zu isolieren und zu versuchen, damit das Defizit, das durch eine ungesunde oder unnatürliche Ernährungsweise entsteht, wettzumachen, kann nicht funktionieren.

### Das Zusammenspiel der Wirkstoffe

*Es ist ein gravierender Unterschied, ob Sie ganze Nahrungsmittel verzehren oder einzelne Wirkstoffe daraus isoliert zu sich nehmen.*

Das Ganze ist mehr als die Summe seiner Teile. Auf die Ernährung bezogen bedeutet das, dass einzelne Pflanzenstoffe ihre positiven Effekte vermutlich am besten im Zusammenspiel mit all den vielen anderen Inhaltsstoffen entfalten, die ein Lebensmittel ausmachen. In ihrer natürlichen Umgebung sind sie in eine Matrix eingebunden, die ihre positiven Eigenschaften stützt und zur Entfaltung bringt, potenzielle negative Wirkungen aber abpuffert. Es ist daher ein gravierender Unterschied, ob Sie ganze Nahrungsmittel verzehren oder einzelne Wirkstoffe daraus isoliert zu sich nehmen. Nahrungsergänzungsmittel (Supplemente) sind kein Bestandteil gesunder Ernährung, sondern sollten nur bei einer ärztlichen Indikation und wie ein Medikament mit Vorsicht eingesetzt werden.

Ein Drittel der Bundesbürger konsumiert regelmäßig (18 Prozent) oder zeitweilig (17 Prozent) Nahrungsergänzungsmittel. Jeder Vierte greift zu Vitamintabletten oder -getränken. Die meisten wollen damit ihren zu geringen Verzehr an Obst und Gemüse ausgleichen: 600 bis 650 Gramm werden von internationalen Experten täglich empfohlen, doch 88 Prozent der Deutschen essen pro Tag weniger als 250 Gramm. Dieses Defizit haben Hersteller erkannt und bieten Gemüse- und Obstprodukte als Nahrungsergänzungsmittel an, als Tabletten, Riegel oder zum Beispiel Trinknahrung. Die ernährungsphysiologische Qualität dieser Produkte ist jedoch selten überprüft. Die Aussagen wissenschaftlicher Studien über die gesundheitlichen Wirkungen von Gemüse und Obst werden häufig direkt übernommen und auf Extrakte übertragen. Ein solches Vorgehen ist jedoch wissenschaftlich unzulässig.

Meistens seien keine seriösen Daten darüber zugänglich, kritisiert die Bundesforschungsanstalt für Ernährung, welches Spektrum an sekundären Pflanzenstoffen in den Produkten vorhanden ist. Generell könnten nämlich nicht alle sekundären Pflanzenstoffe mit einer Extraktionsmethode gewonnen werden, da wasserlösliche Stoffe anders gewonnen werden müssen als fettlösliche. Die Behauptung, eine Tablette enthalte alles, was in vollreifem Obst und Gemüse stecke, stimme deshalb so nicht. Für Apfelsaft sei zum Beispiel bekannt, dass über 80 Prozent der gesunden Flavonoide beim Pressvorgang im Apfeltrester verblieben und nur rund 20 Prozent davon in den Saft übergingen. Viele der Zahlen, mit denen geworben wird, werden von der Deutschen Gesellschaft für Ernährung aus methodischen Gründen infrage gestellt. Ihr Fazit: »Extrakte, Konzentrate etc. aus Gemüse und Obst sind grundsätzlich keine Alternative zum täglichen Verzehr von fünf Portionen Gemüse und Obst in unerhitzter und erhitzter Form.«

*In Laborversuchen konnte festgestellt werden, dass Vitamine bei Überdosierung eben nicht noch mehr helfen, sondern das Gegenteil bewirken und schädigen.*

## Unberechenbar: Antioxidanzien

Einzelsubstanzen können im Gegenteil sogar gefährlich sein. Berühmtes Beispiel ist das Beta-Carotin (auch Provitamin A genannt), ein Pflanzenfarbstoff, der zum Beispiel in Karotten, Tomaten, Grünkohl oder Mangos in größeren Mengen vorkommt. Während der Verzehr dieser Lebensmittel einen schützenden Effekt vor Krebs und anderen Krankheiten zu haben scheint, wurden mehrere Studien mit hoch dosierten Gaben des isolierten Wirkstoffs abgebrochen. Es hatte sich nämlich herausgestellt, dass die Zahl der Krebsfälle nicht sank, sondern zunahm.

Die Ursache dafür ist bis heute nicht endgültig geklärt, allerdings wurden Dosierungen verabreicht, die weit über den Mengen lagen, die bei normalem Verzehr aufgenommen werden. In Laborversuchen konnte festgestellt werden, dass Vitamine bei Überdosierung eben nicht noch mehr helfen, sondern das Gegenteil bewirken und schädigen. Auch Vitamin E in hoher Konzentration kann schädigende Wirkungen entfalten. Das liegt daran, dass Vitamin E zwar als »Radikalfänger« aggressive Sauerstoffmoleküle unschädlich macht, aber dann, wenn nicht gleichzeitig genug Vitamin C zur Verfügung steht, selbst zum freien Radikal werden kann.

Kritisch zu sehen ist jede Überdosierung mit solchen Antioxidanzien, weil sie entweder wie das Vitamin E selbst Schaden anrichten können oder – während einer Krebsbehandlung – die Strahlentherapie oder einige der Chemotherapeutika (beispielsweise Anthracycline, Platinverbindungen und alkylierende Substanzen) abschwächen.[47] Die nämlich wirken gerade dadurch, dass sie freie Radikale erzeugen, welche die Tumorzellen zerstören sollen.

Die Studien zu der Frage, ob hoch dosierte Antioxidanzien im Rahmen einer Krebstherapie schädlich oder förderlich sein können, widersprechen einander. Mal scheinen Antioxidanzien nur die gesunden Zellen vor der Zerstörung zu bewahren und die Nebenwirkungen von Chemotherapie und Bestrahlung abzupuffern, dann sieht es wieder so aus, als schützten sie auch die Krebszellen. Manchmal wiederum verstärkten sie den gewünschten Effekt der onkologischen Therapie sogar.

Das liegt vermutlich daran, dass kein Antioxidans dem anderen gleicht. Hinter diesem Sammelbegriff verbirgt sich eine immense Zahl unterschiedlichster Stoffe: solche, die die Bildung freier Radikale von vornherein unterbinden, andere, die diese einfangen und so unschädlich machen. Eine dritte Gruppe repariert Schäden an den Zellwänden, während eine vierte dazu beiträgt, dass antioxidative Enzyme gebildet und an ihren Einsatzort gebracht werden.[48, 49]

Ernährungswissenschaftler wie Michael Ristow von der Universität Jena vertreten zudem die These, dass verabreichte Konzentrate aus Antioxidanzien mit der körpereigenen Produktion dieser Stoffe konkurrieren und die eigenen Abwehrmechanismen dabei abschwächen oder unschädlich machen. Bei Sportlern zumindest stellte der Organismus die Abwehr beim Sport entstehender freier Radikale ein. Auch Folsäure, empfohlen zur Vorbeugung von embryonalen Hirnschäden sowie für das Nervensystem älterer Menschen, wird inzwischen kritisch gesehen, weil sie laut einer Studie Darmkrebs begünstigen könnte.

## Hoch dosiertes Vitamin C gegen Krebs?

Prominentestes Antioxidans ist das Vitamin C. Diese wasserlösliche Substanz fängt freie Radikale ab und schützt so vor einer negativen Veränderung von Eiweißen und Fetten. Sie beugt gemeinsam mit

> *Kritisch zu sehen ist jede Überdosierung mit Antioxidanzien wie Vitamin E, unter anderem weil sie während einer Krebsbehandlung die Strahlentherapie oder einige der Chemotherapeutika abschwächen.*

47–49: siehe Literatur Seite 274.

Vitamin E der Schädigung von Zelle und Erbgut vor. Die Weltgesundheitsorganisation empfiehlt eine tägliche Zufuhr von 200 Milligramm Vitamin C pro Tag.

Dass eine an Vitamin-C-reiche Kost das Risiko, an Krebs zu erkranken, verringern kann, ist nachgewiesen. In vielen Studien im Labor und an Tieren zeigte sich zudem, dass Vitamin C in höherer Konzentration Tumorzellen schädigt, aber die gesunden Zellen schützt. Mehr als zwei Drittel aller Krebspatienten weisen einen Mangel an Vitamin C auf, der sich bei einer Chemo- und Strahlentherapie bis hin zur sichtbaren Mangelerkrankung (Skorbut) ausweiten kann. Fraglich ist jedoch, ob hohe Dosen an isoliertem Vitamin C, wie sie der zweifache Nobelpreisträger Linus Pauling (1901–1994) propagierte, gegen Krebs wirken.

Er verabreichte in den 70er-Jahren Tumorpatienten im Endstadium Infusionen: Laut seiner 1976 veröffentlichten Studie erhielten 100 Patienten 10 Gramm in die Venen, danach nahmen sie regelmäßig Vitamin C ein.[50] Nach den Ergebnissen der Studie lebten sie viermal so lange wie eine Kontrollgruppe von tausend Tumorpatienten, die keine Vitamin-C-Substitution erhielten. Die Untersuchung wurde aus methodischen Gründen allerdings stark kritisiert. Drei von der amerikanischen Mayo-Klinik durchgeführte Studien zeigten im Vergleich zu Plazebos keine positive Wirkung von eingenommenem Vitamin C in vergleichbarer Dosis. Das jedoch verwundert nicht, denn die maximal verwertbare orale Zufuhr liegt bei 2 Gramm pro Tag. Eine höhere Dosis wird vom Organismus ausgeschieden.

Offen ist auch die Frage, ob Vitamin C die Wirkung von Chemo- oder Strahlentherapie abschwächen kann. Eine immer wieder behauptete Steigerung der Lebensqualität könnte damit erklärt werden: Wenn die Therapie beeinträchtigt würde, hätten die Patienten weniger Nebenwirkungen – doch der Tumor würde nicht mehr ausreichend bekämpft. Doch wissenschaftliche Nachweise gibt es hierfür nicht. Im Gegenteil: Es wurden Hinweise gefunden, dass Vitamin C die Wirkung von Chemotherapeutika wie Cisplatin, 5-FU, Paclitaxel, Bleomycin und Doxorubicin sogar verstärkt[51, 52] oder auch die Unempfindlichkeit gegenüber Therapeutika verhinderte.[53, 54] Im Tierversuch konnte es Blasenkarzinome empfindlich für eine Behandlung mit dem Zellgift Gemcitabine machen.[55]

*Hunderte von laufenden und geplanten Studien bemühen sich derzeit, mehr Licht in die mögliche Wechselwirkung von Vitamin C, Tumorgeschehen und Chemotherapie oder Bestrahlung zu bringen.*

50–55: siehe Literatur Seite 274.

Hunderte von laufenden und geplanten Studien bemühen sich derzeit, mehr Licht in die mögliche Wechselwirkung von Vitamin C, Tumorgeschehen und Chemotherapie oder Bestrahlung zu bringen. Bis genauere Ergebnisse vorliegen, raten wir auf jeden Fall von der Gabe von hoch dosiertem Vitamin C ab und empfehlen sie nur, wenn die onkologische Behandlung ohne Ergebnis abgebrochen (Palliation) oder von vornherein abgelehnt wurde. Die Infusionen werden von den Betroffenen gut vertragen,[56] wenn zuvor Kontraindikationen (eine Niereninsuffizienz, eine Oxalatnephropathie, ein Mangel des Enzyms Glukose-6-Phosphat-Dehydrogenase oder eine Eisenüberladung) ausgeschlossen wurden.[57]

Zum heutigen Zeitpunkt kann weder mit Sicherheit gesagt werden, dass Vitamin C eine signifikante antitumoröse Wirkung besitzt, noch bei welchen Krebsarten das der Fall sein könnte. Auch die Frage der Dosis ist offen.[58–61]

## Vitamin D bei eindeutigem Mangel

Seit mehreren Jahren stellt man in Untersuchungen immer wieder fest, dass die Häufigkeit einiger Krebserkrankungen dort zunimmt, wo die Intensität der UV-Strahlung abnimmt. Je weiter nördlich und je näher man der Meereshöhe wohnt, umso höher ist das Risiko beispielsweise für Prostatakrebs. Das wird auf einen niedrigen Spiegel an Vitamin D zurückgeführt, das über den Einfluss von Sonnenlicht in der Haut produziert wird. Auch nimmt die körpereigene Produktion mit zunehmendem Alter ab. Bei Übergewichtigen wird Vitamin D vom Fettgewebe abgefangen und steht damit dem Stoffwechsel in geringerem Maße zur Verfügung. Auch Brust- und Darmkrebs werden mit einem Vitamin-D-Mangel in Verbindung gebracht.

Umgekehrt weisen Labor- und Tierversuche darauf hin, dass Vitamin D vor verschiedenen Tumorarten schützt. Es scheint sich sowohl auf Zelldifferenzierung und -teilung wie auch auf Kalziumaufnahme und -stoffwechsel positiv auszuwirken. Es hemmt die Gefäßneubildung und schützt die Zellwände. Es gibt inzwischen gute Belege dafür, dass Vitamin D das Risiko für mindestens 16 verschiedene Krebsarten reduziert.[62–70] Auch haben Beobachtungsstudien gezeigt, dass Patienten mit Brust-, Darm- und Lymphdrüsenkrebs länger leben, wenn ihr Vitamin-D-Spiegel eine optimale Höhe hat.

*Seit mehreren Jahren stellt man in Untersuchungen immer wieder fest, dass die Häufigkeit einiger Krebserkrankungen dort zunimmt, wo die Intensität der UV-Strahlung abnimmt. Das wird auf einen niedrigen Spiegel an Vitamin D zurückgeführt.*

56–70: siehe Literatur Seite 274, 275.

Man geht dabei von dem für die Prävention ermittelten idealen Wert aus: Er liegt bei 40 bis 60 Nanogramm pro Milliliter.

Da die Risiken isoliert zugeführter Nährstoffe nicht endgültig geklärt sind, raten wir unseren Krebspatienten generell von Supplementierung ab und empfehlen stattdessen, ausgewogen vollwertig zu essen (siehe Seite 217).

Da jedoch 75 Prozent der Brustkrebspatientinnen nach aktuellem Stand der Literatur unter Vitamin-D-Mangel leiden und Chemotherapie wie antihormonelle Therapie zu Osteoporose führen können (dem Vitamin D entgegenwirkt, weil es die Kalziumaufnahme stützt), machen wir in diesem Punkt häufig eine Ausnahme. Wenn die Blutspiegelkontrolle einen Mangel zeigt, verordnen wir 1.000 IU Vitamin D3 pro Tag (plus Kalzium 1000–1200 Milligramm pro Tag). Bei besonders starkem Vitamin-D-Mangel kommen auch höhere Dosierungen infrage (bis max. 50.000 IU pro Woche).

Untersucht wird, ob sich Kniebeschwerden als Folge einer Krebsbehandlung (mit Aromatasehemmern) durch Vitamin-D-Gaben bessern lassen.[71–78]

---

**Regelmäßiger Aufenthalt im Freien hilft, den Vitamin-D-Haushalt zu stabilisieren. Im Sommer sollten Sie sich zwei- bis viermal wöchentlich jeweils 15 bis 30 Minuten ein Sonnenbad der Arme und Beine gönnen (alternativ freier Oberkörper). Verwenden Sie erst danach Sonnenschutzcreme. Da in unseren Breitengraden in den Wintermonaten November bis Februar kein Vitamin D auf diese Weise synthetisiert werden kann, sollten Sie besonders auf Ihre Ernährung achten: Vitamin D steckt in fettem Fisch, Eiern und Pilzen.**

---

## Selen präzise dosieren

Neben Eisen, Zink und Kupfer ist Selen ein wichtiges Spurenelement in unserem Körper. In unserer Nahrung kommt es insbesondere in Getreide, Fleisch, Fisch, Eiern, Nüssen und Saaten vor. Die Deutsche Krebshilfe empfiehlt eine tägliche Zufuhr von 100 Mikrogramm. Das von uns mit der Nahrung zugeführte Selen stammt ursprünglich aus dem Boden, wo es von den Pflanzen aufgenommen wird. Durch verschiedene Umwelteinflüsse wie saurem Regen wird

71–78: siehe Literatur Seite 275.

Selen in eine chemische Form umgewandelt, die nicht mehr ausreichend vom menschlichen Organismus verwertet werden kann. Daher wird Deutschland teilweise als »Selenmangelgebiet« bezeichnet.

Mittlerweile sind über 25 Enzyme bekannt, die auf Selen angewiesen sind, um die Stoffwechselfunktionen aufrechterhalten zu können. Dazu gehören Enzyme, die für den Schilddrüsenstoffwechsel, vor allem aber auch solche Enzyme, die für die Entgiftung von Radikalen und die Kontrolle von Entzündungsprozessen eine entscheidende Rolle spielen. Ob eine zusätzliche Zufuhr von Selen das Auftreten von Krebs verhindern kann, ist jedoch umstritten. Die Studien sind widersprüchlich. Aus Studien weiß man, dass eine hohe Zufuhr von Arachidonsäure, die ausschließlich in tierischen Fetten vorkommt, den schützenden Effekt von Selen zunichtemachen kann. Möglicherweise konnte man in einigen Beobachtungsstudien deshalb keinen positiven Effekt von Selen zeigen, weil die Ernährung der Probanden sehr fleischlastig war.

Eine weitere Schwierigkeit besteht darin, dass chemisch unterschiedliche Selenverbindungen auf dem Markt sind, die auf verschiedene Weise verstoffwechselt werden und daher auch unterschiedlich wirksam sind. Aus diesem Grund sind die Ergebnisse von Studien nicht immer vergleichbar. Die in vielen Drogeriemärkten und Discountern angebotenen Produkte enthalten organisch gebundenes Selen, das sich anreichern kann. Es besteht also durchaus die Möglichkeit, sich bei wesentlicher Überdosierung damit zu vergiften. Anorganisches Selen ist in ausreichend hoher Dosierung nur in Apotheken erhältlich.

Wenn eine Selenergänzung durchgeführt wird, sollte auf ein Produkt aus der Apotheke zurückgegriffen werden, das als Wirkstoff Selenit enthält, in einer Dosierung von 200 Mikrogramm pro Tag.

Kontrovers diskutiert wird auch, ob eine Ergänzung mit Selen während einer Chemo- oder Strahlentherapie sinnvoll ist. Die Antioxidanzien könnten der radikalbildenden Wirkung einer Chemotherapie oder Bestrahlung entgegenwirken. Da sich die Lebensqualität der Betroffenen durch das Spurenelement deutlich erhöht und die Nebenwirkungen der Therapie verringert werden, geben wir im Rahmen der Integrativen Onkologie in Essen Selen, wenn ein Mangel im Blutspiegel sichtbar ist. Weitere Untersuchungen zeigen, dass die Einnahme von Selen nach beendeter Therapie zu einer Abnahme von Lymphödemen bei Patientinnen mit Brustkrebs führt.[79] Keinesfalls jedoch sollten Sie mit Selen experimentieren, ohne dies mit Ihrem Arzt zu besprechen.

## Zurückhaltung bei Zink

Das Spurenelement Zink ist notwendig, damit mehr als 70 Enzyme unseres Körpers ihre Arbeit tun können. Es kommt vor allem in Fisch, Vollkornprodukten, Ölsaaten und Nüssen vor. Die empfohlene Tagesdosis liegt bei mindestens 11 Milligramm, ab 150 Milligramm kann Zink auch giftig wirken. Die Präparate in der Apotheke enthalten 20 bis 40 Milligramm Zink, was eine bedenkenlose Dosierung darstellt. Allgemein soll Zink das Immunsystem stabilisieren. Der Beweis, dass Krebspatienten von einer Ergänzung profitieren, steht allerdings noch aus, daher kann diesbezüglich keine Empfehlung ausgesprochen werden.

## Vielfalt statt Einfalt

Die Studienlage lässt darauf schließen, dass auch einige Antioxidanzien durchaus von positivem Nutzen während einer Krebsbehandlung sind. Es existieren jedoch noch zu wenige aussagekräftige und streng kontrollierte Untersuchungen, um zum jetzigen Zeitpunkt eine Empfehlung zu rechtfertigen. Viele Fragen sind hier also ungeklärt, resümieren die Experten des *Memorial Sloan-Kettering Hospitals:* »Bevor wir nicht den Gegenbeweis erbringen können, sollten Patienten keine hoch dosierten Antioxidanzien unter ihrer Chemo- oder Strahlentherapie einnehmen.«

**Nehmen Sie keine Nahrungsergänzungsmittel zu sich und verzichten Sie insbesondere während Chemotherapie oder Bestrahlung auf hoch dosierte isolierte Antioxidanzien!**

79: siehe Literatur Seite 275.

# INTEGRATIV ESSEN – WIE GEHT DAS?

Nahrungsergänzungsmittel können immer nur punktuell und akut Defizite ausgleichen. Der längerfristige Weg zur Gesundheit ist ein anderer. Unbedenklich und zu empfehlen sind deshalb Antioxidanzien aus der Nahrung: Vitamin C (zum Beispiel in Zitrusfrüchten und Äpfeln), Vitamin D (vor allem in Fisch, in Pilzen, Eigelb, Fleisch und Milchprodukten) oder Vitamin E (etwa in Nüssen und Sonnenblumenkernen), aber auch zahlreiche sekundäre Pflanzeninhaltsstoffe wie Lycopin (Tomaten), Allicin (Knoblauch), Polyphenole (Trauben), Flavonoide (Tee, Wein). Mineralwasser kann sehr viel Kalzium enthalten (ab 200 mg/l, siehe Etikett), und Selen ist in hoher Konzentration in Kokosraspeln enthalten: Drei Teelöffel decken den geschätzten Mindestbedarf von 40 Mikrogramm.

In Essen arbeiten wir an der Entwicklung eines Ernährungskonzepts für Krebskranke, das den traditionellen mediterranen Ansatz, traditionelle chinesische und indische ernährungstherapeutische Aspekte den Kriterien der bei uns erprobten und bewährten Vollwerternährung anpasst und mit innovativen Ergebnissen aus der Ernährungsforschung verknüpft.

**Ziel dabei ist:**
- das Immunsystem zu stärken,
- die Wirkung der onkologischen Therapie (Operation, Bestrahlung, Chemotherapie) zu erhöhen; Beschwerden zu lindern und Nebenwirkungen der Therapie zu reduzieren,
- den Ernährungszustand zu optimieren, also Unter- und Überernährung zu vermeiden bzw. abzubauen,
- die Lebensqualität zu steigern,
- die Prognose zu verbessern, insbesondere das Neuauftreten eines bösartigen Tumors zu verhindern.

## Schonende Zubereitung und richtige Lagerung

»An apple a day keeps the doctor away« – so einfach ist es wohl nicht. Und dennoch ist bereits ein entscheidender Hinweis darin enthalten: das wirkungsvollste Potenzial liegt in pflanzlichen Lebensmitteln. Um dieses nutzen zu können, ist neben der richtigen Auswahl der Lebensmittel auch deren adäquate Lagerung und Zubereitung erforderlich:

Als mögliche Ursachen für die Belastung von Nahrungsmitteln mit Kanzerogenen und Prokanzerogenen gelten auch Zubereitungsformen wie Pökeln (Entstehung von Nitrosaminen), Hocherhitzen wie zum Beispiel beim Grillen und Braten (Pyrolyse), Backen und Frittieren über 170 °C (Acrylamid) und (Heiß-)Räuchern (polyzyklische aromatische Kohlenwasserstoffe).

Um sich vor Schimmelpilzen (prinzipiell auf allen Lebensmitteln möglich) und deren krebserregenden Mykotoxinen zu schützen, ist auf das Mindesthaltbarkeitsdatum zu achten sowie auf die größtmögliche Unversehrtheit des Lebensmittels und der Verpackung. Unbedingt einzuhalten sind auch die Angaben des Produzenten zur Lagerung. Besonders gefährdete Lebensmittel wie Nüsse sollten möglichst frisch konsumiert sowie kühl und trocken gelagert werden.

## Besser Bio- und regionale Produkte

Die Entscheidung für Lebensmittel aus anerkannt kontrolliert ökologischer Erzeugung vermindert die Aufnahme von Pestiziden. Wahrscheinlich erhöht sie zugleich die Aufnahme sekundärer Pflanzenstoffe und anderer als überwiegend positiv eingeschätzter Inhaltsstoffe.

Wenn darüber hinaus der Schwerpunkt auf dem Verzehr saisonaler und/oder regionaler Produkte liegt, was dem ganzheitlichen Ansatz entspricht, erhöht dies somit neben dem Gesundheitswert auch den Umweltwert. Indem man Nachhaltigkeit als Kriterium gezielt mit einbezieht, entwickelt sich ein Bewusstsein für bio-sozio- und gesundheitsökologische Zusammenhänge.

Aus diesem Bewusstsein heraus kann sich eine verbesserte Selbstfürsorge entwickeln. Aus einem klareren Verständnis für eigene Bedürfnisse kann Freude am gesunden Lebensstil entstehen.

## Geeignete Getränke

Ernährung beginnt mit Flüssigkeitsaufnahme. Neben Sauerstoff ist für den Menschen Wasser ein elementares Lebenselixier (siehe Seite 217).

Das Trinken von heißem Wasser, bekannt aus dem Ayurveda als »Heißwasser-Trinkkur«, hat seinen Stellenwert in der asiatischen Volksheilkunde und wird von Betroffenen als hilfreich beschrieben. Ebenfalls bekömmlich sind kohlensäurearmes Mineralwasser und Kräutertees. Zur Abwechslung kann getrunken werden: Fruchtsaftschorle, Gemüsesäfte, alkoholfreies Bier. Um die Versorgung mit Antioxidanzien zu erhöhen, ist es empfehlenswert, mehrmals pro Woche frisch gepresste Säfte zu trinken. Bei geschmacklicher Tolerierung sollte auch Kanne Brottrunk® getrunken werden. Die immunmodulierende Wirkung der Milchsäure wird unter anderem vom Institut für Evaluation naturheilkundlicher Verfahren der Universität Köln bestätigt. Der sehr sauer schmeckende Brottrunk harmoniert mit naturtrübem Apfelsaft und mit Kirschsaft. Milchsäure, an deren Entstehung immer Milchsäurebakterien beteiligt sind, können auch über Joghurtgetränke (Ayran), Kefir und Buttermilch aufgenommen werden.

# Risikofaktoren für Krebs in der täglichen Umwelt

Wir sind von vielen Tausenden chemischen Stoffen umgeben. Von vielen davon ist sicher, dass sie unter bestimmten Umständen Krebs erzeugen können. Andere wurden zwar untersucht und für ungefährlich befunden, doch Zweifel bleiben. Bei wieder anderen Umweltreizen werden die Ergebnisse umso widersprüchlicher, je mehr Studien dazu angefertigt werden – das gilt zum Beispiel für die Auswirkungen der elektromagnetischen Strahlung von Mobiltelefonen. Doch ganz generell ist davon auszugehen, dass die Wechselwirkungen in diesem Cocktail verschiedenster Einflüsse nicht wirklich mess- und einschätzbar sind.

Sie sollten sich dennoch nicht in eine Angst vor Umweltgiften hineinsteigern, denn vielen Reizen können Sie gar nicht aus dem Weg gehen, dieses Gefühl der Ohnmacht belastet Sie nur zusätzlich. Entwickeln Sie stattdessen eine positive Gelassenheit: Sie können Gifte auch vermeiden, indem Sie sich etwas Gutes gönnen – zum Beispiel ungespritztes Obst und Gemüse kaufen oder sich einen ruhigen Schlafplatz wählen, fernab von elektromagnetischen Feldern oder Lärmquellen. Das Leben zu genießen ist auf jeden Fall gesünder, als sich davor zu fürchten.

Dass es Ihnen besser geht, wenn Sie zu rauchen aufhören, werden Sie bald feststellen, auch wenn der Anfang vielleicht schwerfällt. Nicht zu unterschätzen sind die Risiken des Passivrauchs, der an die 4000 verschiedene Chemikalien enthält. Viele Gastronomen tragen deshalb langfristige Lungenschäden davon, auch wenn sie selbst nicht rauchen. Die zunehmende Zahl der Rauchverbote mag für manche eine Einschränkung ihrer Freiheit sein – für die meisten sind sie jedoch ein Gewinn. Gehen Sie auch sorgsam mit Giften um (etwa im Garten oder im Haushalt) und achten Sie auf sauberes Wasser. Reduzieren Sie die Belastung durch Strahlung (etwa Naturstrahlung in Baumaterialien oder während Langstreckenflügen).

Vor allem aber: Reduzieren Sie Ihren Stress. Bauen Sie in Ihren Alltag kleine Pausen ein – Sie werden sehen, dass Sie hinterher doppelt so produktiv sind.

## ▶ EINIGE TUMORARTEN WERDEN MIT GANZ BESTIMMTEN BELASTUNGEN IN VERBINDUNG GEBRACHT:

| | |
|---|---|
| Blasenkrebs | Tabakrauch, Süßstoffe, Alkohol. Acrylamine, chloriertes Trinkwasser, Arsen, Kaffee |
| Gehirntumor | Strahlung inkl. elektromagnetischer Strahlung, Polymere, Blei und Chrom, aromatische Kohlenwasserstoffe, Arsen, Quecksilber, Rückstände aus Erdölprodukten |
| Brustkrebs | Hormone, Gifte wie Schwermetalle, Pestizide und Schwebstoffe, Alkohol, Rauch und Passivrauch |
| Nierenkrebs | Organische Lösungsmittel wie Trichlorethylene, Kupfersulfate, Benzene, Teer, Ruß, Vinylchlorid, Schmieröle |
| Leukämie | Dioxine, Benzene, DDT, Röntgenstrahlung, Kohlenmonoxide aus Abgasen, Schwefeldioxid, Asbest, Stickoxide, bestimmte organische Lösungsmittel, Benzene und Trichlorethylen, Radon, Tabakrauch |
| Lungenkrebs | Dioxin, Benzene, DDT, Abgase wie Schwefeldioxid, Asbest, Tabakrauch, Radon |
| Lymphome | Persistente organische Stoffe (POPs), Chlorophenole in Holzschutz- mitteln und Pflanzengiften, Dioxine, polychlorierte Biphenyle (PCBs) |
| Myelome | Ionisierende Strahlung, bestimmte Haarfärbemittel, Agrar- und Industriegifte (Farben, Petrochemie, Lösungsmittel, Pestizide) |
| Prostatakrebs | Synthetische Östrogene, Alkylphenole (Klärschlamm, Hausstaub), Pestizide, PCBs, elektromagnetische Felder, Blei und Kadmium, Bisphenol-A (Babyfläschchen, Plastikartikel, Zahnfüllungen) |
| Hautkrebs | Sonnenlicht, Chlorfluorkohlenwasserstoffe , Lösungsmittel, elektromagnetische Felder |

# Fallbeispiele: integrativ-onkologische Behandlung

## Brustkrebs

Jedes Jahr werden in Deutschland etwa 58.000 Frauen und ihre Familien mit der beängstigenden Diagnose »Brustkrebs« konfrontiert. Wenn der erste Schock überstanden ist, stehen die Betroffenen vor einem Berg offener Fragen, denn gerade bei einem Mammakarzinom gibt es – abhängig von der individuellen Diagnose und Lebenssituation – viele verschiedene Therapieoptionen. Hier gilt es, der Patientin ausführlich die medizinischen Behandlungsmöglichkeiten zu erklären und diese dann mit ihr gemeinsam in eine Beziehung zu ihrem Leben und zu ihren Wünschen zu stellen.

Dabei helfen die Leitlinien der medizinischen Fachgesellschaften, die für viele Fragestellungen den jeweils als optimal angesehenen Behandlungspfad empfehlen. Zusätzlich werden bei uns im Brustzentrum der Kliniken Essen-Mitte für jede einzelne Patientin die für sie wichtigen neuesten wissenschaftlichen Daten zusammengetragen, nach dem System von SenoExpert (siehe Seite 248) analysiert und in der Datenbank dokumentiert. Das Ergebnis ist eine ganz individuelle Therapieempfehlung auf der Basis begründeter und nachvollziehbarer Daten, die auch weiterbehandelnden Ärzten in Klinik oder Praxis zur Verfügung gestellt werden.

Was so simpel und überzeugend klingt, ist in der Praxis noch längst kein Standard. Häufig werden auf sogenannten Tumorkonferenzen zwar interdisziplinäre Meinungen eingeholt, doch allein die Zeitnot führt nicht selten dazu, dass die präzise Begründung eines Vorgehens unterbleibt und mit »Erfahrung« oder »Praxis« argumentiert wird, ohne dass diese durch aktuelle Daten untermauert werden kann. Da sich das Wissen über Brustkrebs alle zwei Jahre verdoppelt, hat der engagierteste Arzt Mühe, auf dem Laufenden zu bleiben und alle Entwicklungen zu verfolgen. Noch komplizierter wird es, wenn die aktuelle Forschung zu Naturheilverfahren mit einbezogen werden soll. In den Kliniken Essen-Mitte haben wir im Rahmen der Integrativen Onkologie deshalb zwei Arztstellen, eine gynäkologisch-onkologische und eine internistisch-naturheilkundliche, die sich nur mit wissenschaftlichen Fragestellungen und dem Sammeln und Auswerten von Daten befassen.

## Die integrativ-onkologische Behandlung: das Vorgehen

Eine Patientin mit Brustkrebs, die in die Sprechstunde der Integrativen Onkologie kommt, wird dort gemeinsam von dem operierenden Brustexperten und einer naturheilkundlich spezialisierten Internistin betreut. In einer naturheilkundlichen »Erstanamnese«, die rund eine Stunde dauert, werden neben der klassischen Anamnese viele zusätzliche persönliche und medizinische Daten aufgenommen. Dann erarbeiten die Ärzte der Naturheilkunde und der Senologie mit der Patientin eine individuelle Behandlungsstrategie.

Je nach deren Vorgeschichte, ihrer körperlichen und seelischen Verfassung, aber auch vielen Detailfragen wie etwa der nach naturheilkundlichen und anderen Medikamenten, die sie bereits einnimmt, oder nach der Situation in der Familie oder am Arbeitsplatz, zeichnet sich durch das Sammeln und Analysieren der Informationen ein individueller Therapieweg ab, der ganz auf die Bedürfnisse der Frau zugeschnitten ist. Im Mittelpunkt stehen natürlich viele medizinische Fragen, zum Beispiel, ob es sich um einen besonders aggressiven Tumor handelt und ob dieser Hormonrezeptoren aufweist oder die Entscheidung, ob und in welcher Weise Lymphknoten entfernt werden sollen und ob brusterhaltend operiert werden kann.

## Entscheidungen bei einer älteren Patientin

So helfen die Daten von fast 400.000 Patientinnen mit Brustkrebs zum Beispiel bei der Klärung der Frage, ob eine 72-Jährige wirklich eine bessere Überlebenschance hat, wenn sie eine Chemotherapie erhält. Oder macht das gesteigerte Risiko von Herz-Kreislauf-Komplikationen diesen Vorteil zunichte? Sollte man in erster Linie auf die Metastasen reagieren, da sie eine häufigere Todesursache als die Herz-Kreislauf-Erkrankungen sind? Sind schwere Nebenwirkungen zu erwarten – etwa eine Neutropenie (siehe Seite 150)?

# PILOTPROJEKT SENOEXPERT

Seit dem Jahr 2010 wird an den Kliniken Essen-Mitte eine neue Methode für Therapieempfehlungen bei Brustkrebs entwickelt, die in Europa einzigartig ist: SenoExpert. Ihr Ziel ist es, jeder Brustkrebspatientin eine auf ihre individuellen Bedürfnisse ausgerichtete Behandlung zu ermöglichen – auf höchstem wissenschaftlichem Niveau und orientiert an den Prinzipien der Integrativen Onkologie. Ein solches konzertiertes und individuelles Vorgehen ist bislang nicht selbstverständlich.

Der ideale Zeitpunkt für die Festlegung einer Behandlungsstrategie ist nicht erst nach einer Operation, sondern bereits unmittelbar nach der Gewinnung einer Gewebeprobe. In diesem frühen Stadium werden bei der interdisziplinären Besprechung des Patientenfalls sowohl der chirurgische Eingriff als auch weitere Behandlungen geplant: etwa eine Chemotherapie, die Verordnung von Antihormonen oder Biphosphonaten, eine genetische Beratung sowie Lebensstiländerungen bis hin zur Nachsorge.

Wird das onkologische Vorgehen frühzeitig unter allen denkbaren Gesichtspunkten analysiert, können oft nicht nur kosmetisch günstigere Methoden gewählt, sondern auch bessere Ergebnisse erzielt werden. Dabei helfen Daten, die ständig aktualisiert werden: Sie stammen sowohl aus den Leitlinien der medizinischen Fachgesellschaften, die zwar erprobt, aber nicht immer auf dem neuesten Stand sind, da sie in einem komplizierten Prozess regelmäßig evaluiert und dem Forschungsstand angepasst werden. Deshalb werden auch aktuelle Studien- und auf internationalen Kongressen debattierte Forschungsergebnisse berücksichtigt. Und es wird geprüft, ob es sinnvoll ist, dass die Patientin an einer laufenden Studie teilnimmt.

Die Frage zum Beispiel, ob eine Patientin von einer späteren Bestrahlung aller Voraussicht nach profitieren wird, beeinflusst bereits die Art der Schnittführung bei der Operation – um späteren Gewebsverhärtungen vorzubeugen. Dann sollte zum Beispiel auf die Einlage von Implantaten – zugunsten anderer plastischer Verfahren der Rekonstruktion – verzichtet werden. Bei aggressiven Tumorarten kann es auch sinnvoll sein, eine Chemotherapie bereits vor der Operation (neoadjuvant) zu beginnen, um das Risiko von Metastasen zu senken.

Molekularbiologische Prognoseinstrumente (z. B. MammaPrint, uPA/PAI-1 oder Oncotype DX®) können abklären, ob eine Chemotherapie mit all ihren Folgen für den Gesamtorganismus notwendig ist. Jede Zweite oder Dritte der neu diagnostizierten Patientinnen profitiert von einem solchen Test und seinen Ergebnissen. Die Erfahrungen am Essener Brustzentrum zeigen, dass 30 Prozent der Patientinnen durch die-

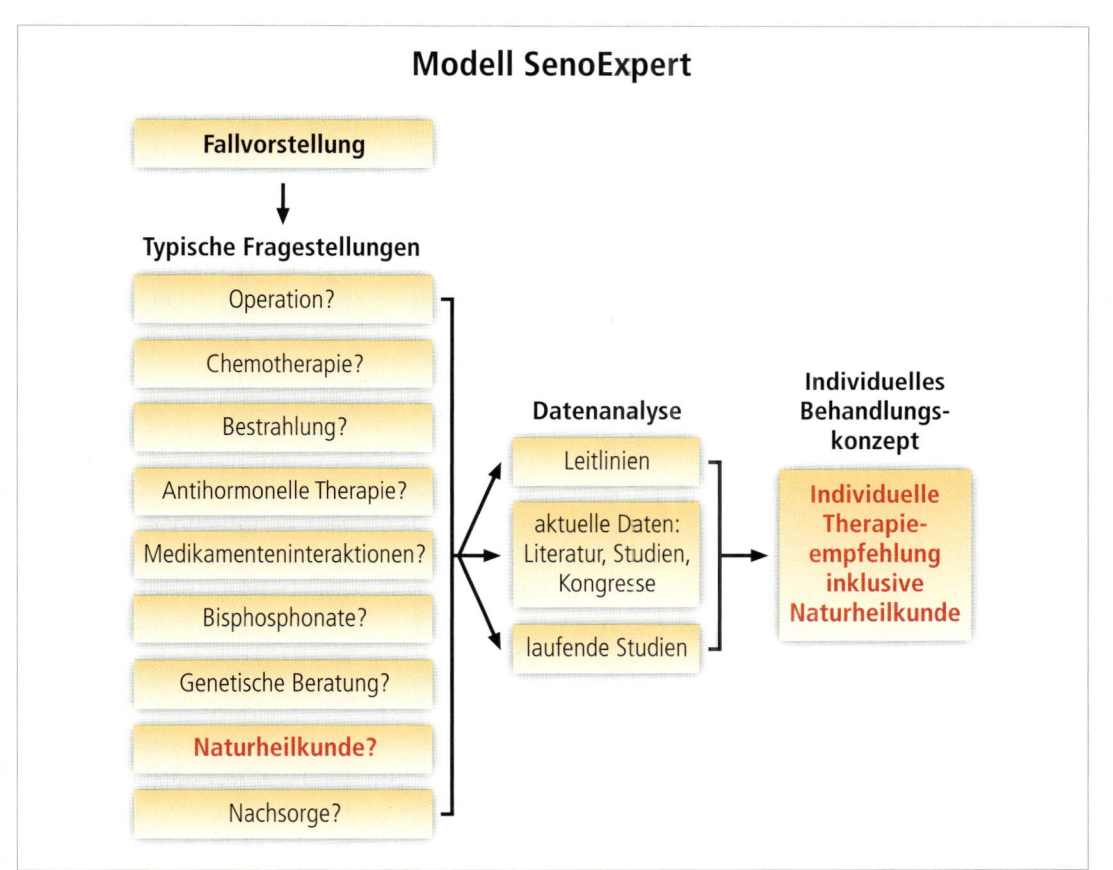

**Modell SenoExpert**

Fallvorstellung

Typische Fragestellungen

- Operation?
- Chemotherapie?
- Bestrahlung?
- Antihormonelle Therapie?
- Medikamenteninteraktionen?
- Bisphosphonate?
- Genetische Beratung?
- **Naturheilkunde?**
- Nachsorge?

Datenanalyse

- Leitlinien
- aktuelle Daten: Literatur, Studien, Kongresse
- laufende Studien

Individuelles Behandlungskonzept

**Individuelle Therapie-empfehlung inklusive Naturheilkunde**

ses individualisierte Behandlungskonzept noch zusätzliche Informationen erhalten können: vor allem zur spezifischen Behandlung (integrativ-onkologisch) von Nebenwirkungen und möglichen Medikamenteninteraktionen.

Die aufwendige Analyse dieser umfangreichen Quellen führt nicht selten zu anderen Therapieentscheidungen, als sie nach der herkömmlichen Methode getroffen worden wären. In besonderem Maße werden dabei auch die individuellen Besonderheiten der Patientinnen, ihre körperliche Verfassung, ihr psychosoziales Umfeld, ihre Lebensentwürfe und speziellen Fragestellungen berücksichtigt – etwa die Frage, ob und wie ein späterer Kinderwunsch noch realisiert werden könnte.

## Umgehen mit Nebenwirkungen

Der Angst vor Nebenwirkungen (siehe Seite 94 ff.) der Behandlung kann schon bei der Anamnese begegnet werden, in dem man häufige Probleme anspricht und Lösungen anbietet. So helfen Kühlhandschuhe und -socken während der Chemotherapie mit Docetaxel, die danach auftretenden Veränderungen an Finger- und Fußnägeln zu verringern. Patientinnen, die bestrahlt werden, können vorbeugend Ringelblumensalbe gegen Hautirritationen auftragen.

Ganz wichtig ist eine vorausschauende Beratung auch bei Patientinnen, die Antihormone einnehmen, um das Wachstum von Tumorzellen zu bremsen oder zu vernichten. 30 bis 40 Prozent der Frauen, zeigen Studien, brechen schon nach wenigen Monaten die Einnahme der Medikamente ab, weil diese Symptome ähnlich den Wechseljahren verursachen. Ärzte können aber belegen, dass es sich lohnt, die empfohlenen fünf bis zehn Jahre die Arzneien zu nehmen: Mit der Integrativen Onkologie bieten wir auch gleich Wege an, wie man die Nebenwirkungen bekämpfen kann – etwa Knochen- und Gelenkschmerzen mit Akupunktur. Möglicherweise empfehlen Ärzte auch, Bisphosphonate gegen den Abbau der Knochensubstanz zu geben. Meistens werden diese mit Kalzium- und Vitamin-D-Gaben kombiniert. Auch gegen Hitzewallungen ist Akupunktur wirksam (nach einer Studie genauso gut wie das Antidepressivum Venlafaxin, das schulmedizinischer Standard ist bei Hitzewallungen).[1]

## Entscheidungen bei einer jungen Frau

Ganz anders ist die Situation etwa bei einer 28-jährigen Frau, bei der sich die Frage stellt, ob ihre Fruchtbarkeit erhalten werden kann und sie bereit ist, dafür ein gewisses Risiko in Kauf zu nehmen. Sollte sie schon vor der Operation (neoadjuvant) eine Chemotherapie erhalten, um möglicherweise kursierende Tumorzellen gleich abzutöten? Der Brustkrebs der Patientin ist vielleicht »triple-negativ«, dann ist ihr Krebs aggressiver als andere und neigt eher zur Metastasierung, zudem spricht er nicht auf Hormonbehandlungen an. In dem Fall bieten zügig eingesetzte, ausreichend hohe Dosen einer taxan- und anthrazyklinhaltigen Chemotherapie die besten Chancen. Die Studienlage zeigt auch, dass Patientinnen danach eine 60-prozentige Chance haben, dass ihre Menstruation wieder einsetzt.

*Der Angst vor Nebenwirkungen der Behandlung kann schon bei der Anamnese begegnet werden, indem man häufige Probleme aktiv anspricht und Lösungen anbietet.*

1: siehe Literatur Seite 275.

Der Patientin, die gerne noch Mutter werden würde, kann dann zum Beispiel erklärt werden, dass vor der onkologischen Behandlung bei einer Bauchspiegelung ein Teil eines Eierstocks entnommen und eingefroren werden kann (Ovar-Kryokonservierung, siehe auch www.fertiprotekt.de). Später kann er retransplantiert werden. Sie erfährt aber auch, dass bisher nach so einem Vorgehen nur wenige erfolgreiche Schwangerschaften dokumentiert und die Kosten dafür hoch sind. Auch besteht dabei das Risiko, dass im Moment unerkannte Tumorzellen übertragen werden.

Ein Faktor, der diese Gefahr in besonderem Maße verschärft, ist eine erbliche Disposition für Brustkrebs. Das kann man testen, doch eine solche Untersuchung sollte erst nach einer genetischen Beratung erfolgen. Das Ergebnis ist frühestens nach zwei bis drei Monaten bekannt. Es ist daher bei jungen Frauen und dem Verdacht auf ein Brustkrebsgen sinnvoll, gleich nach der Diagnose eine genetische Beratung und wenn gewünscht einen Test durchzuführen. Dann kann der Befund noch vor der Brustoperation vorliegen. Bestätigt sich eine erbliche Belastung, wird ausführlich mit der Patientin besprochen, ob sie eine prophylaktische Entfernung des gesamten Brustdrüsengewebes auf beiden Seiten (Haut und Brustwarze können zumindest auf der gesunden Seite erhalten bleiben) wünscht. Auch die vorbeugende Entfernung der Eierstöcke könnte ab dem Alter von 40 Jahren sinnvoll sein, weil das Risiko, auch dort an Krebs zu erkranken, erhöht ist.

Findet sich ein Brustkrebsgen (BRCA1- oder BRCA2-positiv), ist das Risiko erhöht, dass das verbleibende Brustdrüsengewebe nach einer brusterhaltenden Operation erneut Krebs bildet, auch das Risiko für die andere Brust steigt (von 0,3 bis 0,5 Prozent auf 2 bis 4 Prozent). Je jünger die Frauen sind, desto höher ist das Risiko auch für die Gegenseite.[2, 3]

## Gentests zum Nutzen einer Chemotherapie

Bei einigen Patientinnen erlauben die klassischen Prognosefaktoren (Tumorgröße, Lymphknotenstatus, Grading) keine eindeutige Empfehlung für oder gegen eine Chemotherapie. Dafür gibt es verschiedene Tests, die Aussagen über den Nutzen einer Chemotherapie erlauben (z. B. MammaPrint, uPA/PAI-1, Oncotype DX®). Mit dem

*Eine erbliche Disposition für Brustkrebs kann man testen. Bei jungen Frauen und dem Verdacht auf erblichen Brustkrebs ist es sinnvoll, gleich nach der Diagnose und bereits zu Beginn der Chemotherapie eine genetische Beratung und wenn gewünscht einen Test durchzuführen.*

2, 3: siehe Literatur Seite 275.

Biopsiegewebe unserer Patientinnen veranlassen wir in Essen im Rahmen von Studien den »Oncotype DX®-Test«, der zur Auswertung in die USA geschickt werden muss. Er schätzt über die Expression von 16 krebsrelevanten Genen und fünf Kontrollgenen das individuelle Risiko für ein Wiederauftreten der Erkrankung ab. Wird dieses als gering angegeben, ist eine Chemotherapie nicht sinnvoll, sondern belastet die Patientin unnötig. Dieses prognostische Instrument führt derzeit bei mehr als 20 Prozent der Patientinnen zur Entscheidung gegen eine Chemotherapie, die sonst eine erhalten hätten. Bei 3 Prozent der Patientinnen liefert es jedoch eine Empfehlung für eine Chemotherapie, die man früher für unnötig gehalten hätte.[4]

Außerdem zeigt der Test, ob der Tumor hormonell beeinflusst ist. Bei herkömmlichen Laborverfahren wird dieser Befund nicht immer richtig erhoben. Wertvolle Therapiemöglichkeiten wie eine antihormonelle Behandlung bleiben dann ungenutzt. Nach einer Studie korrigiert Oncotype DX® 14 Prozent der durch das herkömmliche Verfahren erstellten Prognosen von »negativ« in »positiv«.[5] Auch der Rezeptor für den humanen epidermalen Wachstumsfaktor (HER2/neu)-Status wird damit quantitativ bestimmt. Das ist wichtig, um mit Herceptin® (Trastuzumab) das Tumorwachstum hemmen zu können.

Oncotype DX® ist der derzeit weltweit am häufigsten klinisch eingesetzte Genexpressionstest bei Brustkrebs. Er eignet sich für Patientinnen mit invasivem Brustkrebs im Frühstadium, der Östrogenrezeptoren hat und HER2-negativ ist, also nicht auf Trastuzumab

*Der »Oncotype DX®-Test«, ein neues prognostisches Instrument, führt derzeit bei mehr als 20 Prozent der Patientinnen zur Entscheidung gegen eine Chemotherapie, die sonst eine erhalten hätten.*

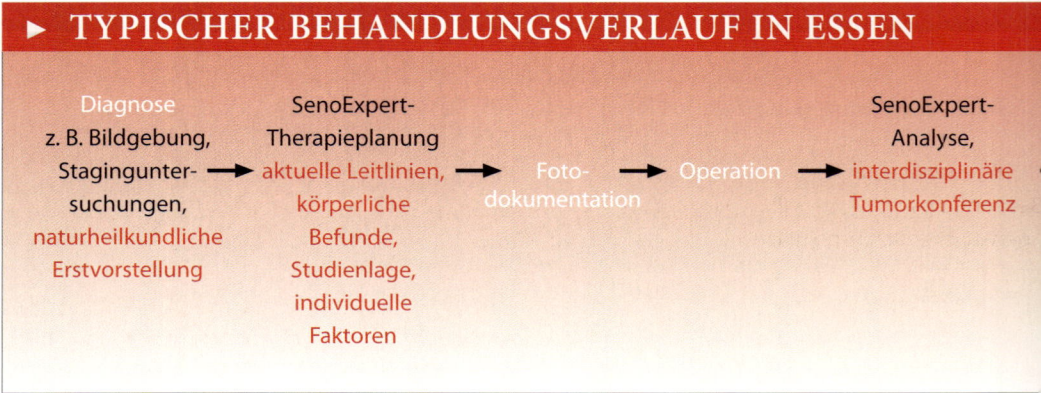

► **TYPISCHER BEHANDLUNGSVERLAUF IN ESSEN**

Diagnose z. B. Bildgebung, Staginguntersuchungen, naturheilkundliche Erstvorstellung → SenoExpert-Therapieplanung aktuelle Leitlinien, körperliche Befunde, Studienlage, individuelle Faktoren → Fotodokumentation → Operation → SenoExpert-Analyse, interdisziplinäre Tumorkonferenz

4, 5: siehe Literatur Seite 275.

anspricht. Die Lymphknoten können frei oder betroffen sein. Etwa ein Drittel oder die Hälfte aller neu diagnostizierter Brustkrebspatientinnen lässt sich in diese Gruppe einordnen.

Noch wird der Test in Deutschland nicht routinemäßig eingesetzt und die Kosten dafür, rund 2800 Euro, werden von den Krankenkassen derzeit nicht generell übernommen. Ein erstes Pilotprojekt mit einer Kasse ist jedoch geplant. In den USA wird der Oncotype DX®-Gentest in wichtigen Leitlinien bei Brustkrebs empfohlen.

## Empfehlungen zum Lebensstil

Im Rahmen der Integrativen Onkologie in Essen bekommen die Patientinnen bereits beim Erstgespräch Hinweise zu einem gesunden Lebensstil – und sie erfahren auch gleich, dass die Kombination aus regelmäßiger Bewegung und gesunder Ernährung ihre Prognose um bis zu 50 Prozent verbessern kann! Ihnen wird geraten, als Entspannungshilfe die Verfahren der *Mindfulness-Based Stress Reduction* (MBSR) einzuüben, weil dies die Nerven beruhigt, den Spiegel des Stresshormons Kortisol senkt und das Immunsystem stärkt. Sie erfahren aber auch, was sie vermeiden sollen – zum Beispiel Soja während der Einnahme des Antihormons Tamoxifen, weil es in den Enzymhaushalt eingreift und die Wirkung der Therapie verändern kann (siehe Seite 227). Zudem wird die Nachsorge bereits besprochen. Daneben erhalten die Patientinnen Informationen über die Möglichkeiten, in der integrativ-onkologischen Tagesklinik gemeinsam mit anderen Patienten ihr neues Leben zu beginnen.

*Individuelle Therapieempfehlungen stehen bei Brustkrebspatientinnen, die in Essen nach dem Modell SenoExpert behandelt werden, an vorderster Stelle. Die Naturheilkunde ist dabei von der Diagnose bis zur Nachsorge gefragt (roter Text).*

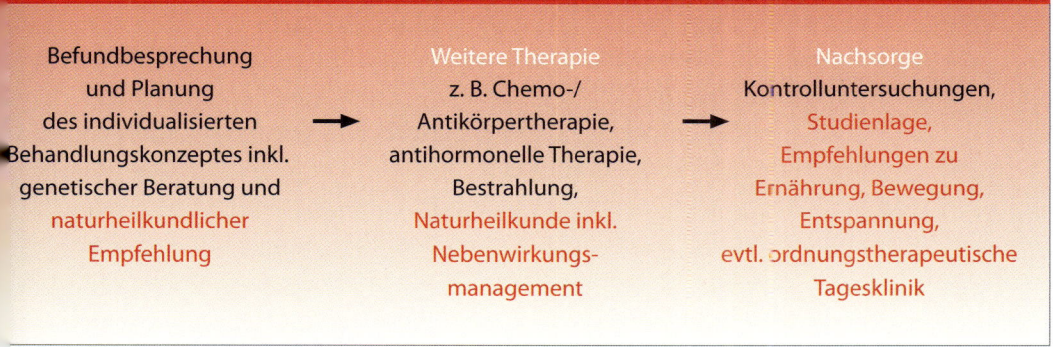

Befundbesprechung und Planung des individualisierten Behandlungskonzeptes inkl. genetischer Beratung und naturheilkundlicher Empfehlung ➞ Weitere Therapie z. B. Chemo-/ Antikörpertherapie, antihormonelle Therapie, Bestrahlung, Naturheilkunde inkl. Nebenwirkungsmanagement ➞ Nachsorge Kontrolluntersuchungen, Studienlage, Empfehlungen zu Ernährung, Bewegung, Entspannung, evtl. ordnungstherapeutische Tagesklinik

# Weitere Tumorkrankheiten

## Lungenkrebs

Lungen- oder Bronchialkrebs ist die vierthäufigste Todesart in Deutschland. Es sterben zweieinhalbmal so viele Männer daran wie Frauen, insgesamt jährlich rund 42.000 Menschen. Diese Tumorart betrifft in erster Linie die Bronchien, seltener die Lungenbläschen (Alveolen). Sehr selten sind Krebserkrankungen des Bindegewebes der Lungen, der sogenannten Sarkome. Häufigste Ursache ist Rauchen. Man unterscheidet vor allem kleinzellige und großzellige Bronchialkarzinome sowie Plattenepithel- und Schleimzellen-Tumoren. Je nach Art werden als Behandlungsoptionen Chemotherapie, Bestrahlung und Operation eingesetzt.

Über den Einsatz komplementärer Therapien bei Lungenkrebs weiß man nur wenig, obwohl die wenigen Studien nahelegen, dass viele begleitend zu ihrer Chemo- oder Strahlentherapie Vitaminpräparate oder Selen einnehmen und sich Mistelextrakt spritzen. Es wäre dringend geboten, solche Eigeninitiativen bei der onkologischen Anamnese zu erheben und mit dem Arzt zu besprechen.

*Viele Lungenkrebspatienten nehmen begleitend zu ihrer Chemo- oder Strahlentherapie Vitaminpräparate oder Selen ein und spritzen sich Mistelextrakt. Es wäre dringend geboten, solche Eigeninitiativen bei der onkologischen Anamnese zu erheben und mit dem Arzt zu besprechen.*

**Akupunktur** kann Schmerzen nach einer Lungenoperation lindern,[6] außerdem erwies sich eine kombinierte Behandlung mit TCM in einer chinesischen Studie mit kleiner Fallzahl (86) als sinnvolle Alternative zu einer Chemotherapie – bei älteren Patienten mit Krebs im fortgeschrittenen Stadium. Bei dieser speziellen Gruppe linderte sie die Symptome, ersparte den Betroffenen die Nebenwirkungen einer Chemotherapie und ließ sie doch etwas länger leben als die Vergleichsgruppe.[7] Auch die Gabe eines standardisierten **Mistelextrakts** reduzierte in einer chinesischen Studie die Nebenwirkungen der Chemotherapie deutlich.[8]

Um die Lungenfunktion zu stärken, werden neben **Atemgymnastik** vor allem gymnastische **Dehn- und Kräftigungsübungen für Rücken und Brust** empfohlen, ebenso Ausdauersportarten wie Radfahren und Walking. Eine deutliche Verbesserung der Atemfunktion kann auch erreicht werden, wenn es die Betroffenen schaffen, das **Rauchen aufzugeben**. Dabei kann Akupunktur auch bei der Entwöhnung hilfreich sein.

6–8: siehe Literatur Seite 275.

Bei Lungenkrebs muss ganz besonders auf das Gewicht des Patienten geachtet werden, da Erkrankung und Behandlung zu Appetitlosigkeit und damit zu Unter- bzw. Mangelernährung führen können, was die Prognose deutlich verschlechtert.

# Prostatakrebs

Das Adenokarzinom der Prostata wird wegen der steigenden Lebenserwartung in Deutschland häufiger. 1998 wurden in Deutschland 39.000 Neuerkrankungen registriert, 2010 waren es bereits über 64.000. Prostatakrebs ist die häufigste Tumorart beim Mann.

Tumoren mit niedrigem Risiko werden häufig nur beobachtet, da sie im Frühstadium kaum Symptome verursachen und sehr langsam wachsen. Lokal fortgeschrittene Tumoren werden meistens bestrahlt. Bei Tumoren höheren Risikos wird die Prostata entfernt. Bei 7 Prozent der Patienten führt das als Nebenwirkung zu bleibender Inkontinenz. Über Erektionsstörungen klagen 25 bis 50 Prozent der operierten Männer, mit neueren Operationstechniken ist dies nicht mehr so häufig der Fall (erkundigen Sie sich an der behandelnden Klinik danach). Osteoporose ist häufig die Folge der Gabe von Antihormonen, die Patienten bei metastasierendem Prostatakarzinom erhalten. Dagegen werden verschiedene Medikamente gegeben, zum Beispiel Zoledronsäure oder der monoklonale Antikörper Denusomab.[9] Hormonunempfindlicher Prostatakrebs wird mit dem Chemotherapeutikum Docetaxel behandelt.

## Ernährung bei Prostatakrebs

Amerikaner haben ein fünf- bis fünfzigfach höheres Risiko, an Prostatakrebs zu erkranken, als ein Chinese oder Japaner. Innerhalb einer Generation gleicht sich das Risiko bei asiatischen Immigranten jedoch dem des Einwandererlandes an. Daraus wurde die Hypothese abgeleitet, dass die typische US-amerikanische Ernährungsweise den Krebs fördert, die asiatische Ernährung mit ihrem deutlich höheren Anteil an Gemüse und Ballaststoffen bei gleichzeitiger Fleisch- und Fettreduktion sich dagegen schützend auswirkt. Dass eine erhöhte Aufnahme von tierischen und gesättigten Fetten sowie eine zu hohe Gesamtfettzufuhr das Risiko, an Prostatakrebs zu er-

9: siehe Literatur Seite 275.

kranken, erhöht, wurde mittlerweile mehrfach belegt.[10–12] Neuere Untersuchungen ergaben jedoch widersprüchliche Ergebnisse.[13]

Eindeutig positiv wirken sich die Polyphenole aus dem Granatapfel aus: **Ein Glas** (200 Milliliter) **Granatapfelsaft täglich** (oder Elixier, im Handel z. B. von Weleda) stabilisieren die als Tumormarker herangezogenen PSA-Werte (basierend auf dem prostataspezifischen Antigen, ein Enzym, das das Ejakulat flüssig hält).[14–16] Granatapfelsaft sollte allerdings keinesfalls während der Chemotherapie getrunken werden!

Das Gleiche gilt für **lycopenreiche Tomatenprodukte**. So wurden in Studien Patienten vor einer Prostataoperation mit Tomatenprodukten bzw. Extrakten mit einem Lycopingehalt von 30 Milligramm pro Tag über drei Wochen behandelt. Oxidative Schäden an Lymphozyten und Prostata waren bei den Probanden geringer ausgeprägt, die PSA-Werte sanken, und sogar das Tumorvolumen konnte reduziert werden.[17–19] Patienten mit Prostata- oder auch Blasenkrebs sollten also regelmäßig Tomatenprodukte verzehren. In Studien hat sich eine tägliche Dosis von 15 Milligramm Lycopin als wirksam erwiesen, dies sollte aber aus der Nahrung stammen – das entspricht ungefähr 25 Gramm Tomatenmark.

Auch wenn größere Studien dazu im Moment noch fehlen, lässt sich aus theoretischen Überlegungen empfehlen, Soja und anderen isoflavonoidhaltigen Lebensmittel (wie z. B. Roggen-Vollkornprodukte) zu verzehren.

Im Rahmen einer **mediterranen Vollwerternährung** (siehe Seite 221 ff.) gilt für Prostatakrebspatienten:

- auf rotes Fleisch (v. a. stark verarbeitetes) zu verzichten, ebenso auf gesättigte und tierische Fette,
- Milchprodukte zu reduzieren,
- viel Gemüse und Obst zu essen – mit ausreichender Zufuhr von gekochten Tomatenprodukten (Lycopin) und Kohl (mit schwefelhaltigen Glukosinolaten, Vitamin A und C)
- Vollkornprodukte und Nüsse (Selen, Vitamin E), Soja- und Roggen-Vollkornprodukte zu verzehren (Isoflavonoide),
- regelmäßig Hülsenfrüchte und Fisch zu essen,
- mit Knoblauch zu würzen
- grünen Tee zu trinken (nicht während der Chemotherapie!).

10–19: siehe Literatur Seite 275.

Ein Thema für all diejenigen Tumorpatienten, die sich außer einer Operation noch zusätzlichen Behandlungen unterziehen müssen, ist die angegriffene Knochengesundheit: Neben ausreichend Bewegung ist dafür eine Ernährung nötig, die Mineralstoffe, Spurenelemente (z. B. Kalzium, Magnesium, Silizium, Fluor und Bor), Vitamine (z. B. Vitamin D und K) und andere bioaktive Substanzen liefert und den Säure-Base-Haushalt basisch unterstützt.

**Vegetarische Ernährung in Verbindung mit der *Mindfulness-Based Stress Reduction (MBSR)*** führte bei Prostatapatienten zu einer signifikant langsameren Zunahme des prostataspezifischen Antigens (PSA).[20] Hilfreich ist auch die Praxis der **Kognitiven Umstrukturierung**, die Verbesserungen der Lebensqualität, vor allem im Bereich Müdigkeit, Depression und Kraft brachte.[21]

## Bewegungsempfehlungen bei Prostatakrebs

**Körperliche Bewegung** reduziert den Wachstumsfaktor IGF *(insulin-like growth factor)* und bindet Sexualhormone in der Muskulatur,[22] was sich positiv auf das Tumorgeschehen auswirkt. Intensives körperliches Training (mehr als 29 metabolische Äquivalentstunden, also mehr als zehn Stunden Walking pro Woche) reduziert das Krebswachstum und die Sterblichkeit[23] und hilft, wie andere Studien zeigen, auch gegen Fatigue und Depression.

Prostatakrebspatienten unter Antihormontherapie oder Bestrahlung berichteten von einer deutlichen Verbesserung ihrer Lebensqualität,[24–28] wenn sie dreimal wöchentlich trainierten (ähnlich bei Blasenkrebs).[29, 30] Zudem verbessern sich Inkontinenz, die Erektionsstörungen nehmen ab, und die Körperwahrnehmung wird intensiver. Gegen die gefürchtete Inkontinenz half bei 90 Prozent der Patienten auch eine zwölfmonatige physiotherapeutische Behandlung. Ähnliche Erfolge werden für Impotenz angegeben.

Empfohlene Sportarten sind Ausdauersportarten wie Walking, Fahrradfahren, Ergometertraining, Minitrampolin, Schwimmen und Joggen. Aerobes Ausdauertraining sollte drei- bis fünfmal wöchentlich 20 bis 60 Minuten durchgeführt werden – abhängig von der Konstitution mit 55 bis 90 Prozent der maximalen Herzfrequenz (siehe Seite 193), ein Krafttraining bis zu dreimal wöchentlich, Flexibilitätsübungen zwei- bis dreimal wöchentlich.[31]

20–31: siehe Literatur Seite 275.

Zu **Lebensstiländerungen** bei Prostatakrebs gibt es inzwischen mehrere Pilotstudien, allerdings insgesamt mit geringen Patientenzahlen. In der bekanntesten Untersuchung, dem *Prostate Cancer Lifestyle Trial,* wurden 98 Prostatakarzinompatienten im Frühstadium (T1–2) nach dem Zufallsprinzip in zwei Gruppen eingeteilt.[32] Während die Kontrollgruppe keine Intervention erhielt, wurden der zweiten Hälfte in intensiven Gruppensitzungen Lebensstilmodifikationen im Bereich Ernährung (veganes Essen, unterschiedliche Supplemente), Bewegung (6-mal 30 Minuten Walking pro Woche) und Stressbewältigung (u. a. Yoga, Atemtechniken, Meditation) nahegebracht. Ein großer Teil der Probanden befolgte diese Empfehlungen, was den PSA-Wert bei ihnen deutlich reduzierte. Noch nach ein bis zwei Jahren wurde die Lebensqualität bei ihnen als besser beschrieben. Die Anzahl der erforderlichen konventionellen Therapien wie Operation, Bestrahlung oder Antihormonbehandlung konnte signifikant reduziert werden.[33, 34]

## Darmkrebs

Darmkrebs ist bei Männern wie Frauen die zweithäufigste Krebserkrankung. Jährlich erkranken 73.000 Menschen neu an diesem Leiden und rund 27.000 sterben daran. Bei einem Großteil der Patienten erfolgt die Umwandlung von der gesunden Darmschleimhaut zu einer Krebszelle innerhalb mehrerer Jahre über gutartige Polypen (Adenome), die bei einer Spiegelung erkannt und rechtzeitig entfernt werden können (Vorsorge). Etwa 15 Prozent der Patienten tragen in ihrem Erbgut einen Fehler, der zu Darmkrebs führt. In der Hälfte der Fälle trifft das bereits jüngere Menschen, dann nämlich, wenn ein genetischer Defekt vorliegt, der zu unzähligen Polypen führt (Polyposis). Werden diese nicht entfernt, entwickeln sie sich zu Krebs. Chronische Darmentzündungen (hauptsächlich Colitis ulcerosa) zählen ebenso zu den Risikofaktoren, wenn sie länger als zehn Jahre bestehen. Grundsätzlich ist Darmkrebs heilbar, wenn er rechtzeitig erkannt wird. Bei fortgeschrittenen Tumoren (lokal) wird eine Operation mit einer Chemostrahlentherapie kombiniert. Hat der Tumor bereits gestreut, besteht dennoch die Chance, dass alle Metastasen – die in der Regel als Erstes die Leber befallen – entfernt

32–34: siehe Literatur Seite 275.

werden können. Bei jedem zweiten Patienten ist dies mithilfe einer kombinierten Chemo- und Antikörpertherapie möglich.

### Ernährung und Bewegung bei Darmkrebs

Auch wenn sich nicht nachweisen lässt, welchen Nutzen allein eine **ballaststoffreiche Ernährung** hat, so ist nachvollziehbar, dass sie die Zeit der Darmpassage verringert und den möglichen Kontakt von Giftstoffen mit der Darmschleimhaut reduziert. Dabei muss auf die speziellen Nebenwirkungen der Krankheit wie zeitweiligen Durchfall oder Verstopfung geachtet werden (siehe Seite 94 ff.). Stressabbau ist wegen der zahlreichen Verbindungen des Darm zur Psyche und zum Nervensystem (Psychoneuroimmunologie) besonders wichtig. Bewegung unterstützt die Heilung. Wenn die Operationsnarbe verheilt ist, können alle Sportarten uneingeschränkt ausgeübt werden. Auch mit einem künstlichen Darmausgang (Stoma) können **Radfahren, Walking oder Wandern** die Konstitution verbessern. Für **Schwimmen** gibt es spezielle Gürtel, die das Stoma verdecken. Wer einen künstlichen Darmausgang hat, kann keine Übungen durchführen, die auf dem Bauch liegend ausgeführt werden, und sie sollten Ballsportarten wegen der Verletzungsgefahr meiden. Das Heben schwerer Gewichte sollte unterbleiben.

# Palliation

Naturheilverfahren kommt eine besondere Bedeutung zu, wenn die onkologische Therapie keine Heilung mehr verzeichnen kann, weil der Krankheitsverlauf zu weit fortgeschritten ist. Dies gilt vor allem für die Linderung von Schmerz, Übelkeit und Unruhe durch Akupunktur, aber auch die Meditation und *Mindfulness-Based Stress Reduction* (MBSR) sowie autogenes Training. Massage und Aromatherapie wirken wohltuend und lindernd. Bewegung, auch wenn sie nur noch eingeschränkt ausgeübt werden kann, verbessert depressive Stimmungslagen und Fatigue. Musik- und Kunsttherapie stärken die seelische Verfassung. Wenn keine Chemo- oder Strahlentherapie durchgeführt wird, können Johanniskraut und Baldrian gegen leichte Depressionen oder Schlafstörungen ohne Bedenken eingesetzt werden, Ingwer gegen Übelkeit.

# Visionen: moderne Medizin und Menschlichkeit

*Es spricht vieles dafür, dass der Strukturwandel, den die Integrative Onkologie exemplarisch vorwegnimmt, eine neue Ära der Medizin ankündigt, die weit über das Thema Onkologie hinausreichen wird.*

»Die Krebsbehandlung im neuen Jahrtausend«, so wurde die Integrative Onkologie während einer Anhörung im US-amerikanischen Kongress bezeichnet. Es spricht vieles dafür, dass der Strukturwandel, den sie exemplarisch vorwegnimmt, eine neue Ära der Medizin ankündigt, die weit über das Thema Onkologie hinausreichen wird. Was ist das Besondere an der Integrativen Medizin, wie wir sie in diesem Buch am Beispiel der Behandlung von Tumorerkrankungen geschildert haben?

Die Medizin der Zukunft wird – wie die Integrative Onkologie – eine sein, in der unterschiedliche Berufsgruppen gemeinsam und auf Augenhöhe zusammenarbeiten – die traditionelle Hierarchie, in der allein der Arzt Entscheidungen trifft, wird zunehmend in den Hintergrund treten. Sie macht einer Kommunikationskultur Platz, in der unterschiedliche Perspektiven als wichtig erachtet und bei jeder Therapieentscheidung neu diskutiert werden.

## Das Zusammenspiel verschiedenster Therapieansätze

Die Vielfalt der Betrachtungsweisen spielt vor allem bei der Behandlung von chronischen Erkrankungen eine Rolle, deren Zahl weiter zunimmt, nicht zuletzt wegen der Alterskurve in unserer Gesellschaft. Immer mehr Menschen werden immer älter – von den weiblichen Säuglingen, die heute geboren werden, wird statistisch gesehen jeder zweite hundert Jahre alt werden. Ein hohes Lebensalter aber bedeutet, dass uns auf diesem langen Weg trotz relativ guter Gesundheit auch eine Reihe von anhaltenden Krankheiten begleiten wird. Diese gut und so nebenwirkungsarm wie möglich behandeln zu können entscheidet über unsere Lebensqualität genauso wie über unsere Lebenszeit. Die Vielzahl der Medikamente, die ältere Menschen heute bereits einnehmen, rettet nicht nur Leben, sie nimmt auch Leben: Über 16.000 Patienten sterben zum Beispiel in den USA jährlich allein an den Nebenwirkungen nichtkortisonhaltiger Rheumamedikamente, insgesamt sterben allein in den USA 100.000 Menschen jährlich an den Nebenwirkungen einer medikamentösen Behandlung. Hier ist ein Umdenken angesagt, wie auch in der Onkologie: 2020 wird die Zahl der Krebspatientinnen um die Hälfte gestiegen sein, die der männlichen Kranken um ein Viertel. Viele dieser Betroffenen werden zu dem Kreis der älteren Patienten, der »medically non-fit«, gehören, welche die anstrengenden bis aggressiven Methoden der klassischen Tumormedizin, Chemotherapie und Bestrahlung, schlechter tolerieren. Für sie müssen angepasste Strategien der Behandlung gefunden werden.

Therapieempfehlungen zu geben ist die Aufgabe des Arztes – die Entscheidung treffen muss letztlich doch der Patient selbst. Das wird in Zukunft für ihn immer schwieriger werden, weil die Medizin weitreichende Möglichkeiten anbietet, deren Konsequenzen nicht immer leicht zu überblicken sind. Soll er jedes Risiko so weit wie möglich ausschließen, indem er sich allen verfügbaren aggressiven Therapien gegen seinen Krebs unterzieht und dabei aber den gesamten Organismus in Mitleidenschaft zieht? Oder minimiert er den Radius seiner Therapien, lässt sich vielleicht nur operieren, und setzt auf die Kraft der Selbstregulierung, indem er zum Beispiel seinen Lebensstil ändert? Dann muss er auch ein höheres Risiko dafür in Kauf nehmen, dass die Erkrankung erneut auftritt.

Die Tumorforschung geht, wie wir gezeigt haben, selbst immer stärker in die Richtung, den Krebs nicht auf Kosten des gesamten Organismus auszumerzen, sondern einzukreisen, vom restlichen Körper abzukoppeln und so einzudämmen. Ob über die langfristige Gabe von niedrig dosierten Zellgiften, die den Krebs in Schach halten sollen, oder über individualisierte Methoden der Behandlung mithilfe der Aussagen aus der Tumorgenetik – die Zukunft der Krebsmedizin liegt in der intelligenten Verknüpfung verschiedenster therapeutischer Ansätze. Ein Ergebnis kann sein, dass sie bei denjenigen Patienten, die heute noch an ihren Metastasen (oder den Nebenwirkungen der Therapie) sterben würden, zu einer Koexistenz mit dem Tumor führen.

*Die Tumorforschung geht, wie wir gezeigt haben, selbst immer stärker in die Richtung, den Krebs nicht auf Kosten des gesamten Organismus auszumerzen, sondern einzukreisen, vom restlichen Körper abzukoppeln und so einzudämmen.*

Die Entwicklung und Anwendung sogenannter Microarray-Verfahren, robotisierter Substanzanalysen, erlaubt es, im Labor in kürzester Zeit parallel zueinander mehrere Tausend Einzelnachweise zu erbringen. Sie helfen dabei, die Biologie eines Tumors besser zu verstehen und neue Ansatzpunkte für Therapien zu liefern.

Nicht nur die Gene selbst stehen dabei im Mittelpunkt, sondern vor allem die Bedingungen, unter denen einzelne von ihnen an- und abgeschaltet werden. Das »Profiling« der Genexpression wird im Einzelfall bereits dazu genutzt, wie wir gesehen haben, um Prognosen darüber abzugeben, ob eine aggressive Tumortherapie nötig ist, und auch, ob der jeweilige Patient im Einzelfall darauf ansprechen wird. In den letzten Jahren zeigen außerdem immer mehr Ergebnisse aus dem Forschungsbereich der Epigenetik, dass unsere Erbinformation nicht schicksalhaft vorgegeben ist, sondern ihre Ausprägung von sehr vielen Faktoren abhängig ist. Das gilt auch für den individuellen Lebensstil, der Ansatzpunkte für naturheilkundliche Interventionen liefert.

*In dem Maße, in dem die Diagnostik mithilfe molekularbiologischer Instrumente im Mikro- und Nanomaßstab individualisiert wird, muss sich die Medizin dem Patienten auch im Großen persönlich nähern.*

## Hilfe zur Selbsthilfe

In dem Maße, in dem die Diagnostik mithilfe molekularbiologischer Instrumente im Mikro- und Nanomaßstab individualisiert wird, muss sich die Medizin dem Patienten auch im Großen persönlich nähern. Es geht nicht nur darum, ihre Therapien auf seine persönlichen Lebensumstände abzustimmen, sondern ihn auch zu befähigen, selbst aktiv zu werden. Künftig muss der Patient nicht nur die Verantwortung für Behandlungen übernehmen, wie er es heute schon durch seine Einwilligung oder eine Patientenverfügung tut. Er muss auch Verantwortung für sein eigenes Tun übernehmen – dass sich das lohnt, wurde an vielen Stellen in diesem Buch belegt.

Gutes tun wollen wir alle – die Vorsätze in der Praxis umzusetzen ist jedoch viel schwieriger. Um Lebensstiländerungen nachhaltig zu gestalten, benötigen die Patienten Hilfe zur Selbsthilfe. Das ist die Aufgabe der Mind-Body-Medizin, die in Europa leider viel zu wenig bekannt ist. Wir brauchen aber mehr Ordnungstherapeuten, die auf Mind-Body-Medizin spezialisiert sind, wenn wir einen stärker patientenzentrierten Ansatz in der Krebsbehandlung etablieren wollen.

Bei uns in Essen kommt diese Gruppe noch aus den verschiedensten Berufsfeldern (Ökotrophologie, Sportwissenschaft, Pädagogik und Psychologie). In Zukunft wird es jedoch vielleicht mehr spezialisierte medizinische »Gesundheits-Coaches« geben, welche sowohl individuelle als auch gesellschaftliche Bedingungen von Krankheit reflektieren und deshalb den Tumorkranken bei der Entwicklung von Lebensstrategien helfen können.

Wir brauchen auch **Orte der Vernetzung,** wie es zum Beispiel **onkologische Tageskliniken** sein können. In der traditionellen Onkologie versteht man darunter bisher überwiegend Stationen, auf denen ambulant Diagnostik, ärztliche Visite und die Infusionen der Chemotherapie stattfinden, oder auch Bestrahlungen. Diese Kontakttage mit den Patienten, die wiederholt in regelmäßigen Abständen stattfinden, könnten jedoch auch für ordnungstherapeutische Interventionen im Sinne eines Gesundheitscoachings für die Patienten genutzt werden.

Was bisher gut funktioniert in der onkologischen Rehabilitationsmedizin, die multiprofessionelle Betreuung von Krebspatienten in der Nachsorge, sollte auch während der Behandlung zum Standard werden. Und die Tagesklinik sollte von einem Ort der Angst zu einem Ort der Zuversicht werden.

## Das Potenzial der Mind-Body-Medizin

Ganz wichtig ist in diesem Zusammenhang die **Mind-Body-Medizin**. Sie hilft den Patienten nicht nur im akuten Fall, Ängste zu überwinden, sondern bildet auch eine neue starke Basis für sein Leben – auch nach der Zeit der akuten Behandlung in der Klinik. Achtsamkeit und Entspannung sind der erste Schritt auf dem Weg zu sich selbst – die Betroffenen lernen, die Signale des Körpers ernst zu nehmen, sich Gutes zu tun. Wer dann noch den Schritt zur regelmäßigen Meditation schafft, hat trotz oder gerade wegen seiner Krankheit Neuland erobert, das ihn oder sie bereichern wird, in gesunden wie in kranken Tagen.

Gegenüber der Psychoonkologie hat die Mind-Body-Medizin den Vorteil, dass sie nicht warten muss, bis sich psychische Störungen durch die Tumorkrankheit einstellen (was z. B. von den Krankenkassen verlangt wird, um eine Beratung abrechnen zu können). Sie

*In Zukunft wird es vielleicht spezialisierte medizinische »Gesundheits-Coaches« geben, die sowohl individuelle als auch gesellschaftliche Bedingungen von Krankheit reflektieren und deshalb den Tumorkranken bei der Entwicklung von Lebensstrategien helfen können.*

setzt im Gegenteil auf die positiven Ressourcen der Betroffenen und versucht, Schäden entgegenzuwirken, bevor sie überhaupt entstehen. Mind-Body-Verfahren wie die *Mindfulness-Based Stress Reduction* oder verhaltenstherapeutische Maßnahmen wie die Kognitive Umstrukturierung, Yoga oder Qigong sind entweder ohnehin schon Teil einer psychoonkologischen Behandlung oder eignen sich auf ideale Weise dazu, diese zu ergänzen.

Wichtig wäre, die **Krankenkassen** dafür zu gewinnen, diese langfristige Form der Gesundheitsvorsorge, die vermutlich effizienter ist als einige der umstrittenen technischen Screeningprogramme (z. B. des PSA-Tests für Prostatakrebs), zu unterstützen. Dass die Deutsche Krebshilfe einen eigenen Förderschwerpunkt »Naturheilkunde« etabliert hat, ist ein erster, wichtiger Schritt.

Krebszentren haben bereits psychoonkologische, manche auch naturheilkundliche Sprechstunden als *»add-on«* zu ihrer onkologischen Behandlung. Das ersetzt aber weder den interdisziplinären Austausch zwischen den medizinischen Fachrichtungen (z. B. Onkologie und Naturheilkunde), noch schafft das einen Rahmen, der den Patienten die Chance gibt, ihren individuellen Weg zu mehr Gesundheit zu finden und gemeinsam mit anderen auch mit Rückschlägen fertig zu werden. »Empowerment« – die Befähigung von Menschen sollte nicht nur in der Entwicklungspolitik, sondern in der Medizin ein wichtiges Schlagwort werden.

## Förderung von Forschung und Ausbildung

Natürlich gibt es noch jede Menge Hindernisse, die überwunden werden müssen. Zum einen muss der Einsatz der Naturheilkunde und anderer traditioneller Heilverfahren wie der chinesischen Medizin zur Behandlung von Krebserkrankungen weiter erforscht und wissenschaftlich abgesichert werden. Das *National Center of Complementary and Alternative Medicine* (NCCAM) an den *National Institutes of Health* (NIH) in den USA betont immer wieder die hohen Standards der deutschen Pflanzenheilkunde, die durch Monografien erreicht wurden. Diese ausführlichen Beschreibungen einzelner Wirkstoffe sind jedoch nur ein erster Schritt.

*»Empowerment« – die Befähigung von Menschen sollte nicht nur in der Entwicklungspolitik, sondern auch in der Medizin ein wichtiges Schlagwort werden.*

Das Potenzial pflanzlicher Substanzen ist hoch und vielfältig. Wenn es um Krebs geht, bergen gerade konzentrierte Monosubstanzen die Gefahr unerwünschter Wechselwirkungen mit anderen Verfahren der onkologischen Therapie. Diese Mechanismen müssen noch untersucht werden, ebenso wie die Wirkung von antikanzerogenen Stoffen in ihrer natürlichen Matrix – also im Verbund mit vielen anderen Inhaltsstoffen der Pflanze.

Die finanziellen Mittel für diese Forschung werden in den seltensten Fällen von der Pharmaindustrie kommen, für die sich hierzulande keine Rentabilität für privatwirtschaftliche Unternehmen abzeichnet. Also ist der **Staat gefordert – Vorbild** könnte die **USA** sein, wo sich eine eigene Abteilung der *National Institutes of Health* allein um »komplementäre« Therapieverfahren kümmert und sie auch finanziell fördert.

## Notwendig sind neue Studiendesigns

In Europa werden Natur- und traditionelle Heilverfahren meist nur unter dem Aspekt der Wirkungsforschung betrachtet. Die Wissenschaft sucht nach »dem einen« Wirkstoff, während es doch häufig gerade das Konzert mehrerer Substanzen ist, das den positiven Effekt bringt. Auch schreibt sie alles als »Plazeboeffekt«, als Scheinwirkung, ab, was sich nicht dem Diktat der streng kontrollierten, anonymisierten Doppelblindversuche unterordnet. Dabei kann doch gerade die persönliche Zuwendung eine ganz entscheidende Rolle beim Therapieerfolg spielen. Hier müssen nicht nur neue Studiendesigns entwickelt werden, wie wir es an der Klinik für Naturheilkunde in Essen oder zum Beispiel Kollegen am Universitätsklinikum Charité in Berlin tun.

## Die Rolle der Versorgungsforschung

Gerade wenn es um die Verbesserung von Lebensqualität geht, werden Untersuchungen zur **Versorgungsforschung** immer wichtiger: Sie überprüfen, ob eine Behandlung Erfolg hatte oder nicht. Mitunter werden sie kritisiert, weil sich im Nachhinein viele Faktoren, die vielleicht bedeutsam waren, nicht ausschließen lassen, aber sie haben den Vorteil, dass sie eine weniger ausgesuchte Patientengruppe als die prospektiven (vorausschauenden) Studien erfassen.

*Gerade wenn es um die Verbesserung von Lebensqualität geht, werden Untersuchungen zur Versorgungsforschung immer wichtiger: Sie überprüfen, ob eine Behandlung Erfolg hatte oder nicht.*

Der Rückblick und die Bewertung dessen, was geholfen hat und was nicht, gibt deshalb viel mehr das wieder, was in der Normalversorgung stattfindet, als die Ergebnisse der stark selektierten Patientengruppen in der klinischen Forschung. In den USA wurden deshalb 2009 eine Milliarde Dollar aus öffentlichen Mitteln für Studien zur nachträglichen vergleichenden Wirksamkeit unterschiedlicher Behandlungsformen bewilligt.

### Integrative Ausbildung der Onkologen

Daneben ist es für die Zukunft wichtig, die **naturheilkundlichen Ausbildungsmöglichkeiten** an den deutschen medizinischen Fakultäten auszubauen und insbesondere auch ihren klinischen Einsatz in Kombination mit anderen Verfahren der internistischen Medizin: die Integrative Medizin. In Essen arbeiten wir aus diesem Grund an einem Curriculum zur Fortbildung von Onkologen, um in naher Zukunft eine Zusatzbezeichnung »Integrative Onkologie« erwerben werden können.

In den USA ist man schon einen Schritt weiter: Dort bieten große, renommierte Krebskliniken, allen voran das *Sloan-Kettering Cancer Center* in New York, im Rahmen ihrer Abteilungen für »*Integrative Oncology*« Fortbildungskurse für die verschiedensten Berufsgruppen an, die in der Krebsbehandlung eine Rolle spielen – neben Ärzten sind das auch Masseure, Pflegende und Sozialarbeiter. Dieses Konzept ist der Palliativmedizin entliehen, das in der Onkologie eine wichtige Rolle spielt. Doch es eignet sich längst nicht nur für unheilbar Kranke, sondern auch und erst recht für Patienten, die um ihr Leben kämpfen und ihre Gesundheit wiedererlangen oder zumindest stabilisieren wollen.

Onkologische Teams sind inzwischen in wenigen spezialisierten Krebszentren in Deutschland etabliert worden – ihr Konzept sollte um integrative Aspekte erweitert werden. Setzen sich solche Ansätze verstärkt auch in Europa durch, werden es unseriöse Geschäftemacher, die mit ihren Heilslehren und angeblichen Patentrezepten gegen Krebs die Naturheilkunde und die traditionelle Medizin leider immer wieder diskreditieren, viel schwerer haben. Aus der Angst und Verzweiflung von Menschen Kapital zu schlagen, das ist besonders verwerflich – und wird, das muss man ehrlich sagen,

*Onko-Teams sind inzwischen in einigen wenigen spezialisierten Krebszentren in Deutschland etabliert worden – ihr Konzept sollte um integrative Aspekte erweitert werden.*

durch unser Medizinsystem indirekt unterstützt, weil sich die Patienten von ihm häufig nicht angenommen und in ihren individuellen Nöten nicht gesehen fühlen.

## Wissenschaft und menschliche Medizin

In Zukunft muss es wieder genügend Zeit für ausführliche Gespräche mit den Patienten geben, um gegenseitiges Verständnis und Vertrauen aufzubauen. Es müssen außerdem verschärfte Qualitätsmaßstäbe an diese medizinische Disziplin angelegt werden: Bei der Fülle an täglichem Wissenszuwachs reicht es nicht mehr aus, mit Erfahrungswerten zu operieren – Expertensysteme, wie das hier vorgestellte SenoExpert können dabei neue Maßstäbe setzen. Es darf nicht länger sein, dass Krebskranke, deren Leben und Leiden davon abhängt, an unterschiedlichen Krankenhäusern nach unterschiedlichen Standards behandelt werden. Noch aber ist das so – wie sonst ließe sich erklären, dass Patienten an spezialisierten Zentren und solche, die an Studien teilnehmen, länger und besser leben? Sie werden von Menschen mit einem besonderen Know-how und in einem besonders ambitionierten Umfeld betreut.

*Wille und Wunsch von Patienten sollten von der Medizin nicht länger als Stolperstein in der Behandlung verstanden werden, sondern als Ressource.*

Die Medizin muss also wissenschaftlicher werden und trotzdem menschlicher. Wie uns die jüngsten Forschungen zur Epigenetik, der Wechselwirkung von inneren Anlagen und äußeren Einflüssen, zeigt, ist das kein Gegensatz: Detailwissen aus der Humanbiologie ist genauso wichtig wie die Haltung gegenüber dem Patienten. Die Onkologie muss ihn ernst nehmen, mit ihm in ein Gespräch kommen – anstatt ihn nur juristisch untermauerte Einwilligungserklärungen unterzeichnen zu lassen. Wille und Wunsch von Patienten sollten von der Medizin nicht länger als Stolperstein in der Behandlung verstanden werden, sondern als Ressource. Jeder gute Arzt hat das schon immer getan – aber viele andere können es noch lernen, und sie werden über die Ergebnisse verblüfft sein. Das gilt auch für die Krebsmedizin. Der enorme Zuspruch unserer Essener Patientinnen mit Brustkrebs zur Integrativen Onkologie beweist es schon heute, auch wenn Langzeitstudien noch ausstehen.

»Nichts ist stärker«, schrieb Emile Zola, ein großer Kritiker seiner Epoche, »als eine Idee, deren Zeit gekommen ist.«

# Danksagung

Naturheilkunde und Komplementärmedizin als Teil der Behandlung von Krebspatienten ist eines der schwierigsten und zugleich wichtigsten Themen der Integrativen Medizin. Dem Wunsch des überwiegenden Teils der Patienten nach deren Einsatz steht ein erhebliches Informationsdefizit bei Laien wie Ärzten gegenüber – eine Situation, die unseriöse Anbieter ausnutzen, um die Not der Krebskranken mit unrealistischen Heilsversprechungen finanziell auszubeuten. Das schädigt den Ruf der seriösen Naturheilkunde und unterminiert die Bemühungen der Onkologie. Unsere Erfahrungen mit der gemeinsamen onkologischen und naturheilkundlichen Betreuung von Brustkrebspatientinnen an den Klinken Essen-Mitte waren dagegen so positiv, dass wir uns entschlossen, dieses Buch zu schreiben.

An der Erarbeitung der in diesem Buch beschriebenen Behandlungskonzepte sind selbstverständlich eine Vielzahl von Personen beteiligt. Unterstützung bekamen wir zum Beispiel von unseren amerikanischen Kollegen der Abteilung »*Integrative Medicine*« des *Memorial Sloan-Kettering Cancer Centers* in New York. Dort wird die Integrative Medizin bei Krebspatienten seit Jahren erfolgreich praktiziert. Wir danken Dr. Barry Cassileth, der Leiterin der Abteilung, K. Simon Yeung und Dr. Garry Deng, der außerdem Präsident der *Society of Integrative Oncology* ist.

Federführend bei der Sichtung der wissenschaftlichen Daten war Frau Dr. Petra Klose. Ilka Schwidde (leitende Mitarbeiterin des SenoExpert-Teams der Kliniken Essen-Mitte) leistete unermüdlichen Einsatz bei der detaillierten Analyse der einzelnen Gebiete der konventionellen Onkologie. Dr. Felix Jonto Saha sichtete die äußerst umfangreiche Literatur zu Phytotherapie und weiteren naturheilkundlichen Behandlungen und wertete sie aus.

Dr. Anna Paul, Leiterin der Abteilung Ordnungstherapie/Mind-Body-Medizin der Kliniken Essen-Mitte, steuerte mit ihren Mitarbeitern viele Empfehlungen bei. Die Ökotrophologin Sabine Conrad brachte ihre langjährigen Erfahrungen in der Ernährungsberatung ein. Silke Lange, Constanze Handmann und Dr. Nils Altner recherchierten in den wissenschaftlichen Datenbanken zu den

Themen Bewegung, Mind-Body-Medizin und Krebs und bewerteten die Ergebnisse kritisch. Prof. Dr. Jost Langhorst, Leiter der Abteilung Integrative Gastroenterologie an den Kliniken Essen-Mitte, trug gemeinsam mit seinen beiden Kollegen Dr. Thomas Rampp und Frau Dr. Sabine Rezwanian (Naturheilkundeklinik) mit intensiven Debatten zum Gelingen des Buches bei.

Dr. Petra Voiss und Dr. Twyla Müller setzen das Konzept der Integrativen Onkologie am interdisziplinären Brustzentrum der Kliniken Essen-Mitte in der klinischen Praxis um und entwickeln es gemeinsam mit ihren Mitarbeitern täglich weiter. Petra Voiss war außerdem an den Empfehlungen insbesondere für das Nebenwirkungskapitel beteiligt.

Prof. Dr. Michael Stahl, (Direktor der Klinik für Internistische Onkologie der Kliniken Essen-Mitte) leistete Expertise zur konventionellen Therapie von Darmkrebs. Prof. Dr. med. Dr. h.c. Herbert Rübben, Direktor der Klinik und Poliklinik für Urologie, Kinderurologie und Urologische Onkologie, Essen, sowie Dr. med. Frank vom Dorp beschrieben die konventionelle onkologische Diagnostik sowie die Therapien beim Prostatakarzinom. Privatdozentin Dr. Marianne Kloke, Leiterin des Zentrums für Palliativmedizin der Kliniken Essen-Mitte, steuerte ihre Erfahrungen im Bereich Symptomkontrolle bei. Barbara Kirschbaum, B.A. (England) brachte ihr herausragendes Wissen über die Chinesische Medizin ein.

Dr. Hartmut Henß, Medizinischer Geschäftsführer des Tumorzentrums Ludwig Heilmeyer CCCF, Universitätsklinikum Freiburg, begleitete das Buch während der gesamten Phase der Entstehung kritisch und gab wertvolle Anregungen.

Ohne die Wissenschaftsautorin Dr. Petra Thorbrietz und die Redakteurin Karen Guckes-Kühl wäre dieses Buch nicht entstanden.

All diesen Menschen möchten wir für ihre wertvolle Mitarbeit danken – vor allem aber auch den Patienten und Patientinnen, die sich uns anvertraut haben und die wir begleiten durften auf ihrem Weg in ein neues, achtsameres Leben.

# Literatur

## Naturheilkunde gegen Krebs

### Was kann der Patient selbst tun?

**1.** Holmes MD, et al. JAMA 2005; 293(20):2478–2486.

**2.** Dimeo FC, Thiel E. Onkologe 2008; 14:31–37.

**3.** Servan-Schreiber D. Das Antikrebsbuch. Was uns schützt. Vorbeugen und nachsorgen mit natürlichen Mitteln. Kunstmann Verlag, München 2008.

**4.** Stewart MA. Can Med Assoc J. 1995; 152:1423–1433.

**5.** Roter DL, et al. Med Care 1998; 36(8):1138–61.

**6.** Di Blasi Z, et al. Lancet 2001; 357:757–762.

**7.** Maunsell E, et al. Cancer 1995; 76:631–37.

**8.** Shapiro S. Am J Psychother. 2001; 55(4):531–42.

**9.** Arbeitsgemeinschaft wissenschaftlich Medizinischer Fachgesellschaften (AWMF): Leitlinien Psychotherapeutische Medizin und Psychosomatik 051/010. Posttraumatische Belastungsstörung: www.leitlinien.net

**10.** Bisson J I , et al. The British Journal of Psychiatry 2007; 190: 97–104.

**11.** National Institute for Clinical Excellence. Post traumatic stress disorder (PTSD): The management of adults and children in primary and secondary care. NICE Guidelines, London 2005.

**12.** Arbeitsgemeinschaft wissenschaftlich Medizinischer Fachgesellschaften (AWMF): Leitlinien Psychotherapeutische Medizin und Psychosomatik 051/010. Posttraumatische Belastungsstörung: www.leitlinien.net

### Worauf Onkologen, Naturheilmediziner und Patienten achten müssen

**1.** Cassileth BR, et al. Integrative Oncology. Complementary Therapies in Cancer Care. BC Decker Inc. Hamilton, London 2005. S. 17.

**2.** Cassileth BR, et al. Integrative Oncology. Complementary Therapies in Cancer Care. BC Decker Inc. Hamilton, London 2005. S. 34.

**3.** Cassileth BR, et al. Integrative Oncology. Complementary Therapies in Cancer Care. BC Decker Inc. Hamilton, London, 2005. S. 17.

**4.** Hübner J. Komplementäre Onkologie, Supportive Maßnahmen und evidenzbasierte Empfehlungen. Schattauer, F.K. Verlag GmbH, Stuttgart 2008. S. 102.

**5.** Cassileth BR, et al. Integrative Oncology. Complementary Therapies in Cancer Care. BC Decker Inc. Hamilton, London, 2005. S. 41.

**6.** Fotiadis CI, et al. World J Gastroenterol. 2008; 14(42):6453–7.

**7.** Fuccio L, et al. J Clin Gastroenterol. 2009; 43(6):506–13.

**8.** Visich KL, Yeo TP. Int J Immunopharmacol. 2000; 22(4):261–273.

**9.** Bodey B. et al Int. J Immunopharmacol. 2000; 22(4):261–273.

**10.** Visich KL, Yeo TP. Clin J Oncol Nurs. 2010; 14(4):467–73.

**11.** Krege S, et al. Urologe. 2002; A 41:164–168.

**12.** Papadopulos I, Wand H. Onkologie. 1989; 12: 26–31.

**13.** Horneber MA, et al. Cochrane Database Syst. Rev. 2008; 16(2):CD003297.

**14.** Melzer J, et al. Forsch Komplementmed. 2009 Aug; 16(4):217–26.

**15.** Shang A, et al. Lancet. 2005 Aug 27-Sep 2; 366(9487):726–32.

**16.** Kassab S, et al. Cochrane Database Syst Rev. 2009; CD004845.

**17.** Linde K, et al. Lancet. 1997; 350:834–843.

**18.** Thompson EA, Reilly D. Palliative Med. 2002; 16:227–233.

**19.** Machado Rocha FC, et al., European Journal of Cancer Care 2008; 17: 431–443.

**20.** Gao Z, et al. Oncol Rep. 2009; 22(6):1479–84.

**21.** Tada M, et al. Hepatol Int. 2007; 1(3):355–64.

**22.** Villar-Garea A, et al. Cancer Res. 2003; 63(16): 4984–4989.

**23.** Cassileth BR, Vickers AJ. J Pain Symptom Manage. 2004; 28(3):244–9.

**24.** ebda.

**25.** Fellowes D, et al. Cochrane Database Syst Rev. 2008; CD002287.

**26.** Kutner JS, et al. Ann Intern Med. 2008; 49(6): 369–79.

**27.** Micozzi M. Natural Products in Cancer Care and Treatment. In: Micozzi MS (Hrsg.) Complementary and Integrative Medicine in Cancer Care and Prevention. Foundations & Evidence-Boxed Interventions. Springer Publishing House, New York 2007.

**28.** Arzneimittelkommission der deutschen Ärzteschaft. Zur Anwendung des Präparates »Galavit« in der Krebstherapie. Dtsch Ärztebl. 2001; 98(15): A1016.

**29.** Blackadar C. J Natl Cancer Inst. 1993; 85:1961–1962.

**30.** Cabanillas F. P R Health Sci J. 2010; 29(3):215–7.

**31.** Cameron E, Pauling L. Proc Natl Acad Sci USA. 1978; 75(9):4538–42.

**32.** Cameron E, Pauling L. Proc Natl Acad Sci USA. 1976; 73(10):3685–9.

**33.** Eberding A, et al. Nutr Cancer. 2007; 58(2):188–96.

**34.** Loprinzi C, et al. Cancer. 2005; 104(1):176–182.

**35.** Park HJ, et al. World J Gastroenterol. 2005; 1(33):5156–5161.

**36.** Sheu J, et al. Anticancer Res. 1998; 18:4435–4441.

**37.** Ulbricht C, et al. J Soc Integr Oncol. 2009; 7(2):73–80.

**38.** Zick SM, et al. J Altern Complement Med. 2006; 12(10):971–80.

**39.** Micozzi M. Natural Products in Cancer Care and Treatment. In: Micozzi MS (Hrsg.) Complementary and Integrative Medicine in Cancer Care and Prevention. Foundations & Evidence-Boxed Interventions. Springer Publishing House, New York 2007.

## Linderung von Nebenwirkungen der Chemo- und Strahlentherapie

**1.** Richardson G, Dobish R. J Oncol Pharm Pract. 2007; 13:181–198.
**2.** Genc RE, Conk Z. Cancer Nursing. 2008; 31(4):312–317.
**3.** Schrijvers D, et al. Ann Oncol. 2010; 21 (Suppl 5): v244–v247.
**4.** Rizzo JD, et al. J Clin Oncol. 2010; 28(33):4996–5010.
**5.** Chang PH, et al. J Pain Symptom Manage. 2008; 35(5):524–34.
**6.** Deng G, et al. J Soc Integr Oncol. 2006; 4(2):86–92.
**7.** Vickers AJ, et al. J Clin Oncol. 2004; 22(9):1731–5.
**8.** Demiralp M, et al. J Clin Nurs. 2009; 19:1073–1083.
**9.** Lassere Y, Hoff P. Europ J Oncol Nurs. 2004; 8 Suppl 1:S31 40.
**10.** Albert K. Pharmazeutische Zeitung. 2005; 891:37.
**11.** Scotté F, et al. J Clin Oncol. 2005; 23(19):4424–9.
**12.** Scotté F, et al. Cancer. 2008; 112(7):1625–31.
**13.** Minisini AM, et al. Ann Oncol. 2003; 14(2):333–7.
**14.** Kaley TJ, Deangelis LM. Br J Haematol. 2009; 145(1):3–14.
**15.** Kottschade LA, et al. Support Care Cancer. 2010 Oct 9. [Epub ahead of print].
**16.** Mason L, et al. BMJ. 2004; 328(7446):991.
**17.** Wong, R, Sagar, S. Acupuncture in Medicine. 2006; 24(2):87–91.
**18.** Schröder S, et al. Eur J Neurol. 2007; 14(3):276–81.
**19.** Oberbaum M, et al. Cancer. 2001;92(3):684–690.
**20.** Kassab S, et al. Cochrane Database Syst Rev. 2009; CD004845.
**21.** Peterson DE, et al; Ann Oncol. 2010; 21 Suppl 5:v261–5.
**22.** ESMO Clinical Practice Guidelines: www.esmo.org/education/esmo-clinical-practice-guidelines.html
**23.** Denton AS, et al. Br J Cancer 2002; 87:134–143.
**24.** ESMO Clinical Practice Guidelines: www.esmo.org/education/esmo-clinical-practice-guidelines.html
**25.** Ezzo JM, et al. Cochrane Database Syst Rev. 2006 Apr 19; (2):CD002285.
**26.** Kelly CM, et al. BMJ. 2010; 340:c693.
**27.** Andersohn F, Willich SN. BMJ. 2010; 340:c783.
**28.** Henry NL, et al. Am J Psychiatry. 2008;165(10):1251-5.
**29.** Azoulay L, et al. Breast Cancer Res Treat. 2010 Sep 17. [Epub ahead of print].
**30.** Dezentjé VO, et al. J Clin Oncol. 2010; 28(14):2423–9.

**31.** Thompson AM, et al. Breast Cancer Res Treat. 2011; 125(1):279–87.
**32.** Deng G. et al. J Clin Oncol. 2007; 25:5584–5590.
**33.** Frisk J, et al. Climacteric. 2008;11:166–174.
**34.** Lee MS, et al. Breast Cancer Res Treat. 2009; 115:497–503.
**35.** Hervik J, Mjaland O. Breast Cancer Research Treat. 2009; 116(2):311–316.
**36.** Nedstrand E, et al.Climacteric. 2005; 8:243–25.
**37.** Walker EM, et al. J Clin Oncol. 2010; 28(4):634–40.
**38.** Frisk J, et al. Eur Urol. 2009; 55(1): 156–163.
**39.** Palacio C, et al. Drugs Aging. 2009; 26(1):23–36.
**40.** Elavsky S. Menopause. 2009; 16(2):265–71.
**41.** Palacio C, et al. Drugs Aging. 2009; 26(1):23–36.
**42.** Pockaj BA, et al. Cancer Invest. 2004; 22(4):515–21.

## Die Traditionelle Chinesische Medizin

**1.** Wang CZ, et al. Int J Oncol. 2007; 31(5):1149–56.
**2.** Baumann S, et al. Blood. 2008; 111(4):2354–63.
**3.** Lu Y, et al. J Exp Clin Cancer Res. 2008; 27:31.
**4.** McGovern PE et al., Int J Oncol. 2010 Jul; 37(1):5–14.
**5.** Kaptchuk T. Das große Buch der Chinesischen Medizin. OW Barth Verlag, Frankfurt/Main 2005.
**6.** Lampe H et al. Onkologe. 2007; 13:499–508.
**7.** McCulloch M, et al. J Clin Oncol 2006; 24:419–30.
**8.** Oka H, et al. Cancer 1995; 76:743–749.
**9.** Xiao Z, et al. Leuk Lymphoma 2002; 43: 1763–1768.
**10.** Yanfu Z. Science of chinese materia medica. Shanghai University of Traditional Chinese Medicine, Shanghai 2003.
**11.** Zhuang SR, et al. Phytother Res. 2009; 23(6):785–90.
**12.** Chen S, et al. Lung Cancer. 2010;68(2):137-45.
**13.** McCulloch M, et alJ Clin Oncol 2006; 24: 419–30.
**14.** Normile 2003 Asian medicine. Science Jan 10; 299(5604):188-90.
**15.** Cho WC, Chen HY. Cancer Invest. 2009 Mar; 27(3):334-44. Review.
**16.** Wang CZ, et al. Cancer Chemother Pharmacol. 2007;60(1):69–79.
**17.** Büssing A, Hübner J. Onkologe. 2009; 15(5):519–525.
**18.** Lu Y, et al. J Exp Clin Cancer Res. 2008; 27:31.
**19.** McCulloch, et al. J Clin Oncol 2006; 24: 419–30.
**20.** Firestone GL, Sundar SN. Expert Rev Mol Med. 2009 Oct 30;11:e32. Review.
**21.** Qi LW, et alBiochem Pharmacol. 2010 Oct 1; 80(7):947–54 Epub 2010 Jun 25. Review.
**22.** Wang N, et al. Integr Cancer Ther. 2010 Dec; 9(4):354–64.
**23.** Dong J, et al. J Exp Clin Cancer Res. 2010 Oct 22; 29:137. Review.
**24.** Wang CZ, et al. Cancer Chemother Pharmacol. 2007; 60(1):69–79.

## Akupunktur

**1.** Dobos G, Tao J: Chin J Integr Med. 2011 Jan; 17(1):11–20.

**2.** Han JS, et al. L. Adv. Biochem Psychoparmacol. 1982; 33:369–77.

**3.** Zhang LX, et al. Brain Res. 1997; 745:158–64.

**4.** Haker E, et al. J Auton Nerv System. 2000; 79(1):52–9.

**5.** Weingarden H, Ring H. Eura Medicophys. 2006; 42(2):87–90.

**6.** Cassileth BR, et al. Integrative Oncology. Complementary Therapies in Cancer Care. BC Decker Inc. Hamilton, London 2005. S. 76.

**7.** Ezzo J, et al. J Clin Oncol. 2005; 23(28):7188–98.

**8.** Shen J, et al. JAMA. 2000; 284(21):2755–2761.

**9.** Gardani G, et al. Minerva Med. 2007; 98:665–8.

**10.** Gottschling S, et al. Graf N. Klin Pädiatr. 2008; 220:365–70.

**11.** Johnstone PA, et al. Cancer. 2002; 94:1151–6.

**12.** Dibble SL, et al. Oncol Nurs Forum. 2000; 27(1):41–7.

**13.** Lee J, et alJ Pain Symptom Manage. 2008; 36(5):529–44.

**14.** Dang W, Yang J. J Tradit Chin Med. 1998; 18(1):31–8.

**15.** Xia YQ, et al. J Tradit Chin Med. 1986; 6(1):23–6.

**16.** Alimi D, et al. J Clin Oncol. 2003; 22(15):4120–6.

**17.** White P, et al. Ann Intern Med. 2004;141:911–19.

**18.** ebda.

**19.** Tavares, M. National Guidelines for the Use of Complementary Therapies in Supportive and Palliative Care. The Prince of Wales's Foundation for Integrated Health, 2003.

**20.** Ashamalla H, et al. Int J Radiat Oncol Biol Phys. 2010 Jun 2. [Epub ahead of print].

**21.** Frisk J, et al. Climacteric. 2008; 11 (2): 166–74.

**22.** Deng GE, et alJ Clin Oncol. 2007; 25(35):5584–90.

**23.** Crew KD, et al. J Clin Oncol. 2010; 28(7):1154–60.

**24.** O'Regan D, Filshie J. Auton Neurosci. 2010 Oct 28; 157(1–2):96–100.

**25.** ebda.

**26.** Johnstone P, et al. Cancer. 2002; 94(4):1151–6.

**27.** Pfister DG, et al. J Clin Oncol. 2010; 28(15):2565–70.

**28.** Vickers AJ, et al. J Clin Oncol. 2004; 22(9):1731–5.

**29.** Cohen L, Markman M. Integrative Oncology: Incorporating Complementary Medicine into Conventional Cancer Care. Humana Press, Totowa, NJ, 2008. S. 189.

**30.** Mao JJ, et al. J Soc Integr Oncol. 2009; 7(2):52–8.

**31.** Cassileth BR, et al. Integrative Oncology. Complementary Therapies in Cancer Care. BC Decker Inc. Hamilton, London, 2005. S. 80.

**32.** Cassileth BR, Keefe FJ. Oncologist. 2010; 15 Suppl 2:19–23.

**33.** Schröder S, et al. Eur J Neurol. 2007; 14:276–81.

**34.** Wong R, Sagar S. Acupuncture in Medicine. 2006; 24(2):87–91.

**35.** Zhou Y, et al. Am J Clin Oncol. 2009; 32(3):319–25.

**36.** Wang H, et al. J Affect Disord. 2008; 111(2–3):125–34.

**37.** Mukaino Y, et al. Acupunct Med. 2005 Jun; 23(2):70–6.

**38.** Bausewein C, et al. Cochrane Database Syst Rev. 2008; CD005623.

**39.** Buckholz GT, Von Guntern CF. Curr Opin Support Palliat Care. 2009; 3:98–102.

**40.** Cohen L, Markman M. Integrative Oncology: Incorporating Complementary Medicine into Conventional Cancer Care. Humana Press, Totowa, NJ 2008. S. 191.

## Mind-Body-Medizin: Strategien gegen die Angst

**1.** Stefano GB, Esch T. Int J Mol Med. 2005; 16(4):621–30.

**2.** Davidson RJ, et al. Psychosom Med. 2003; 65(4):564–70.

**3.** Farb NA, et al. Soc Cogn Affect Neurosci. 2007; 2(4):313–22.

**4.** McClelland DC. Journal of Personality. 1986; 54(2):344–49.

**5.** Davidson RJ, et al. Psychosom Med. 2003; 65(4):564–70.

**6.** Carlson LE, et al. Brain Behav Immun. 2007; 21(8):1038–49.

**7.** Vitek-Janusek, et al. Brain Behav Immun. 2008; 22(6):969–81.

**8.** SIO Practice Guidelines (Society for Integrative Oncology) 2009: www.integrative.org/sio-publishes-2009-practice-guidelines.

**9.** Saxe GA, et al. J Urol. 2001; 166(6):2202–7.

**10.** Kronenwetter C, et al. Cancer Nurs. 2005; 28(2):99–107.

**11.** Campbell LC, et al. Cancer. 2007; 109(2 Suppl):414–24.

**12.** Birnie K, et al. Psychooncology. 2010; 19(9):1004–1009.

**13.** Carlson LE, et al. Psychoneuroendocrinology. 2004; 29(4):448–74.

**14.** Carlson LE, Garland SN. Int J Behav Med. 2005; 12(4):278–85.

**15.** Banerjee B, et al. Integr Cancer Ther. 2007; 6:242–50.

**16.** Cassileth BR, et al. Integrative Oncology. Complementary Therapies in Cancer Care. BC Decker Inc. Hamilton, London, 2005. S. 65.

**17.** Satin JR, et al. Cancer. 2009; 115(22):5349–61.

**18.** Cao L, et al. Cell. 2010; 142(1):52–64.

**19.** Schaal MD, et al. Religious expression and immune competence in women with advanced cancer. 1998; Paper presented at the Meeting of the American Psychological Association, San Francisco.

**20.** Sephton SE, et al. Breast J. 2001;7(5):345–53.

**21.** Newberg A, et al. Why God Won't Go Away. Ballantine Books, New York 2001.

**22.** Spiegel D. N. Engl. J Med. 2001;345;1767–1768.

**23.** Cunningham AJ, Watson H. Integr. Cancer Ther. 2004; 3(3)214–229.

24. Ott MJ, et al. Integr Cancer Ther. 2006; 5(2):98–108.

25. Cohen L, et al. Cancer. 2004; 100(10):2253–60.

26. Cohen BE, et al. Maturitas. 2007; 56(2):198–204.

27. Smith KB, Pukall CF. Psychooncology. 2009; 18(5):465–75.

28. Joseph CDIndian J Cancer. 1983 Nov-Dec; 20(5):268–70.

29. Mustian KM, et al. J Support Oncol. 2006; 4(3):139–45.

30. Rossmann ML, Imagery. In: Rahel DP, Faass N (Hrsg.). Complementary Medicine in Clinical Practice. Jons and Bertlet Publishers, Boston, Toronto, London, Singapur 2006. S. 187.

31. Cassileth BR, et al. Integrative Oncology. Complementary Therapies in Cancer Care. BC Decker Inc. Hamilton, London 2005. S. 66.

# Aufbruch in ein neues Leben

## Fit bleiben: sich gesund trainieren

1. Riboli E, Kaaks R. Int J Epidemiol. 1997; 26 Suppl 1:S6–14.

2. Ornish D, et al. Proc Natl Acad Sci USA. 2008; 105(24):8369–74.

3. Dtsch Arztebl 2009; 106(10):A-444/B-382/C-370.

4. Taylor HL, et al. Am J Publ Health. 1962; 52:1697–1707.

5. Newton RU, Galvão DA. Curr Treat Options Oncol. 2008; 9(2-3):135–46.

6. Orsini N, et al. Br J Cancer. 2009; 101:1932–1938.

7. Giovannucci EL, et al. Ach Intern Med. 2005; 165:1005–1010.

8. Wolin K Y, et al. Br J Cancer. 2009; 100:611–616.

9. Wolin KY, et al. Int J Cancer. 2007; 121: 2776–2781

10. Friedenreich CM, Cust AE . Br J Sports Med. 2008; 42(8):636–647.

11. Schmidt ME, et al. Methods Inf Med. 2009; 48(5):444–50.

12. Voskuil DW, et al. Cancer Epidemiol Biomarkers Prev. 2007; 16(4):639–48.

13. Cust AE, et al. Cancer Causes Control. 2007; 18(3):243–58.

14. Gierach GL, et al. Physical activity, sedantary behavior, and endometrial cancer risk in the NIH-AARP Diet and Health Study. Int J Cancer. 2009; 124:2139–2147.

15. Cust AE, et al. Cancer Causes Control. 2007; 18(3):243–58.

16. Herring M. et al. Arch Intern Med. 2010; 170(4):321–331.

17. Cramp F, Daniel J. Cochrane Database Syst Rev. 2008; CD006145.

18. Galvão DA, et al. Med Sci Sports Exerc. 2006; 38(12):2045–52.

19. Segal RJ, et al. J Clin Oncol. 2003; 21(9):1653–9.

20. Monga U, et al. Arch Phys Med Rehabil. 2007; 88(11):1416–22.

21. Windsor PM, et al. Cancer. 2004; 101(3):550–7.

22. Giovannucci EL, et al. Arch Intern Med. 2005; 165(9):1005–10.

23. Friedenreich CM, et al. Am J Epidemiol. 2004; 159(8):740–9.

24. Jian L, et al. Eur J Epidemiol. 2005; 20(2):155–60.

25. Pierotti B, et al. Int J Cancer. 2005; 114(4):639–42.

26. Meyerhardt JA, et al. Arch Intern Med. 2009; 169(22):2102–8.

27. Ibrahim EM, Al-Homaidh A. Med Oncol. 2010 Apr 22; [Epub ahead of print].

28. Baumann FT. Bewegungstherapie und Gesundheitssport. 2008; 24:182–85.

29. Overgård M, et al. Eur Urol. 2008; 54(2):438–48.

30. Meyerhardt JA, et al. J Clin Oncol. 2006; 24(22):3535–41.

31. Meyerhardt JA, et al J Clin Oncol. 2006; 24(22):3527–34.

32. Holmes MD, et al. JAMA. 2005; 293(20):2479–86.

33. Markes M, et al. Exercise for women receiving adjuvant therapy for breast cancer. Cochrane Database Syst Rev. 2006; CD005001.

34. Kim CJ, et al. West J Nurs Res. 2009; 31(4):437–461.

35. McNeely ML, et al. CMAJ. 2006; 175 (1):34–41.

36. Holick CN, et al. Cancer Epidemiol Biomarkers Prev. 2008; 17(2):379-86.

37. Holmes MD, et al. JAMA. 2005; 293(20):2479–86.

38. Ibrahim EM, Al-Homaidh A. Med Oncol. 2010 Apr 22; [Epub ahead of print].

39. Irwin ML, et al. J Clin Oncol. 2008; 26(24):3958–64.

40. Meyerhardt JA, et al. Arch Intern Med. 2009; 169(22):2102–8.

41. Monninkhof EM, et al. Epidemiology. 2007; 18(1):137–57.

42. Baumann FT, et al. Deut Zeitschr Onkol. 2009; 41(2):70–75.

43. Atlantis E, et al. Prev Med. 2004; 39(2):424–34.

44. Irwin ML, et al. Cancer Epidemiol Biomarkers Prev. 2009; 18(1):306–13.

45. Newton RU, Galvão DA. Curr Treat Options Oncol. 2008; 9(2–3):135–46.

46. Augustin U. Auswirkungen eines Ausdauertrainings-Programmes auf die körperliche Leistungsfähigkeit und psychische Befindlichkeit von Tumorpatienten nach Hochdosis-Chemotherapie. Dissertation, Freiburg 2003.

47. Bauman F, et al. Deu Zeitschr Onkol. 2005; 37(4):152–158.

48. Courneya KS, et al. J Clin Oncol. 2007;25:4396–4404.

49. De Backer IC, et al. Int J Sports Med. 2009; 30(10):703–12.

50. De Backer IC, et al. Acta Oncol. 2007; 46(8):1143–51.

273

**51.** De Backer IC, et al. Br J Cancer. 2008; 99(1): 30–36.
**52.** Ohira T, et al. Cancer. 2006; 106(9):2076–83.
**53.** De Backer IC, et al. Int J Sports Med. 2009; 30(10):703–12.

## Den Leib stärken und nicht den Tumor

**1.** Michels KB, et al. Carcinogenesis 2006; 27(12):2464–8.
**2.** Gallus S, et al. Ann Oncol. 2005; 16(11):1841–4.
**3.** Dhillon N, et al. Clin Cancer Res. 2008; 14(14):4491–9.
**4.** Kawamori T, et al. Cancer Res. 1999; 59:597–601.
**5.** Mehta K, et al. Anticancer Drugs 1997; 8:470–81.
**6.** Rao CV, et al. Cancer Res. 1995; 55:259–66.
**7.** Shoba G, et al. Planta Med. 1998; 64(4):353–6.
**8.** Siwak D, et al. Cancer. 2005; 104(4):879–90.
**9.** Uddin S, et al. Oncogene. 2005; 1–9.
**10.** Venkatesan N. Br J Pharmacol . 2000; 129:2314.
**11.** Hanausek M, et al. Integr Cancer Ther. 2003; 2(2):139–44.
**12.** Labrecque L, et al. Carcinogenesis. 2005; 26(4):821–6.
**13.** Seeram NP, et al. J Agric Food Chem. 2006; 54(25):9329–39.
**14.** Sartippour MR, et al. Carcinogenesis. 2006; 27(12):2424–33.
**15.** Seely D, et al. Integr Cancer Ther. 2005; 4:144.
**16.** Golden EB, et al. Blood. 2009; 113(23):5927–5937.
**17.** Deng G, et al. Cancer Res Clin Oncol. 2009; 135(9):1215–21.
**18.** Ferreira IC, et al. Anticancer Agents Med Chem. 2010; 10(5):424–36.
**19.** Miller S, et al. Expert Opin Investig Drugs. 2008; 17(9):1353–64.
**20.** Rop O, et al. Nutr Rev. 2009; 67(11):624–31.
**21.** Ulbricht C, et al. J Soc Integr Oncol. 2009; 7(2):66–72.
**22.** Kim ND, et al. Breast Cancer Res Treat. 2002; 71(3):203–217.
**23.** Lansky EP, et al. Invest New Drugs. 2005; 23: 121–2.
**24.** Malik A, et al. Proc Natl Acad Sci USA. 2005; 102(41):14813–14818.
**25.** Pantuck AJ, et al. Clin Cancer Res. 2006; 12(13):4018-26.
**26.** Boffetta P, et al. J Natl Cancer Inst. 2010; 102(8):529–37.
**27.** Pierce JP, et al. JAMA. 2007; 298(3):289–98.
**28.** Campbell, T. Colin. The China Study:The Most Comprehensive Study of Nutrition Ever Conducted and the Startling Implications for Diet, Weight Loss and Long-term Health. Benbella Books, Dallas, TX, 2006.
**29.** Béliveau R, et al. Krebszellen mögen keine Himbeeren: Das Kochbuch: Schmackhafte Rezepte fürs Immunsystem. Kösel, München 2008.
**30.** Servan-Schreiber D. Das Antikrebs-Buch: Was uns schützt: Vorbeugen und Nachsorgen mit natürlichen Mitteln. Kunstmann, München 2008.

**31.** Watzl B, et al. Br J Nutr. 2005; 93 Suppl 1:S49–55.
**32.** Fay MP, Freedman LS. Breast Cancer Res Treat. 1997; 46(2-3):215–23.
**33.** Bektic J, et al. Eur Urol. 2004; 45:245–251.
**34.** Evans BA, et al. J Endocrinol. 1995; 147:295–302.
**35.** Fair WR, et al. Urology. 1997; 50:840–848.
**36.** Hedlund TE, et al. Prostate. 2003; 54:68–78.
**37.** Horn-Ross PL, et al. J Natl Cancer Inst. 2003; 95(15):1158–64.
**38.** Jacobsen BK, et al. Cancer Causes Control. 1998; 9:553–557.
**39.** Kurahashi N, et al. Cancer Epidemiol Biomarkers Prev. 2007; 16(3):538–45.
**40.** Kyle E, et al. Mol Pharmacol.1997; 51:193–200.
**41.** Landström M, et al. Prostate. 1998; 36:151–161.
**42.** Mousavi Y, Adlercreutz H. Steroids. 1993; 58:301–304.
**43.** Moyad MA. Semin Urol Oncol. 1999; 17:97–102.
**44.** Schabath MB, et al. JAMA. 2005; 294(12):1493–504.
**45.** Deutsche Gesellschaft für Ernährung, evidenzbasierte Leitlinie: Kohlenhydratzufuhr und Prävention ausgewählter ernährungsmitbedingter Krankheiten, 2010.
**46.** Cao L, et al. Cell. 2010; 142(1):52–64.
**47.** Lawenda BD, et al. JNCI J Natl Cancer Inst. 2008; 100(11):773–783.
**48.** Elena J, et al. J Clin Oncol. 2004; 22:517–528.
**49.** Abrams D, Weil A. Integrative Oncology. University Press, Oxford 2009. S. 199.
**50.** Cameron E, Pauling L. Proc Natl Acad Sci USA. 1976; 73:3685–3689.
**51.** Kurbacher CM, et al. Cancer Lett. 1996; 103(2):183–9.
**52.** Prasad KN, et al. Proc Natl Acad Sci USA. 1979; 76(2):829–32.
**53.** Borad MJ, et al. Leukemia. 2005; 19(1):154–6.
**54.** Tarumoto T, et al. Exp Hematol. 2004; 32(4):375–81.
**55.** Kassouf W, et al. J Urol. 2006; 176(4 Pt 1):1642–7.
**56.** Padayatty SJ, et al. PLoS One. 2010; 5(7):e11414.
**57.** Riordan HD, et al. P R Health Sci J. 2005;24(4):269–76.
**58.** Cabanillas F. P R Health Sci J. 2010; 29(3):215–7.
**59.** Cameron E, Proc Natl Acad Sci USA. 1976 Oct; 73(10):3685–9.
**60.** Duconge J, et al. Pharmacokinetics of vitamin C: insights into the oral and intravenous administration of ascorbate. P R Health Sci J. 2008; 27(1):7–19.
**61.** Padayatty SJ, et al. PLoS One. 2010; 5(7):e11414.
**62.** Feskanich D, et al. Cancer Epidemiol Biomarkers Prev. 2004; 13(9):1502–8.
**63.** Grant WB. JSIO. 2010; 8(3):81–88.
**64.** Ng K, et al J Clin Oncol. 2008; 26(18):2984–91.
**65.** Ng K, et al. Br J Cancer. 2009; 101(6):916–23.
**66.** Wei MY, et al. Cancer Epidemiol Biomarkers Prev. 2008; 17(11):2958–69.
**67.** Wei MY, Giovannucci EL. Mol Nutr Food Res. 2010; 54(8):1114–26.

**68.** Wu K, et al. J Natl Cancer Inst. 2007; 99(14):1120–9.
**69.** Chen P, et al. Breast Cancer Res Treat. 2010; 121(2):469–77.
**70.** Lin J, et al. Arch Intern Med. 2007; 167(10):1050–9.
**71.** Khan QJ, et al. Breast Cancer Res Treat. 2010; 119(1):111–8.
**72.** Chen PZ, et al Breast Cancer Res Treat. 2010; 121:469–477.
**73.** Grant WB. JSIO. 2010; 8(3):81–88.
**74.** Houghton LA, Vieth R. American Journal of Clinical Nutrition 2006; 84(4):694–697.
**75.** Jones G. Endocrinol Metab Clin North Am. 2010; 39(2):447–72.
**76.** Lin J, et al. Arch Intern Med. 2007; 167:1050–1059.
**77.** Peterlik M, et al. Anticancer Res. 2009; 29(9):3687–98.
**78.** Wei EK, et al J Clin Oncol. 2010; 28:4052–4057.
**79.** Federico A, et al. Europ J Clin Nutr. 2001; 55, 293–297.

# Fallbeispiele: integrativ-onkologische Behandlung

**1.** Walker EM, et al. J. Clin. Oncol. 2010 Feb. 1; 28(4):634–40.
**2.** Brekelmans CT. Ann. Oncol. 2006; 17:391–400.
**3.** Pierce et al. J. Clin Oncol. 2006; 24:2437–2443.
**4.** Lo S, et al. J Clin Oncol. 2010; 28: 1671–76.
**5.** Badve SS, et al. J Clin Oncol. 2008 May20; 26(15), 2473–81.
**6.** Wong RH, et al. Ann Thorac Surg. 2006; 81(6):2031–6.
**7.** Cheng JH, et al. Chin J Integr Med. 2007; 13(4):269–74.
**8.** Piao BK, et al. Anticancer Res. 2004; 24(1):303–9.
**9.** Smith MR, et al. N Engl J Med. 2009; 361(8):745–55.
**10.** Kim CJ, et al. Prostate. 2000; 42(4):287–94.
**11.** Meyer F, et al. Cancer Causes Control. 1999; 10(4):245–51.
**12.** West DW, et al. Cancer Causes Control. 1991; 2(2):85–94.
**13.** Wallström P, et al. Cancer Causes Control. 2007; 18(10):1107–21.
**14.** Pantuck AJ, et al. Clin Cancer Res. 2006; 12(13):4018–26.
**15.** Pantuck AJ, et al. J Urol. 2009; 181(4), Supplement:295.
**16.** Susanne M, et al. Int J Oncol. 2008; 32(2):475–80.
**17.** Chen L, et al. J Natl Cancer Inst. 2001; 93(24):1872–9.
**18.** Kucuk O, et al. Cancer Epidemiol Biomarkers Prev. 2001; 10(8):861–8.
**19.** Grainger EM, et al. Nutr Cancer. 2008; 60(2):145–54.
**20.** Saxe GA, et al. J Urol. 2001; 166(6):2202–7.
**21.** Campbell LC, et al. Cancer. 2007; 109(2 Suppl):414–24.
**22.** Newton RU, Galvão DA. Curr Treat Options Oncol. 2008; 9(2-3):135–46.
**23.** Giovannucci EL, et al. Arch Intern Med. 2005; 165(9):1005–10.
**24.** Galvão DA, et al. Med Sci Sports Exerc. 2006 Dec; 38(12):2045–52.
**25.** Monga U, et al. Arch Phys Med Rehabil. 2007; 88(11):1416–22.
**26.** Galvão DA, et al. Med Sci Sports Exerc. 2006; 38(12):2045–52.
**27.** Segal RJ, et al. J Clin Oncol. 2003; 21(9):1653–9.
**28.** Windsor PM, et al. Cancer. 2004; 101(3):550–7.
**29.** Karvinen KH, et al. Cancer Epidemiol Biomarkers Prev. 2007; 16(5):984–90.
**30.** Karvinen KH, et al. Int J Behav Nutr Phys Act. 2007; 4:21.
**31.** Newton RU, Galvão DA. Curr Treat Options Oncol. 2008; 9(2–3):135–46.
**32.** Ornish D, et al. J Urol. 2005; 174(3):1065–9; discussion 1069–70.
**33.** Daubenmier JJ, et al. Urology. 2006; 67(1):125–30.
**34.** Frattaroli J, et al. Urology. 2008; 72(6):1319–23.

# Empfehlenswerte Internetadressen

**1.** Brustkrebs. Patientenratgeber zu den AGO-Empfehlungen 2010: www.ago-online.de/_download/unprotected/g_mamma_10_1_1_patients.pdf
**2.** Das Informationsnetz für Krebspatienten und Angehörige: www.inkanet.de
**3.** Deutsche Krebsgesellschaft e.V.: www.krebsgesellschaft.de
**4.** Deutsche Krebshilfe e.V.: www.krebshilfe.de
**5.** Krebsinformationsdienst KID, Deutsches Krebsforschungszentrum: www.krebsinformationsdienst.de
**6.** Tumorzentrum Ludwig Heilmeyer, Broschüren für Betroffene: www.uniklinik-freiburg.de/tumorzentrum/live/Patienten-Info/Broschueren.html

# Register

# Bildnachweis

**AgFocus:** 19

**akg-images:** 76

**GettyImages:** John-Francis Bourke: 160; Wayne H Chasan: 147; altrendo images: 191; Jacqueline Veissid: 165; John Block: 163; Jordan Siemens: 192; Jordan Siemens: 193; Kevin Summers: 74; Luc Novovitch: 140 unten; Mark C. O'Flaherty Photography: 183; Mimi Haddon: 164; Mitch Hrdlicka: 143 oben; Neil Fletcher & Metthew Ward: 142 oben; R. Al Simpson: 141 oben; Sarah Cuttle: 142 unten; Scoggins, Mark: 130; Stefan Schuetz: 206; Wayne H Chasan: 103

**Jana Liebenstein:** 59, 97, 121, 149

**Mauritius images:** Fancy: 161; STOCK4B: 85; 162

**StockFood:** Brauner, Michael: 211 unten; Caste, Alain: 210 unten; Conroy, Stephen: 210 oben; Diez, Ottmar: 118; Diez, Ottmar: 143 unten; Eising, Susie M.: 125; Foodcollection: 212 oben; Halsey Creativ Services: 213 oben; jovandenberg: 140 oben; Keller & Keller Photography: 141 unten; Madamour, Christophe: 213 unten; Roberston, Lew: 212 unten; Schwabe, Kai: 211 oben; 217

**Udo Geisler Photographie:** 7